专科护理临床实践指南

王惠琴　金静芬　主编

ZHEJIANG UNIVERSITY PRESS
浙江大学出版社

图书在版编目（CIP）数据

专科护理临床实践指南 / 王惠琴，金静芬主编. —
杭州：浙江大学出版社，2013.4
ISBN 978-7-308-11304-5

Ⅰ.①专… Ⅱ.①王… ②金… Ⅲ.①护理学 Ⅳ.
①R47

中国版本图书馆 CIP 数据核字（2013）第 060772 号

专科护理临床实践指南

王惠琴　　金静芬　主编

责任编辑　张凌静（zlj@zju.edu.cn）
封面设计　续设计
出版发行　浙江大学出版社
　　　　　（杭州市天目山路 148 号　邮政编码 310007）
　　　　　（网址：http://www.zjupress.com）
排　　版　杭州中大图文设计有限公司
印　　刷　临安市曙光印务有限公司
开　　本　787mm×1092mm　1/16
印　　张　20.25
字　　数　493 千
版 印 次　2013 年 4 月第 1 版　2013 年 4 月第 1 次印刷
书　　号　ISBN 978-7-308-11304-5
定　　价　59.80 元

编委会

前　言

　　随着社会的发展,人们对护理质量的要求日益提高,其中包括优质的护理服务和高超的护理技术。在此背景下,重点发展专科护理是护理质量与社会需求同步递增的一种趋势。虽然与发达国家相比,我国专科护理建设起步较晚,但近几年国内专科护理的发展却日新月异,专业护理技术已逐步向国际化接轨。编者在循证护理思想的指导下,针对静脉输液、糖尿病教育、压疮/伤口/造口护理的新理念和新技术,编写了本书——《专科护理临床实践指南》,对普及专科护理技能、有效解决专科疑难问题、实现护士职业价值、促进护理学科发展具有积极的意义。

　　全书分"静脉输液专科护理临床实践指南"、"糖尿病专科护理临床实践指南"、"压疮专科护理临床实践指南"和"造口专科护理临床实践指南"四篇。其中,第一篇"静脉输液专科护理临床实践指南"共包含八章,介绍了浙江大学医学院附属第二医院静脉输液团队的组织管理、制度建设,以及静脉输液的新知识、新技能;"糖尿病专科护理临床实践指南"分基础和应用两个部分,概括了糖尿病的临床特点、诊疗原则和护理进展;第三篇"压疮专科护理临床实践指南"共包含九章,详细介绍了压疮护理的新概念,包括压疮的评估、质量管理和压疮预防,以及伤口换药技术;第四篇"造口专科护理临床实践指南"共包含五章,主要介绍造口护理的相关理论和应用。本书可供护士长、临床护士、实习护士等使用,尤其适用于广大专科护士;也可用于护理管理、护理教学、临床带教和在职护士继续教育。

　　承担本书编写工作的作者均为浙江大学医学院附属第二医院的专职专科护士,书中的内容是编者在搜集大量国内外文献的基础上综合分析,并结合多年工作经验的总结撰写而成。希望本书的出版能对广大护理工作者提供一定的帮助。

　　由于专科护理内容广、发展迅速,尽管本书编者已竭尽绵力,但水平有限,书中定有许多不足之处,望同道们不吝指教。

编　者

2013 年 2 月

目录 Contents

第一篇　静脉输液专科护理临床实践指南

第二篇　糖尿病专科护理临床实践指南

第三篇　压疮专科护理临床实践指南

第四篇　造口专科护理临床实践指南

第一篇

静脉输液专科护理
临床实践指南

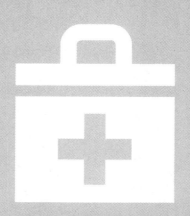

第一章　静脉输液团队建设

第一节　静脉输液团队构建

【宗旨】

优化静脉输液流程,减少静脉输液并发症,提高静脉输液质量,保证输液的安全性和有效性;逐步培养静脉治疗专科护士,提高护士成就感;最终实现静脉输液治疗的最佳实践。

【目标】

1. 提高输液治疗质量,提高患者满意度。
2. 促进静脉输液专业化、规范化发展。
3. 促进护士职业发展,培养专业化人才。

【工作范围】

外周留置针与经外周插管的中心静脉导管(peripherally inserted central catheter,PICC)的置管和维护,中心静脉导管(CVC)、输液港的维护。

【成员要求】

对静脉输液治疗感兴趣,具有奉献精神,细心,有耐心和责任心,能积极参加团队活动的临床护士。

【成员组成】

由护理部主任担任总监,在护理部主任直接领导、专科护士管理委员会指导下开展工作。成员有:组长1名、秘书1名、核心组护士长10名、专职专科护士4名、病区专科护士52名;同时聘请麻醉科、超声科、药剂科、放射科、血管外科、心血管内科、医院感染科的7名专家作为学术顾问。

第二节 静脉输液团队成员职责

【核心成员职责】

1. 在护理部领导下,制订静脉输液(包括 PICC、CVC、外周留置针)的质量标准和规范化操作流程。

2. 建立质量监督体系,制订专科护士的考评标准与考核制度;负责各级专科护士的技术培训、知识更新和工作考评。

3. 履行护理管理职能,制订静脉输液专科规章制度、计划和标准,持续进行质量改进,提高患者满意度。

4. 承担静脉输液专科及相关领域的咨询任务,向咨询者提供建议和意见。

5. 担当起与其他学科(如放射科、血管外科、B 超室、药剂科等)专业人员协调合作的职责,帮助解决临床静脉输液疑难问题,同时促进不同专科之间的相互交流。

6. 定期组织专项讨论,总结工作经验,主动发现、分析和解决复杂的静脉输液护理问题,对潜在的危险性采取适当的预防措施。

7. 加强学习和对外交流,不断钻研静脉输液专业技术,积极开展临床护理研究,推动新技术、新业务的开展,促进静脉输液学科发展。

【秘书职责】

1. 定期向组长汇报工作,协助组长进行专科护理质量的评估和监督;安排病区专科护士的教育培训。

2. 在组长指导下进行年度工作总结和工作计划。

3. 负责与病区专科护士之间的联络及各种通知和资料的发放。

4. 负责临床静脉输液相关资料的收集、整理和统计。

5. 负责静脉输液团队活动的安排、通知和会议记录。

【专职专科护士职责】

1. 热爱本职工作,有奉献精神和良好的医德修养,树立"患者和服务对象至上"的理念。能主动学习,刻苦钻研业务,实践"精湛演绎技术"的核心价值观。

2. 具有较强的工作责任心和较高的观察、评估、疑难处理能力,具备扎实的静脉输液专业理论知识和熟练的静脉输液操作技能。

3. 熟练掌握各种静脉置管及维护的规范化操作,掌握各种静脉置管的适应证及禁忌证,完成全院的 PICC 置管和出院患者的 PICC 维护。

4. 做好静脉导管安全管理和带管活动的知识宣教,提高患者的导管自护能力,减少导管并发症。

5. 参与并指导临床静脉输液护理实践,给临床护士提供有价值的静脉输液指导性意见,能及时发现并善于解决临床各种输液疑难问题。

6. 开展全院静脉输液护理质量控制，进行静脉输液的质量评估、分析、整改等工作，实现持续质量改进。

7. 开展院内外静脉输液护理会诊，协助解决临床静脉置管困难和相关并发症，如导管感染、堵管、意外拔管、断管处理等。

8. 承担本院和进修护士的静脉输液专科理论和技能的培训及带教工作；承担临床护理教学工作，传授静脉输液专科知识、技能和经验。

9. 掌握静脉输液风险处理预案、意外事件的救治原则与抢救技能，在突发事件患者救治中发挥重要作用。

10. 学习外语和文献检索，能自觉进行文献查询，主动获取国内外专业信息，不断更新专业知识。

11. 结合临床开展各种科研活动，促进静脉输液学科的不断发展。

12. 参与全院静脉输液夜间及节假日值班，协助全院病区护士解决夜间静脉穿刺困难及静脉输液导管的疑难问题。

13. 作为夜间应急梯队第二梯队，当总值班护士长启动时，5～10min 内赶赴现场。服从总值班护士长的指挥，协助处理有关事件。

【病区专科护士职责】

1. 在核心小组和专职专科护士的指导下开展业务工作，在核心组、专职专科护士与病区护士之间发挥"桥梁"作用。

2. 认真贯彻执行护理部和静脉输液小组有关静脉输液工作的各种制度和规范，提高病区静脉输液护理质量。

3. 负责所在病区的静脉输液技术指导和有关知识的宣教，带动本病区静脉输液治疗工作的开展。

4. 负责本病区静脉输液的疑难问题处理，不能解决者及时与专职专科护士联系。

5. 督促并保证病区内静脉导管相关记录的完整性。

6. 收集各种临床资料，及时传递各种信息，参与静脉输液的技术革新和科学研究。

7. 主动学习，不断接受新理念、新知识、新技术。参与静脉输液小组举办的各项活动和培训。

8. 参与全院静脉输液夜间值班，协助全院病区护士解决夜间静脉穿刺困难及静脉输液导管的疑难问题。每天巡查指定病区的静脉输液质量，做好值班记录。

9. 作为夜间应急梯队第二梯队，当总值班护士长启动时，5～10min 内赶赴现场。服从总值班护士长的指挥，协助处理有关事件。

第三节　PICC 置管操作人员资质要求

PICC 置管操作人员具有以下资质要求：

1. 执业护士具有 5 年以上临床护理经验，3 年以上静脉输液治疗经验。

2. 护师及以上职称，本科及以上学历。

3. 完成医院规定的规范化培训与考核,成绩合格。具备扎实的静脉输液基础理论知识和熟练的输液治疗护理操作技能,善于观察、评估,具备较强的疑难问题处理能力。

4. 完成 PICC 的专科培训,在输液组组长指导下独立完成 PICC 置管操作 10 例、导管维护 10 例,并通过考核。

5. 由静脉输液专科向护理部报审,通过后,由医院发文。

第四节　静脉输液相关制度

一、PICC 门诊管理制度与工作流程

PICC 门诊管理制度与工作流程如下:

1. 由护士长主持日常工作。

2. 保持 PICC 门诊诊间整洁、舒适、美观、通风、安全。

3. 物品放置合理、有序,固定位置摆放,各类服务上墙告知。

4. 进入诊间须戴口罩、帽子,无关人员不得入内。

5. 严格遵守消毒隔离制度。换药前后必须洗手或用快速手消毒剂擦拭,一人一带一巾,医疗垃圾与生活垃圾分类放置。有菌与无菌物品、污染与清洁物品必须严格区别,分别放置在固定位置。换药器械与未用完的无菌敷料每天消毒,干放的无菌持物钳及无菌容器每 4h 消毒一次。空气消毒 2 次/天,地面湿式清扫 2 次/天,操作台用含氯消毒剂擦拭 2 次/天,空气及物表细菌检测 1 次/月。

6. 门诊护士负责做好诊间物品的保管、清领工作,PICC 管等贵重物品须每天清点并登记。

【PICC 门诊导管维护就诊流程】

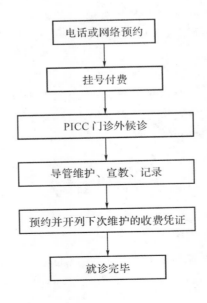

二、PICC 置管后回访制度

【目标】

为患者及家属提供 PICC 置管后的导管维护知识,进一步提高患者及家属自我管理 PICC 的能力,让患者及家属知晓 PICC 置管后患者活动、洗澡的方法及日常自我监测导管等内容。通过共同努力,降低 PICC 置管后并发症的发生。

【回访对象】

在本院 PICC 置管的住院患者。

【回访时间】

置管后 72h 内。

【回访要点】

1. 洗澡的方法:携带此导管的患者可以淋浴,但应避免桑拿、盆浴、游泳。淋浴前先用小的干毛巾包裹,再用塑料保鲜膜在穿刺处缠绕 2~3 圈,上下边缘应用胶布贴紧,淋浴后检查贴膜下有无进水,纱布有无浸湿,如有异常应请护士及时给予更换。

2. 活动的方法:可以从事一般性日常工作,如吃饭、洗脸、刷牙、穿衣、入厕和散步等低强度的体育锻炼。携带导管的一侧手臂应避免提重物和做引体向上、托举哑铃等持重锻炼。

3. 自我观察:注意观察针眼有无发红、疼痛、肿胀,有无渗出及导管有无回血等异常,如有上述情况及时联络医生或者护士。

4. 3~7d 是由专业医护人员进行冲封管、换贴膜、换肝素帽等维护最合理和必要的时间,必要时缩短间隔时间。

5. 可以用此导管进行常规的输液或输液泵给药,但是不可用高压注射泵推注造影剂(抗压导管除外)。

6. 如发生导管破损,请在靠近穿刺部位,在破裂或渗漏以上部位折起,并用胶布固定,然后打电话至医院或立即到就近的医院就诊。

三、静脉输液不良反应/并发症呈报制度

【目标】

规范静脉输液不良反应/并发症的报告和监测工作,保障患者的输液安全。

【呈报对象、范围】

住院、门诊患者出现静脉输液相关并发症,内容包括:① 静脉导管(或留置针)并发症。有静脉炎、穿刺部位感染、导管相关性血行感染、穿刺点出血(持续渗血、大量渗血或形成血肿)、穿刺点渗液、导管不全或完全堵塞、导管尖端异位、导管脱出、导管损伤或破裂、拔管困

难、静脉血栓、血栓栓塞、心律失常、心包填塞等。② 输液反应。有发热反应、急性肺水肿、空气栓塞、过敏反应等。③ 2 级及 2 级以上的液体渗出。

【呈报要求】

责任护士报告给护士长和病区专科护士或组长,并于 24h 内在"输液并发症呈报系统"中上报;如为输液反应或 2 级以上渗出,护士长还应按意外事件上报;严重或群体不良反应/并发症,须立即口头上报护理部。

四、药物渗出管理制度

【定义】

1. 渗出:指输液过程中由于多种原因造成的非腐蚀性的药物或溶液进入周围组织(美国 INS 标准)。

2. 外渗:指输液过程中由于多种原因造成的腐蚀性的药物或溶液进入周围组织(美国 INS 标准)。一旦发生外渗,按 4 级渗出处理(见表 1-1)。

在评判渗出程度时应该使用统一的标准衡量。根据患者表现出的最严重症状进行分级。

表 1-1 美国 INS 标准

分 级	临床表现
0 级	没有症状。
1 级	皮肤发白,水肿范围的最大处直径小于 2.5cm,皮肤发凉,伴有或不伴有疼痛
2 级	皮肤发白,水肿范围的最大处直径在 2.5cm~15cm 之间,皮肤发凉,伴有或不伴有疼痛
3 级	皮肤发白,半透明状,水肿范围的最大处直径大于 15cm,皮肤发凉,轻到中等程度的疼痛,可能有麻木感
4 级	皮肤发白,半透明状,皮肤紧绷,有渗出,皮肤变色,有瘀伤,肿胀,水肿范围的最小处直径大于 15cm,可凹性水肿,循环障碍,中度到重度的疼痛,任何容量的血液制品、刺激性或腐蚀性的液体渗出

【评估药物渗出风险值】

患者静脉给药前,根据患者年龄、营养状况、周围血液循环、有无全身性疾病及周围血管病变、所用药物对静脉的刺激程度与用药时间长短、合作程度等综合情况,主动评估药物渗出风险程度,以便及早干预(见表 1-2)。

表 1-2　静脉药物渗出风险评估表

分值 项目	年龄	使用药物	营养状况	血液循环	合作性	静脉用药时间	全身性疾病
1	≥3 岁且 ≤65 岁	普通药	一般	良好	良好	<15d	无
2	<3 岁或 >65 岁	静脉高危药*	差	水肿、脱水、休克、静脉压高、周围血管病变	差	≥15d	肿瘤、糖尿病、尿毒症、高血脂、高血压、右心衰

备注　*静脉高危药如下：

（1）心血管活性药物：多巴胺、多巴酚丁胺、乌拉地尔（压宁定、利喜定）、尼莫地平（济立、尼膜同）、去甲肾上腺素、重酒石酸间羟胺（阿拉明）、硝普钠、前列地尔注射液（保达新）；

（2）抗心律失常药物：胺碘酮（可达龙）；

（3）溶栓药物：尿激酶；

（4）抗感染药物：氟喹诺酮类（左氧氟沙星、莫西沙星、帕珠沙星、环丙沙星）、氨苄西林、克林霉素、万古霉素、去甲万古霉素、替考拉宁、头孢唑肟、头孢他啶、氯霉素、两性霉素 B、多西环素、更昔洛韦、阿昔洛韦；

（5）阳离子：高浓度补钾（≥2%静脉补钾）、氯化钙、葡萄糖酸钙；

（6）抗肿瘤药物：① 发疱性药物，如多柔比星、表柔比星、吡柔比星、柔红霉素、丝裂霉素、长春新碱、长春地辛、长春瑞滨、米托蒽醌、白消安注射液、氮芥；② 刺激性药物，如顺铂、奥沙利铂、奈达铂、卡铂、多西他赛、吉西他滨、达卡巴嗪、紫杉醇、氟尿嘧啶、依托泊苷、替尼泊苷、环磷酰胺；③ 辅助治疗药，榄香烯、康莱特、华蟾素、艾迪、鸭胆子油乳；

（7）营养类药物：50%GS、复方氨基酸、脂肪乳（20%脂肪乳注射液、中长链脂肪乳如卡路、力能，结构脂肪乳如力文，鱼油脂肪乳如尤文，橄榄油脂肪乳如克林诺）、丙氨酰谷氨酰胺注射液（力太、玺太）、脂肪乳氨基酸（17）葡萄糖（11%）注射液（卡文）、果糖二磷酸钠；

（8）高渗性脱水剂：20%甘露醇、甘油果糖。

【防范措施】

风险值总分≥8 分，说明存在渗出风险，应主动防范。

（1）选择粗、直、弹性好、近心端静脉穿刺，注意避开关节和静脉瓣，尽量不用手背细小静脉和下肢静脉穿刺。

（2）选择合适的输液器材，尽可能选择中心静脉导管（PICC/CVC 等）加强宣教，取得患者及家属的配合。

（3）护士主动巡视，及早发现药物渗出。

（4）一旦发生 2 级或 2 级以上的药物渗出，按药液渗出报告流程执行，发生高危药物渗出应及时按渗出处理。

【药液渗出报告流程】

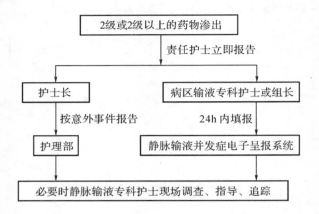

【渗出处理】

一旦发现药物渗出,作以下处理:①立即停止给药,更换注射器尽量回抽,以清除针头、皮管内残留药液,吸取皮下水泡液;②高危药渗漏时,可以生理盐水局部皮下注射,以稀释高危药物浓度,或采用0.25%~0.5%普鲁卡因2mL或2%利多卡因5mL加地塞米松2.5mg或5mg环形封闭,也可使用解毒剂;③24h内局部冷敷(长春碱类除外),使血管收缩,减少吸收,减轻疼痛,但要防止冻伤;④喜疗妥软膏、如意金黄散等外擦或土豆片外敷;⑤抬高患肢,必要时可用超短波理疗;⑥如发生溃疡坏死应请伤口专科护士或外科医生会诊,及时清创,加强换药,加用抗生素预防感染。

附表一　静脉输液专科护理会诊单

静脉输液专科护理会诊单

病案号：＿＿＿＿＿＿　姓名：＿＿＿＿＿＿　性别：＿＿＿＿＿＿　年龄：＿＿＿＿＿＿

邀请会诊科室：＿＿＿＿＿＿＿＿＿　邀请会诊时间：＿＿＿＿＿＿＿＿＿

血常规□有　WBC＿＿＿＿＿、PLT＿＿＿＿＿
　　　　□无
凝血功能□有　□无
　　　　　　PT＿＿＿＿＿　PT％＿＿＿＿＿　INR＿＿＿＿＿　APTT＿＿＿＿＿
　　　　　　TT＿＿＿＿＿　FBG＿＿＿＿＿　D-二聚体＿＿＿＿＿　抗凝血酶—Ⅲ＿＿＿＿＿

专科内容：
初步评估 PICC 穿刺方法：□ 超声　　　　□非超声

□ 并发症会诊：
输液工具　　□ 外周留置针　　□CVC　　□PICC
并发症：
□ 静脉炎　　□Ⅰ级　　□Ⅱ级　　□Ⅲ级　　□Ⅳ级
□ 堵管　　□ 完全堵管　　□部分堵管
□ 外渗：药物＿＿＿＿＿　范围大小＿＿＿＿＿；
□ 穿刺点渗血
□ 穿刺点渗液
□ 导管相关性感染：□ 局部感染　□全身感染
□ 拔管困难
□ 其他＿＿＿＿＿＿＿＿＿

会诊要求、目的：
□ PICC 穿刺　□ 并发症会诊
□ 其他＿＿＿＿＿＿＿＿＿

　　　　　　申请科室：＿＿＿＿＿＿＿　申请人：＿＿＿＿＿＿＿

会诊意见、处理：
　　患者在＿＿＿＿＿置入 PICC 导管，导管体内深度＿＿＿＿＿cm，穿刺过程顺利，24h 注意穿刺点渗血情况，摄片后确定导管尖端位置。现已经做好 PICC 置管后的健康教育，告知肢体活动的方法、洗澡的方法、日常维护等注意事项。

　　　　会诊科室＿＿＿＿＿＿　会诊护士＿＿＿＿＿＿　会诊时间＿＿＿＿＿＿

附表二　静脉治疗质量评价标准

病区_____　患者数_____　输液人数_____　钢针人数_____　外周留置针人数_____

PICC 人数_____　CVC 人数_____　评估日期_____　评估者_____　成绩_____

病案号	PICC	CVC	外周留置针	钢针	输液治疗（70分）							输液并发症（15分）		健康宣教（15分）		备注
					主动评估	工具合理	部位合理	固定规范	操作规范	有效巡视	记录规范	正确判断及时上报	处理规范及时记录	护士知晓	患者知晓	

附表三　静脉治疗质量评价汇总表

静脉治疗质量评价标准（电子汇总）

病区＿＿＿＿　患者数＿＿＿＿　输液人数＿＿＿＿　评估人＿＿＿＿　评估日期＿＿＿＿　得分＿＿＿＿

指标	内容	分值	内　容	扣分	扣分说明
输液治疗 60 分	输液工具选用合理	10	钢针　（　）例		能按"输液工具选择的临床路径"选择输液工具，头皮钢针仅限于出院或者单次输液患者使用。患者方面拒绝选择中心静脉导管有护理记录者免扣分。不合理选择每例扣 0.5 分
			留置针（　）例		
			PICC　（　）例		
			CVC　（　）例		
	注射部位合理	10	肘关节（　）例		注射部位合理，避免手背、关节，避免下肢注射及留置外周导管。出现腕关节、下肢注射 1 例扣 1 分。出现手背及肘关节 1 例扣 0.5 分
			腕关节（　）例		
			手背　（　）例		
			下肢　（　）例		
	导管固定规范	10	1.固定膜平整，无卷边，膜下无空气（2 分）		出现 1 例扣 0.5 分，各单项最多扣 2 分
			2.导管末端正确固定（2 分）		
			3.导管固定无硬折（2 分）		
			4.导管穿刺点基本处于固定膜的中心（2 分）		
			5.中心静脉导管出膜处有胶布交叉固定（2 分）		
	穿刺或维护操作规范	10	1.正确消毒皮肤（2 分）		出现 1 例扣 0.5 分，各单项最多扣 2 分
			2.穿刺方法熟练（2 分）		
			3.严格执行无菌原则（2 分）		
			4.正确正压封管（2 分）		
			5.正确脉冲封管（2 分）		
	静脉导管的评估与记录	10	1.每班至少一次记录，异常情况及时记录（1 分）		出现 1 例扣 0.5 分，各单项最多扣 1~2 分
			2.导管标识清洁（1 分）		
			3.膜上有签名及时间记录（2 分）		
			4.肝素帽无回血（2 分）		
			5.外露导管内无回血（2 分）		
			6.导管记录刻度与实际相符（2 分）		
	有效巡视，滴速合理，局部良好	10	1.输液巡视有记录（2 分）		出现 1 例扣 0.5 分，各单项最多扣 2 分
			2.滴速合理（2 分）		
			3.局部无异常（2 分）		
			4.微量泵限速给药走速准确（2 分）		
			5.微量泵限速给药速度有红笔注明（2 分）		

续表

指标	内容	分值	内　　容	扣分	扣分说明
并发症 20 分	发现问题，正确判断	10	1.Ⅱ级以上静脉炎(2分)		出现1例扣0.5分,各单项最多扣2分
			2.堵管(2分)		
			3.局部感染(红、肿、痛)(2分)		
			4.渗血(2分)		
			5.Ⅱ级以上药物渗出(2分)		
	并发症处理规范,及时记录	10	1.及时发现并发症(3分)		1例不符扣1分,各单项最多扣2~3分
			2.正确处理并发症(3分)		
			3.并发症处理措施有护理记录(2分)		
			4.及时呈报(2分)		
专科知识 20 分	护士知晓(询问1~2位护士)	10	抽考项目一(3分):		掌握:①堵管的处理方法。尿激酶浓度、负压方式处理堵管方法。②静脉炎的分级及处理方法。③并发症呈报制度。④静脉输液管理制度。⑤静脉药物渗出处理规程。抽查其中2项,并抽查沙龙活动培训知识的知晓情况。回答不全扣1分,回答不出扣2分
			抽考项目二(3分):		
			沙龙活动知识(4分)		
	患者知晓(询问1~2位患者)	10	1.输液时注意事项(2分)		询问患者或者家属知晓情况,抽查其中2项。回答不全扣1分,回答不出扣2分
			2.PICC日常维护的频率(2分)		
			3.肢体或者穿刺部位活动的方法(2分)		
			4.带管洗澡方法(2分)		
			5.意外情况的处理:肝素帽脱落、导管破损或者断裂、膜脱落(2)		

附表四　夜间静脉治疗质量调查表

夜间静脉治疗质量调查表

科室＿＿＿＿＿＿＿＿　　　　日期＿＿＿＿＿＿＿＿　　　　调查者＿＿＿＿＿＿＿＿

内　容	结　果
1.输液工具选择	(1)头皮针＿＿＿＿＿例 (2)留置针＿＿＿＿＿例 (3)PICC＿＿＿＿＿例 (4)CVC＿＿＿＿＿例
2.留置针	(1)部位欠合理＿＿＿＿＿例 　（关节部位＿＿＿例　手背＿＿＿例　下肢＿＿＿例） (2)固定欠规范＿＿＿＿＿例
3.CVC/PICC	导管标识规范化：＿＿＿＿＿例欠规范
4.未上报的输液并发症及例数	(1)静脉炎＿＿＿例　　　　(7)导管相关性感染＿＿＿例 (2)出血＿＿＿例　　　　　(8)导管破损＿＿＿例 (3)导管堵塞＿＿＿例　　　(9)拔管困难＿＿＿例 (4)静脉血栓＿＿＿例　　　(10)液体渗出＿＿＿例 (5)液体溢出＿＿＿例　　　(11)输液反应＿＿＿例 (6)导管移位＿＿＿例　　　(12)意外拔管＿＿＿例
5.健康宣教:患者对导管保护和带管活动相关知识的掌握程度	抽查置管患者＿＿＿＿＿例 总体掌握程度：优　一般　差
6.其他	

附表五　夜间静脉输液专科护士值班登记表

夜间静脉输液专科护士值班登记表

日期	时间	科室	问题	处理过程与结果	值班者	病区值班护士及年届	启动应急梯队的时间及内容

第二章 静脉输液的基本知识

第一节 静脉血管解剖

【皮肤的解剖】

皮肤从外到内,由表皮、真皮和皮下组织三部分组成。皮肤覆盖在人体最外面,与人的外貌直接相关。人类健康皮肤应该是细润、光滑、富有光泽和弹性的。

1. 表皮:表皮包括了十多层细胞,由覆层扁平上皮构成,平均厚度不大于2mm。最深层的细胞与真皮相接,为生发层,其间夹有黑色素细胞。如果黑色素较多,则皮肤颜色深;反之则浅。同时黑色素对皮下组织有保护作用,避免紫外线直接损伤深层的组织。

临床意义:

(1)表皮变厚,穿刺困难,增加穿刺角度。

(2)脆、薄的皮肤,减小穿刺角度。

(3)必要时使用清洁剂。

(4)老年皮肤易撕裂和起疱。

2. 真皮:真皮的厚度约为表皮的10倍,位于表皮深层,由纤维结缔组织构成,其中有胶原纤维和网状纤维。它们使皮肤具有较强的韧性和弹性,如果纤维萎缩,细小的皱纹就会增加。真皮层由血管、神经、毛囊、皮脂腺、汗腺等组织构成,倘若这些组织功能衰退,皮肤就会呈现老化现象。

临床意义:

(1)支持血管、神经、淋巴管、毛囊。

(2)对疼痛刺激、温度改变和压力感知反应迅速。

(3)敏感度因不同区域、不同年龄而异。

3. 皮下组织:皮下组织位于皮肤最深层,其厚度约为真皮层的5倍。它由疏松的结缔组织和大量脂肪组织组成,从而使皮肤具有保温和缓冲外来振动的作用。

临床意义:

(1)蜂窝织炎和感染部位,容易播散。

(2)肥大细胞响应化学和免疫学刺激,发生荨麻疹和血管水肿。

(3)为预防静脉移动或起伏,特别是老年人皮肤松弛,确保静脉固定。

【血管的解剖】(见图 2-1)

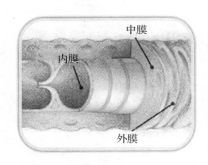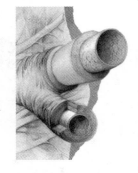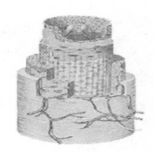

图 2-1　血管的解剖

1.外膜。

(1)解剖:最外的一层弹性纤维及疏松组织有支持和保护作用;因富含血管,提供静脉和淋巴营养。

(2)临床意义:穿刺有突破感,脆性大,失去弹性(老龄)影响穿刺成功率,直接吸收麻醉剂。

2.中膜。

(1)解剖:弹性纤维、平滑肌、神经纤维位于该层,主要作用为维持静脉壁的张力,有调节收缩与舒张的功能。

(2)临床意义(见表 2-1):

表 2-1　临床意义

原　因	症　状	处理方法
外界温度的变化 激动、物理刺激	痉　挛	热　敷
止血带结扎时间过长	静脉挛缩	<2min

3.内膜:最里层,平滑的单层弹性内皮细胞组成光滑的表面,允许血液细胞顺利通过,分泌肝素及前列腺素抗凝作用,在光滑内膜的下层是粗糙的表面,允许血小板聚集。

临床意义:

内膜的损伤、血小板聚集导致静脉炎/血栓性静脉炎内膜增厚及瘢痕会造成穿刺失败,内膜增厚使回流量不足,并减慢输液速度。穿刺前应选择适宜的导管,选择生物相容性良好的导管,导管插入前用消毒剂充分干燥。

4.静脉瓣。

(1)特点:成对,半月形,游离面朝向心。

(2)作用:保证血液向心流动,防止血液逆流。

【上肢远端静脉的解剖】

贵要静脉位于手背静脉网的尺侧,头静脉位于手背静脉网的桡侧,正中静脉连于贵要静脉和头静脉之间,呈 N 型或者 M 型,粗、直,但个体差异大,静脉瓣较多。理想状况下,肘正中静脉加入贵要静脉,形成最佳途径,经腋静脉、锁骨下静脉、无名静脉,达上腔静脉。正中静脉优点为容易看到及触诊,是比较合适的穿刺血管;缺点为从臂丛动脉前穿过,需要小心避免穿破臂丛动脉,导管不易固定,容易发生移位。

【上肢近端静脉的解剖】

包括腋静脉、贵要静脉、头静脉、肱静脉(见图 2-2)。

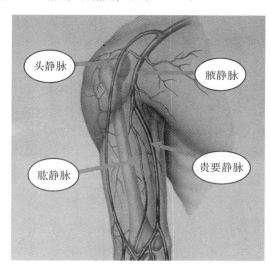

图 2-2　上肢近端静脉的解剖

1. 腋静脉特点:多由贵要静脉延续而成,分支由头静脉和肱静脉汇合;周围解剖关系,相随腋动脉、臂丛神经、腋窝神经等。锁骨下静脉头端连着腋静脉。

2. 贵要静脉特点:沿肱二头肌内侧缘上行,注入肱静脉或者移行为腋静脉。有 3～7 个瓣膜。优点为路径直、血管内径大、静脉瓣较少。最直和最直接的途径,经腋静脉、锁骨下静脉、无名静脉达上腔静脉;缺点为埋藏较深,不如头静脉容易观察到,靠近动脉和神经区域,需要小心避免穿刺造成血管神经的损伤,使用拐杖的患者不宜选用该静脉。

3. 头静脉特点:沿肱二头肌外侧缘上行。注入腋静脉,少数注入锁骨下静脉。前粗后细,且高低起伏,在锁骨下方汇入腋静脉,进入腋静脉有较大角度导管易反折进入腋静脉、颈外静脉。或者分 2 支,一支汇入颈外静脉,一支汇入腋静脉。静脉瓣多,全长有 11 个静脉瓣。分布前臂和上臂各约一半。优点为浅表肘窝处容易穿刺,对使用拐杖的患者可以选择头静脉。缺点为由于静脉瓣的狭窄和与腋静脉形成的锐角,送管时容易发生送管困难;发生异位的机会大,特别是容易进入颈静脉、腋静脉、胸壁静脉或者返回臂部。

4. 肱静脉特点:沿肱动脉成对走行,接受其分支的回流,它们并入腋静脉,偶尔也与贵要静脉相连。

【颈部静脉】(见图 2-3)

1. 颈内静脉周围的解剖:在颈上部,颈内静脉位于颈动脉的后外侧;在颈中下部,颈内

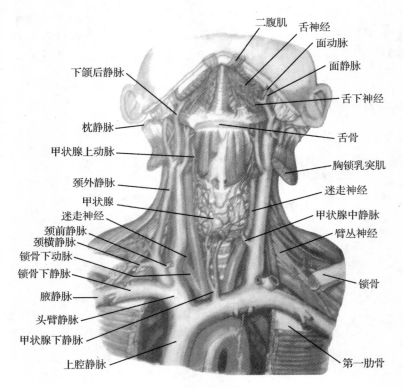

二腹肌
舌神经
面动脉
面静脉
舌下神经
舌骨
胸锁乳突肌
迷走神经
甲状腺中静脉
臂丛神经
锁骨
第一肋骨

下颌后静脉
枕静脉
甲状腺上动脉
颈外静脉
甲状腺
迷走神经
颈前静脉
颈横静脉
锁骨下动脉
锁骨下静脉
腋静脉
头臂静脉
甲状腺下静脉
上腔静脉

图 2-3 颈部静脉

静脉位于颈总动脉的前外侧。越向下,颈内静脉与颈总动脉的距离越远。

2. 颈外静脉特点:是颈部最大的浅静脉,注入锁骨下静脉或者颈内静脉,有静脉瓣,影响中心静脉导管的置入。可以作为 PICC 导管的置入特殊途径。因为表浅,入锁骨下静脉处呈锐角,且有静脉瓣会因呼吸及位置的改变而影响血流。

【胸部血管解剖】

胸部血管包括锁骨下静脉、无名静脉、上腔静脉。锁骨下静脉是腋静脉的延续,长 3～4cm,位于第一肋前缘,终止于锁骨内侧端,在胸锁关节后方与颈内静脉汇合成头臂静脉。无名静脉也称头臂静脉,特点为左右各一,由同侧的颈内静脉和锁骨下静脉汇合而成。左侧头臂静脉横过主动脉弓上缘斜向右下。右侧头臂静脉几乎垂直下降。两侧无名静脉汇合处始称上腔静脉。上腔静脉的特点为由左右侧的头臂静脉在右侧第一肋软骨与胸骨结合处的后方汇合而成,在升主动脉右侧垂直下行,注入右心房。上腔静脉的中下三分之一处为导管末端的最佳位置。导管在此与血管呈平行状态,可以顺血流在血管内自由漂浮,相应减少血栓、感染的并发症。

【股静脉】

股三角的血管、神经排列关系,由外侧向内侧分别是:股神经、股动脉和股静脉。寻找股静脉时应以搏动的股动脉为标志。缺点为容易发生血栓和感染,影响行动。

【静脉的选择】

1. PICC 穿刺静脉选择：贵要静脉、肱静脉、肘正中静脉、头静脉（见表2-2）。

表 2-2　静脉的选择

血　　管	PICC 穿刺优先次序	特　　点
贵要静脉 肱静脉（超声引导下）	首选	粗、短、静脉瓣较少 90%的 PICC 在此血管穿刺
肘正中静脉	次选	粗、直、方便活动 静脉瓣较多
头静脉	第三选择	前粗后细且高低不平，进入腋静脉时有个角度，导管易反折腋静脉或颈内静脉

2. 血管的长度、内径、流速比较（见表2-3，图2-4）

表 2-3 血管的长度、内径、流速比较

静脉	长度（cm）	直径（mm）	血流量（mL/min）
头静脉	38	6	40
贵要静脉	24	8	95
腋静脉	13	16	333
锁骨下静脉	6	19	800
无名静脉	25	19	800
上腔静脉	7	20～30	2000～2500

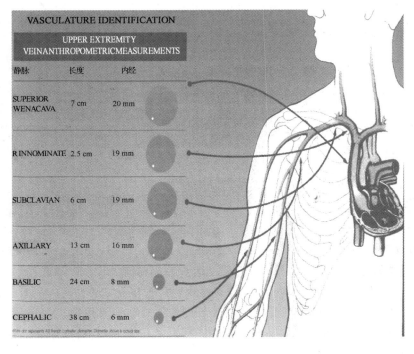

图 2-4　血管的长度、内径

第二节　药物理化性质对静脉的影响

静脉炎的发生主要与药物理化性质、药理作用和输注速度有关。其中,药物理化性质主要包括酸碱度(pH 值)、渗透压、药物浓度、药物本身的毒性、刺激性以及药液温度。了解药物理化性质,有助于采取相应措施,降低静脉炎的发生。

【药物的 pH 值】

人体可耐受输液 pH 范围为 5～9,pH 值低于 5 或高于 9 时,会导致疼痛与静脉炎的发生,而且静脉炎的严重程度与输液的 pH 值直接相关。滴注 pH 值低于 4.5 的药物导致静脉炎的发生率高达 100%,pH5.9 时轻中度静脉炎的发生率为 50%。随着药物 pH 值的升高,静脉炎发生率及炎症程度随之下降,pH 升至 6.5 及以上,基本不发生静脉炎。pH 值越低,静脉炎就越严重。

血管活性药物微泵静脉推注时,浓度均较高,且 pH 较低,很容易对局部血管内膜造成刺激和损伤。表 2-4 为几种药物的 pH 值。

表 2-4　几种药物的 pH 值

分　类	药　物	pH
血管活性药物	多巴胺注射液	3.0～4.5
	重酒石酸间羟胺注射液	3.0～4.0
	重酒石酸去甲肾上腺素注射液	2.5～4.5
抗菌药	注射用盐酸万古霉素(加水溶解后的溶液)	2.5～4.5
	硫酸庆大霉素注射液	3.5～6.0
	注射用多西环素(加水溶解后的溶液)	1.8～3.3
	盐酸(或乳酸)环丙沙星注射液	3.5～4.5
	盐酸左氧氟沙星注射液	3.0～5.5
	盐酸克林霉素(10%水溶液)	3.0～5.5
	注射用两性霉素 B(3%水混悬液)	4.0
	注射用更昔洛韦(加水溶解后的溶液)	11
	注射用阿昔洛韦(加水溶解后的溶液)	11
抗心律失常药	盐酸胺碘酮注射液	2.5～4.0(静脉炎发生率高达 88.2%)

调节溶液的 pH 值,使其尽量接近血液的 pH(7.35～7.45),可以有效地预防静脉炎,甚至可以提高药物的疗效。例如将 1mL 5%碳酸氢钠注射液加入 0.9%氯化钠注射液 250mL 和 25mg 七叶皂苷钠注射液中,使溶液的 pH 值由 4.6 调整至 7.4 左右,可以减少静脉炎的发生。葡萄糖注射液的 pH 值范围为 3.2～5.5。红霉素溶于葡萄糖注射液中,其液体 pH 值更低,对血管刺激更大,因此,注射用乳糖酸红霉素的稀释溶媒宜选生理盐水。若用葡萄

糖注射液稀释,每100mL溶液中必须加入5%碳酸氢钠注射液0.8mL。两性霉素B静脉滴注或鞘内给药时,均先以灭菌注射用水溶解后,用5%葡萄糖注射液稀释(不可用氯化钠注射液,因其可产生沉淀)。稀释用葡萄糖注射液的pH值应在4.2以上,因此往往需要添加适量5%碳酸氢钠注射液。

【药物的渗透压】

当低渗溶液输入体内时,它使水分子向细胞内移动,细胞水分过多可造成细胞破裂、静脉刺激与静脉炎;高渗溶液致使组织渗透压升高、血管内细胞脱水,进而导致局部血小板聚集,并释放前列腺素E_1和E_2,静脉壁通透性增强,静脉内膜层出现白细胞浸润的炎症变化,同时释放组胺,使静脉收缩变硬,致静脉炎。药物的渗透压是引起静脉炎最相关的因素之一,渗透压越高,静脉刺激越大。

正常血浆渗透压280～320mOsm/L,渗透压＞600mOsm/L(高度危险)的药物可在24h内造成化学性静脉炎。例如,20%甘露醇注射液的渗透压为1100mOsm/L。资料显示甘露醇致静脉炎的发生率为81.69%。中度危险的渗透压为400～600mOsm/L,低度危险的渗透压＜400mOsm/L。表2-5列举了几种药物的渗透压。

表2-5　几种药物的渗透压

药　　物	渗透压(mOsm/L)
50%葡萄糖注射液	2525
硝酸异山梨酯注射液(爱倍)	＞2000
乙酰半胱氨酸注射液	2600
甘油果糖注射液	1672
一般造影剂	1400～1800
脂肪乳氨基酸(17)葡萄糖(19%)注射液(卡全)	1060
丙氨酰谷氨酰胺注射液(力太)	921
复方氨基酸注射液(安平)	875
复方氨基酸注射液(乐凡命,18AA-Ⅱ)	810
脂肪乳氨基酸(17)葡萄糖(11%)注射液(卡文)	750
10%葡萄糖注射液	505

高渗性药物输注后若能以生理盐水冲洗,可减少药物在穿刺部位和局部血管的持续刺激,可降低静脉炎的发生率。

【药物的配伍禁忌】

不合理的药物配伍会导致输液中微粒数骤增,大量不溶性微粒沉积在人体毛细血管中,引起毛细血管堵塞、缺血、缺氧,导致静脉炎。因此,尤应注意药物的配伍。例如,苦黄注射液(pH6.0～8.0)、复方麝香注射液(pH5.0～7.0)以葡萄糖注射液稀释后,微粒数无明显增加;但以0.9%氯化钠注射液稀释后,配伍液中≥10μm的微粒数随时间的延长逐渐增多。配伍1h后苦黄、复方麝香配伍液中微粒超过《中国药典》(2005版)二部附录"注射液中不溶性微粒检查法"中有关"每毫升中含 $10\mu m$ 以上微粒不得过 20 粒"的规定。配伍 4h 后所含微粒数增加 1～3 倍。参附注射液、参麦注射液与氯化钾注射液的配伍均属于配伍禁忌。特别对于微泵给药,由于缺乏终端过滤器,不合理配伍的输液经微泵泵入,将导致微粒相关的输液风险增加。

两组不同输液前后交替时,有时要特别注意配伍禁忌,必要时要用单纯大输液冲洗管路。

【药液的温度】

当输入温度过低的液体时,局部血管易产生痉挛,血流速度减慢,药物易附于血管壁,增加药物对血管壁的刺激,引起局部炎症介质释放;同时,也使得血管壁本身的供血减少,血管内皮细胞处于相对缺血缺氧状态,血管通透性增加,从而引起静脉炎发生。而温度过高会引起血管内膜烫伤及血细胞变性。

调节药物温度,可减少对局部血管的刺激。温度维持在 25～35℃ 为宜。研究表明,甘露醇在 35℃(经恒温箱内温热)时对血管壁的损伤是最轻微的。应用静脉加温器能明显解除七叶皂苷钠引起的血管疼痛及静脉炎发生,与普通静脉滴注(静脉炎发生率 79%)相比,应用加温器的静脉炎发生率为 12%。

【药物的毒性和刺激性】

多数化疗药物需由静脉给药,而化疗药物由于刺激性强、无选择性,在杀伤肿瘤细胞的同时,对正常组织细胞也具有一定损伤性,影响细胞代谢及其功能。其损伤程度与药物的浓度、酸碱度、渗透压及药物本身的毒性作用有关。强刺激性药物(阿霉素、丝裂霉素等)在很短时间内大量快速进入血管内,超过了血管本身缓冲应激能力而在血管受损处堆积,引起血管内膜受累;而弱刺激性的药物(环磷酰胺、氟尿嘧啶等)长时间滴入血管,持续刺激血管内膜,破坏内皮细胞,引起静脉炎。发疱性药物尤易引起静脉炎,该类药物的细胞毒性明显,发疱性能强,局部损伤严重,包括多柔比星、表柔比星、吡柔比星、柔红霉素、丝裂霉素、长春新碱、长春地辛、长春瑞滨、米托蒽醌、白消安注射液、氮介等。

夫西地酸钠对血管和组织细胞有强刺激性,在临床上尤应注意。夫西地酸钠 500mg 稀释的液体不得少于 250mL,最好为 500mL。每瓶输注时间不应少于 2～4h,过快输注也易导致局部强烈反应。尼莫地平(尼膜同)注射液中含乙醇 23.7%(体积分数),对皮肤和血管刺激性较大。钾离子对血管壁和局部组织有强烈的刺激性,即使是常规补钾(浓度低于 0.3%)也会使部分患者感觉疼痛,甚至引起静脉炎。应避免外周静脉给予高浓度钾。

由于溶液的酸性刺激,即使等渗葡萄糖注射液连续输液后也会引起静脉炎。临床研究证明,增加有刺激性溶液的输液速度,可以降低输液性静脉炎率发生率。前列地尔注射液的滴速对其静脉炎的发生有很大影响。快速滴注组(60～80 滴/分钟)与慢速滴注组(30～40 滴/分钟)相比,静脉炎发生率显著降低。

第三章　静脉输液治疗的感染控制

第一节　感染控制的原则

【定义】

感染是指发现并存在病原微生物的增长。输液治疗的感染控制是指对动、静脉治疗时可能引起的感染所采取的有效预防措施。

【一般原则】

1. 所有的输液操作要求应用无菌技术,执行标准预防措施,保持物品的无菌状态。

2. 护士在实施输液治疗过程中宜戴手套,护士从事此类操作时有暴露于血液和体液的危险。

3. 在置入中长导管、所有类型的中心导管及各种方式的导管置换过程中,需实施最高等级的无菌屏障预防措施。

4. 操作前后都应按标准实行合格的手部清洁。

5. 所有受血液污染的一次性物品和锐器,包括但不局限于探针、手术刀、注射器和针头,应丢弃于不透水、防穿透、不能打开的生物危害容器中。

6. 重复使用的非一次性物品必须按生产商提供的产品说明和指南重新消毒和灭菌。

7. 应遵照国家法规对与感染有关的发病率和死亡率进行回顾、评估和报告。

8. 应实施监督感染监控措施有效性的质量提高计划,以最大限度地减少院内感染和社区内感染发生的潜在危险,必要时提供纠正措施。

9. 实施输液治疗程序时护士不允许戴假指甲或有关指甲产品。

10. 护理人员的排班制度和护士的工作量应该与感染控制的工作要求一致。

【实施细则】

1. 操作前注意事项:

（1）操作前洗手（不允许戴假指甲、饰物或其他指甲产品）,戴帽子、口罩,必要时戴手套;

（2）选择适宜的穿刺部位和输液器具;

（3）进行穿刺部位皮肤的清洁;

（4）严格检查液体/药品/使用物品的有效期和质量。

2．操作中的注意事项：

（1）操作时严格执行静脉输液操作规程和无菌技术操作原则；

（2）严格消毒穿刺部位的皮肤，建议使用含葡萄糖酸洗必泰作为皮肤杀菌剂，不能用手触及消毒后的穿刺部位；

（3）静脉输液药物应现用现配；

（4）确保静脉输液装置系统的各连接处紧密相连和无菌；

（5）配置后的液体应在 2h 内输注，特殊用药根据药物的性质和作用，按医嘱执行。

3．操作后的注意事项：

（1）观察穿刺部位的皮肤情况；

（2）按照操作规程进行管路维护；

（3）污染器具不可随意处理，各种医疗废弃物应由专人按照规定进行清理；

（4）输液架、输液泵、止血带等物品，用 500mg/L 有效氯消毒液擦拭或浸泡。

4．一次性使用无菌医疗用品使用要求及注意事项：

（1）一次性使用无菌医疗用品须存放于阴凉干燥、通风良好的物架上，距地面≥20cm，距墙壁≥5cm，离顶≥50cm，保持清洁。拆开外包装的一次性无菌医疗用品，必须放置于无菌物品存放柜内。

（2）使用前应认真检查小包装，查看包装有无破损，产品有无失效、有无不洁等，出现破损、失效、不洁等现象不得使用。

（3）任何一次性无菌医疗器械必须一人一用一处理，严禁重复使用。使用后严格按照医疗废物分类处理，不得随意丢弃和卖于商贩。

（4）使用时发生热源反应、感染或异常情况，必须及时留取样本并报告护理部和医院感染管理科。

【导管相关感染诊断标准参考】

1．临床诊断：符合下述三条之一即可诊断。

（1）静脉穿刺部位有脓液排出，或有弥散性红斑（蜂窝织炎的表现）。

（2）沿导管的皮下走行部位出现疼痛性弥散性红斑，理化因素所致除外。

（3）经血管介入性操作，体温>38℃，局部有压痛，无其他原因可解释。

2．病原学诊断：导管尖端培养和（或）血液培养分离出有意义的病原微生物。

【输液感染的预防】

1．各医疗机构在制定制度和程序时，应明确无菌技术操作细则，并有输液治疗操作规程。明确规定输液治疗产品完整性和无菌性的细则。

2．操作时应最大限度地实施无菌屏障，包括但不局限于手套、口罩、帽子、护目镜等。

3．严格执行输注液体配制环节的管理。

4．加强输液器具、药品、仪器的管理。

5．护士应该减少对整个输液系统所有组成部件的操作（比如：给药装置的连接处、导管接口处）。

6. 认真分析静脉输液感染监控资料,实施感染控制策略。

【评价】

1. 操作前,对静脉输液治疗感染控制的相关因素进行评估。

2. 操作者严格执行无菌技术操作规程,无污染。

3. 操作者根据操作要求所实施的无菌屏障符合要求。

4. 静脉输液治疗废弃物处理符合要求。

5. 按标准的计算公式计算感染率:(发生导管相关感染的次数/导管留置总天数)×1000＝每1000个导管留置日中导管相关性感染发生率。目标是零感染率。

6. 医务人员护理记录准确,符合要求。

第二节　操作人员的手卫生

【定义】

手卫生是对所有手部卫生的通称,包括洗手、手消毒、外科手消毒和手部皮肤保护。洗手和手消毒与输液治疗密切相关。洗手是指将手涂满清洁剂,并对其表面进行揉搓,然后用流动水冲洗的过程。手消毒是指在手没有可见污染时,使用乙醇为主的手消毒剂,揉搓双手直到干燥,以减少或抑制手部微生物生长的过程。

【洗手和手消毒指征】

1. 下列情况需进行手卫生:

(1) 直接接触每个患者前后,从同一患者身体的污染部位移动到清洁部位时。

(2) 接触患者黏膜、破损皮肤或伤口前后,接触患者的血液、体液、分泌物、排泄物、伤口敷料等之后。

(3) 穿脱隔离衣前后,摘手套后。

(4) 进行无菌操作,接触清洁、无菌物品之前。

(5) 接触患者周围环境及物品后。

(6) 处理药物或配餐前。

2. 当手有蛋白性、血液或其他体液的可见污染物时,用洗手液和水洗手。

3. 如果手无可见污染,最好用速干手消毒剂进行常规手消毒。

【实施细则】

1. 取下手部饰物,用流动水充分浸湿双手。

2. 取足够皂液或肥皂,使其完全覆盖手表面,认真揉搓双手至少30s。

3. "六步法"洗手步骤(见图3-1)。

(1) 掌心相对,手指并拢,相互揉搓;

(2) 手心对手背沿指缝相互揉搓;

（3）掌心相对，双手交叉沿指缝相互揉搓；

（4）弯曲各手指关节，双手相扣进行揉搓；

（5）一手握另一手大拇指旋转揉搓，交换进行；

（6）一手指尖在另一手掌心旋转搓擦，交换进行；

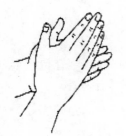 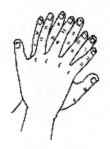 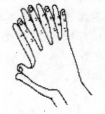

(a) 掌心相对揉搓　　　　　　(b) 手指交叉，掌心对手背揉搓　　　　　(c) 手指交叉，掌心相对揉搓

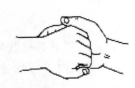 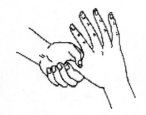 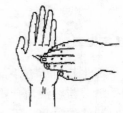

(d) 弯曲手指关节在掌心揉搓　　　　(e) 拇指在掌中揉搓　　　　　(f) 指尖在掌心中揉搓

图 3-1　工作人员洗手方法

4. 必要时在"六步法"洗手后，加第七步：螺旋式擦洗手腕，交替进行。

5. 在流动水下彻底冲净双手，擦干，取适量护手液护肤。

6. 使用乙醇类消毒液，要保证有足够量充分浸湿双手。

7. 使用乙醇类手消毒剂时，同样采用"六步法"进行手消毒。

8. 使用乙醇类手消毒剂时，不能同时再用抗菌肥皂。

9. 使用乙醇类手消毒剂后，应保证手部彻底晾干，再戴手套。

10. 应注意清洗不易清洗到的部位，如指甲、指尖、指缝和指关节等。

11. 水龙头易导致手部再次污染，应注意关闭的方法。如用肘部或垫避污纸关闭水龙头，或采用脚踏式开关。

【注意事项】

1. 对于部分酒精不能杀灭的病原体须用流动水进行手卫生。

2. 为了提高医务人员手卫生的依从性，尽量选用含有护肤成分的快速手消毒液。

3. 应加强对医务人员、护工和保洁工人的手卫生培训、教育和监督。

4. 应对陪护人员进行手卫生知识的宣传教育，进入病室探视患者前和结束探视离开患者时，应洗手或用速干手消毒剂进行手卫生。

【评价】

1. 正确掌握洗手和手消毒指征及手卫生方法。
2. 洗手设备和手卫生产品符合要求。
3. 医务人员进行洗手和手消毒后,手部采样培养结果应符合《医务人员手卫生规范》。

第三节　静脉输液工具的应用

【定义】

　　静脉输液工具包括静脉输液装置和静脉输液附加装置。静脉输液装置是指从输液器尖端插入液体容器内开始至导管接口的相关工具;静脉输液附加装置包括三通、延长管、实心导管帽、无针接头及过滤器。

【实施细则】

　　1. 确保所有静脉输液工具的完整性和安全性,检查有无气体膨胀、霉变、异物或碎屑,挤压外包装看有无漏气、破损等。
　　2. 所有静脉输液工具应在有效期内使用,并按产品说明书使用。
　　3. 静脉输液工具每24h更换一次。
　　4. 所有输液附加装置应该使用螺口连接,以保证安全连接,防止漏液和损坏。
　　5. 连接在导管座或者通路装置上的无针输液接头应该使用螺口连接,以保证安全连接。导管座是一个已知的出现与导管相关性血流感染(CR-BSI)的来源,并且无针接头被认为是产生微生物污染的部位。
　　6. 盛装药液容器的胶塞进行消毒后,方可将输液器尖端插入容器内。
　　7. 输液器针头要保持无菌,避免在插入药液容器胶塞时污染。
　　8. 无菌工具在使用中,被污染或疑似污染,应立即更换。
　　9. 以下情况,护士应更换无针接头:无针接头由于任何原因被移除,从导管里抽取血液培养样本之前,发现无针接头中有血液或者残留物,存在污染的时候,按照组织政策、程序和(或)实践指南的规定,按照生产商使用说明书的规定。

【评价】

　　1. 使用静脉输液工具时,执行无菌技术操作规范。
　　2. 静脉输液工具管理符合《中华人民共和国卫生行业标准 WS310.2－2009》。
　　3. 按照使用说明使用静脉输液工具。
　　4. 医务人员知晓静脉输液工具使用的相关知识,包括使用说明、使用工具的类型与规格、静脉输液工具的维护、异常情况处理等。
　　5. 医务人员护理记录准确,符合要求。

第四节　皮肤的消毒

【定义】

皮肤消毒是指对皮肤表面致病微生物的去除或杀灭,但不包括芽孢。

【实施细则】

1. 皮肤消毒前应询问患者有无使用消毒剂的过敏史。

2. 选择消毒剂络合碘、碘酊、乙醇、氯己定等,对穿刺部位进行消毒。

(1) 碘酊和乙醇消毒:先用 2.5％的碘酊消毒 1 遍后,再用 75％乙醇脱碘 2 次;

(2) 络合碘消毒:直接使用络合碘消毒皮肤,不用脱碘;

(3) 氯己定消毒:直接使用 2％氯己定消毒皮肤(小于 2 个月的婴儿不建议使用氯己定消毒皮肤);

3. 皮肤消毒方法、范围。

(1) 外周静脉导管:以穿刺点为中心环形消毒,由内向外螺旋涂擦,头皮钢针消毒面积不小于 5cm×5cm;留置套管针消毒面积不小于 8cm×8cm;如用无菌透明敷料覆盖穿刺部位,其消毒面积应大于无菌透明敷料面积。

(2) 中心静脉导管(CVC):以穿刺点为中心,由内向外螺旋方式涂擦,消毒面积不小于 10cm×10cm,如用无菌透明敷料覆盖穿刺部位,其消毒面积应大于无菌透明敷料面积。

(3) 经外周静脉穿刺置入中心静脉导管(PICC):先用 75％乙醇棉球以穿刺点为圆心,由内向外螺旋方式进行穿刺处皮肤脱脂,再用碘伏或其他消毒液棉球消毒(方法同前),消毒面积以穿刺点为中心,上下直径 20cm,两侧至臂缘。如用无菌透明敷料覆盖穿刺部位,其消毒面积应大于无菌透明敷料面积。

(4) 植入式输液港(PORT):以输液港为圆心,由内向外螺旋方式涂擦,消毒半径不小于 10～12cm。

(5) 桡动脉置管:以穿刺点为中心,由内向外螺旋方式涂擦,消毒面积不小于 8cm×8cm。

4. 所有消毒液自然风干(不能吹干或抹干)后,方可进行穿刺。

5. 皮肤消毒后不能再进行触摸,除非再次消毒。

【评价】

1. 皮肤消毒方法、消毒范围符合要求。

2. 皮肤消毒剂选择符合要求。

3. 皮肤消毒剂管理符合要求。

4. 护理记录准确,符合要求。

第五节　静脉用药集中调配管理

【概述】

1. 2011 年 1 月 30 日,由卫生部和国家中医药管理局制定并发布的《医疗机构药事管理规定》(卫医政发〔2011〕11 号)中第三十条明确规定:"医疗机构根据临床需要建立静脉用药调配中心(室),实行集中调配供应。"2010 年 4 月卫生部颁布《静脉用药集中调配质量管理规范》,进一步保障静脉用药的安全性、有效性,保证医疗质量和医疗安全。

2. 静脉药物调配(静脉用药混合调配),是指医疗机构(含预防、保健机构)药学部门根据医师用药医嘱(处方),经药师审核其合理性,由经过专业培训的药学和(或)护理技术人员按照无菌操作要求,在洁净或清洁环境下的层流台内对静脉用药进行加药混合调配,使其成为可供直接静脉滴注使用的成品的输液操作过程,其性质属药品调剂。

3. 静脉用药调配中心(室)(pharmacy intravenous admixture services,PIVAS)是指在人员组成、环境、设施、设备、物料管理、消毒卫生、质量控制等各方面均符合《静脉用药调配质量管理规范》的静脉用药集中调配场所。

【建立静脉用药调配中心(室)的目的及意义】

1. 建立静脉用药调配中心(室)的目的:为了加强对药物使用环节的质量控制,保证药品质量体系的连续性,提高患者用药的安全性、经济性,实现医院药学由单纯供应保障型向技术服务型转变,实现以患者为中心的药学服务模式,提升静脉药物治疗水平,提高医院的现代化医疗质量和管理水平。

2. 建立静脉用药调配中心(室)的意义:

(1)保证加药调配后的成品输液质量和静脉用药安全。

(2)加强合理用药监控,改进医疗安全水平。

(3)减少药品浪费,降低医疗成本。

(4)加强职业防护,避免职业危害。

(5)提高临床护理质量,深化优质护理。

【静脉用药调配中心(室)的基本功能区及洁净级别】

1. 摆药准备间。

(1)功能:分类摆放拆除外包装的输液、注射用药品等,不允许带有纸盒的药品进入;为次日需要调配的药作准备。

(2)净化级别:无净化级别,为控制区。

2. 审方打印间。

(1)功能:审阅病区发送的输液处方,确保药物的相容性、稳定性及合理性,生成输液标签并打印。

(2)净化级别:无净化级别,为控制区。

3. 核对、包装间。

(1)功能:核对已调配好的药品,确认药品种类,剂量无误,检查有无沉淀、异物、变色、渗漏等现象。

(2)净化级别:无净化级别,为控制区。

4. 一次更衣间。

(1)功能:洗手,戴发帽、口罩,换鞋,一次更衣等。

(2)洁净级别:十万级。

5. 净化洗衣洁具间。

(1)功能:清洗洁净间内使用的净化服及存放净化区内清洁用具。

(2)净化级别:十万级。

6. 二次更衣间。

(1)功能:换洁净服,戴手套,再次手消毒。

(2)净化级别:万级。

7. 药物调配间。

(1)功能:放置层流工作台,进行药物调配工作。

(2)净化级别:环境万级,层流台局部百级。

8. 二级药库。

(1)功能:储存调配中心需要使用的输液及针剂。

(2)净化级别:无净化级别。

9. 辅助区域。

【药物调配间】

1. 根据调配间的功能不同可分为普药调配间和抗菌药物调配间(见表 3-1)。

表 3-1 药物调配间的异同点

内　容	普药调配间	抗菌药调配间
操作台	水平层流台	生物安全柜(垂直层流台)
调配药物	电解质、普药、静脉高营养	抗菌药、细胞毒性药物
操作台工作原理	回风系统	排风系统
操作台清洁、消毒方法	清水擦拭+75%酒精擦试+紫外线消毒	
洁净室清洁、消毒方法	清水拖地→消毒液拖地→清水拖地	
环境	温度 18～26℃,湿度 40%～65%,保持一定量新风	
压力差	维持正压差	维持负压差-5～-10kPa

2. 洁净层流工作台:洁净层流工作台是静脉用药调配中心内使用的最主要的净化设

备,因为所有无菌药物调配均需在洁净层流工作台内完成。洁净层流工作台的工作原理是通过加压风机将室内空气经高效过滤器过滤后送到净化工作台内区域,最终使得净化工作台内区域达到百级的操作环境。区域的净化是通过空气流动和多重空气过滤器实现的。洁净层流工作台主要有三个基本功能。

(1)为静脉药物调配工作区域创造百级的工作环境。

(2)通过提供稳定、净化的气流防止层流台外空气进入工作区域,从而避免工作台外空气对所调配的药物产生污染可能。

(3)将人员和物料带入的微粒清除出工作区域。

(4)保护操作人员免受任何有害气雾、微粒的伤害。

【静脉用药调配中心工作流程】

医生开医嘱→病区护士确认医嘱传递→PIVAS临床药师审核处方→打印标签→排列输液顺序→排药→复核→贴签→PDA扫描调配→成品核对→分装→工人运送到病区→病区护士核对签收→给患者使用

【静脉用药集中调配质量管理规范】

1.调配护士在调配时应本着慎独精神和高度负责的态度。

2.调配前,调配护士应检查操作间环境指标、仪器运行是否符合要求。

3.参与调配前,每位护士均应掌握水平层流台与生物安全柜规范使用方法。

4.护士严格遵照药物调配操作流程执行,操作台面布局合理:无菌巾置于操作台内侧、左右边,开口向中间,避免挡住操作区域。

5.护士将已拆开瓶口贴置于无菌巾夹层内,开启后写明日期、时间、姓名。

6.使用中的无菌针筒有效期2h,每调配一类药物护士应在针筒尾部注明药名。

7.辅助护士应合理安排药物调配时间,尽可能即化即送。

8.辅助护士应正确放置未调配药物与已调配药物,避免混放。

9.在调配药物时,护士应严格执行查对制度,非全量药物调配相互不拼用。

10.在调配药物时,护士应严格执行无菌操作制度(每份药物瓶口护士均应使用75%酒精消毒),规范使用操作台。

11.调配护士每次只能调配一份药物,避免交叉调配,不混用无菌针筒。

12.给民生药厂生产的双管头溶媒加药时,调配护士应使用小管口。

13.药物调配过程中调配护士必须将药物抽吸干净,粉针剂充分溶解和稀释,将药物残留减少至最低限度。

14.针对难溶解的药物,调配护士必须使用震荡仪,将药物溶解至澄清方可抽取。

15.震荡过后的药物,护士在抽取前均需再次使用75%酒精消毒。

16.每个操作台面配备有胰岛素,首次开启胰岛素者需在胰岛素标签上注明开启日期、时间,并签全名。

17.胰岛素开启后使用效期为4天,第一、二、三天供调配普药使用,第三天放于静脉高营养操作台,第四天使用后剩余液丢弃。

18.抽取胰岛素应选择合适针筒,抽取单剂量胰岛素应使用胰岛素专用针筒,抽取非单剂量胰岛素可使用 1mL 一次性针筒。

19. 调配护士应注意输液标签上注明的各调配提醒标识：

(1)药名前附有"黑三角形"，说明为皮试类药物。

(2)附有"黑五角星"，说明为外形相似或同种药物高低剂量的药物，调配时应特别注意区别。

(3)附有"黑长方形"，说明为高危药物。

(4)外形相似药物名称的注明。

(5)非全量药物的提醒标识，剂量上标有"长方框"。

(6)胰岛素提醒标识，药名下方有"下划线"。

20. 溶媒调配后需粘贴瓶口贴保护。

21. 调配护士应在调配栏内清晰地写明调配工号，并将输液成品按要求装框，避免戳破输液成品。

22. 在调配化疗药物时，调配护士应参照《调配中心职业安全管理》做好职业防护。

23. 调配护士在化疗药物调配时各空瓶必须由药师核对后才能丢弃，避免单人操作。

24. 护士长定期抽查针剂药物的残留情况，根据检查的结果做好持续质量改进。

【药物调配流程图】

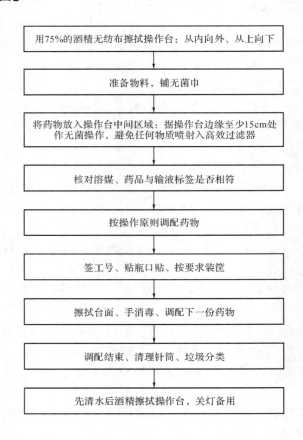

附表　药物调配技术评分标准

药物调配技术评分标准

姓名_____　年届_____　科室_____　　　　　　　　　　得分_____

项　目	项目总分	操　作　要　求	评分等级及分值 A	B	C	D	实际得分
仪表	5	防尘服、帽、口罩、手套穿戴整齐,符合规范	5	4	3	2~0	
操作前准备	15	风机与照明开关开启,且风机启动 30min 以上	3	2	1	0	
		酒精擦拭双手	3	2	1	0	
		备齐用物,放置合理	3	2	1	0	
		按照从上至下、由内而外的原则擦拭高效过滤器网、两侧壁及操作台面	6	4	2	0	
操作过程	配制 65	将擦拭干净的药物放入操作台的中间区域,药物间间距合理	6	4	2	0	
		根据标签核对药物名称、规格、剂量、用法、时间	5	4	3	2~0	
		检查药物质量、有无破损	4	3	2	1~0	
		去除溶媒瓶盖,消毒溶媒瓶口与安瓿	3	2	1	0	
		酒精消毒砂轮后锯安瓿,并再次消毒安瓿	3	2	1	0	
		取一次性针筒,检查后打开外包装,连接针筒和针头,试气,并竖直放置于操作台内区	5	4	3	2~0	
		打开安瓿后检查药液中有无碎屑,安瓿放置时标签朝外,保持药物间距离合适,确保洁净气流通过	5	4	3	2~0	
		正确手法抽吸药液,并排除空气,注意勿浪费药液	10	7	4	2~0	
		根据标签再次核对药物后,将药液注入溶媒中,注入时注意固定针栓	5	4	3	2~0	
		拔出针头,分离针头针筒,分别丢入锐器盒和医用垃圾桶内,避免针头回套	3	2	1	0	
		再次根据标签核对安瓿溶媒与标签上信息是否相符	5	4	3	2~0	
		摇匀溶液,检查溶液有无浑浊、沉淀,并挤压溶液,观察有无漏液	3	2	1	0	
		贴瓶口贴,要求粘贴均匀、牢固、美观	3	2	1	0	
		在调配栏内签调配代号	2	1.5	1	0	
		输液成品合理装框	3	2	1	0	
操作后	5	擦拭操作台面与双手	5	4	3	2~0	
质量控制	5	无违反无菌原则,垃圾处理正确	5	4	3	2~0	
		操作熟练程度	5	4	3	2~0	
总　计	100						

主考老师：_____　　　_____年___月___日

第四章　静脉输液工具的选择和置管技术

第一节　静脉输液工具的选择

【静脉输液工具的种类】

1. 外周静脉输液工具——头皮钢针、（外周静脉短导管）留置针、中等长度导管。

2. 中心静脉输液工具——锁骨下静脉导管、颈内静脉导管、股静脉导管、PICC、隧道导管、植入式静脉输液港。

【头皮钢针】

目前，在很多国家头皮钢针只用于血管细的患者单次采集血标本，因为使用头皮钢针会增加静脉输液液体渗透到皮下组织的概率，从而导致化学性和机械性静脉炎的发生。《输液治疗护理实践指南与实施细则》推荐意见如下：

1. 头皮钢针可用于患者单次采取血标本。

2. 避免使用下肢血管进行穿刺。

3. 根据治疗的目的、时间、潜在并发症和操作者的个人经验，谨慎选用头皮钢针给予短期（<4h）的静脉输液治疗。

【外周静脉导管】

研究显示，外周静脉短导管置入时间>72h发生血栓性静脉炎和导管细菌定植的发生率会增加，《输液治疗护理实践指南与实施细则》推荐意见如下：

1. 首选聚氨酯和聚亚氨酯材质的导管。

2. 工具和输液设备最好为螺口连接。

3. 成人外周静脉短导管保留时间72～96h，中长导管7～49d。

4. 穿刺部位应避免下肢和桡静脉腕关节部位。有研究表明，穿刺腕部的桡静脉，发生桡神经损伤率高，所以，美国已立法禁止使用桡静脉腕部作为穿刺位置。

5. 建议穿刺工具需具有防针刺伤的保护装置。

6. 外周静脉导管不作常规采血之用。

7. 选择穿刺工具应在满足治疗的前提下选择管径最细、长度最短、管腔最少的导管。

8. 外周静脉中长导管的长度为7.5～20cm，外周静脉中长导管比外周静脉短导管导致静脉炎的危险性低,比中心静脉导管引发感染的危险性低,一般保留 7~49d。

9. 参照 2011 美国输液护理协会、2009 中国输液护理协会意见,不适合外周静脉输液(头皮钢针、留置针、中长导管)者包括:

(1)持续刺激性药物和发泡性药物的治疗。

(2)肠外营养液。

(3)pH 低于 5 或高于 9 的液体或药物。

(4)渗透压大于 600mOsm/L 的液体。

【经外周静脉穿刺置入中心静脉导管(PICC)】

经外周静脉穿刺置入中心静脉导管(PICC)是一种从周围静脉导入且末端位于中心静脉的深静脉置管技术,适用于中长期静脉输液、肿瘤化疗、肠外营养、老年患者输液,也可用于大面积烧伤、大手术、危重患者的抢救治疗。现临床常用美国巴德、爱琅及德国贝朗的PICC。美国巴德与爱琅的 PICC 材料均为硅胶,质柔软,与人体的亲和性好,对血管刺激小,硅胶类导管的机械性损伤和感染率较聚氯乙烯低,但硅胶类导管价格昂贵,适用于需长期营养支持或反复化疗的患者。PICC 首选贵要静脉,其次为肱静脉、正中静脉和头静脉,置入的导管达上腔静脉,药物注入静脉后可迅速被稀释,从而解除了药物对周围血管的损伤,保护了上肢血管网,减轻了患者因外周静脉反复穿刺带来的痛苦。虽然 PICC 的费用较高,但因能减少反复穿刺次数带来的痛苦,患者的满意度较高,因而有较好的成本/效应比。2009 版《输液治疗护理实践指南与实施细则》推荐意见如下:

1. PICC 置管及置管后护理应由经专门培训,具有资质的护士进行。

2. 导管尖端置于上腔静脉的下 1/3 到右心房的连接处。

3. 冲封管液体。成人使用生理盐水,24h 容量不超过 30mL;新生儿和小儿不应使用含防腐剂成分的生理盐水。

4. PICC 置管后应常规接受胸片检查,确定导管尖端位置,并排除气胸。

【中心静脉导管(CVC)】

中心静脉导管(CVC)是经过皮肤直接自颈内静脉、锁骨下静脉和股静脉进行穿刺,沿血管走向直至腔静脉的插管。因其管径粗、血流速度快、血流量大、插入导管长度相对较短、穿刺成功率高,不受输入液浓度与 pH 值的限制、输入的液体很快被血液稀释,而不易引起对血管壁的刺激,血管并发症少等优点,已被广泛用于输入静脉高营养、化疗药物、大量输血、补液及中心静脉压测定。导管尖端止于上腔静脉的下 1/3 到右心房的连接处为理想位置。感染风险从低到高依次为输液港、PICC、锁骨下静脉置管、颈内静脉置管、股静脉置管。

几种置管方法:

1. 颈内静脉穿刺置管术,血管位置较深,定位不易准确,穿刺难度较大,但置管成功后输液速度较快,可用于大量输液、输血患者。

2. 锁骨下静脉穿刺置管术,血管管径粗,位置固定,不易塌陷,穿刺成功率高,该静脉血流量大,注入高渗液体及化疗药物,可很快被稀释,对血管刺激性小。但由于胸膜顶高于锁骨,进针角度和方向不准易穿破胸膜致气胸,又因吸气时是负压,锁骨下静脉穿刺还易造成空气栓塞,故对胸腔手术、严重肺部疾患、腹水、呼吸困难者不宜采用。

3. 股静脉穿刺置管术,定位标志明确,易固定,穿刺和置管安全可靠,其缺点在于限制了患者活动,且股静脉靠近会阴部,增加了切口感染的机会。股静脉置管应用于成人,已证明有较高的细菌定植率,因此应避免使用。

《输液治疗护理实践指南与实施细则》推荐意见如下:

1. 中心静脉置管应由经专门培训的医生完成,置管后护理应由具有资质的医务人员进行。

2. 根据患者的治疗需要选用最少管腔或通路的中心静脉导管。

3. 中心静脉置管时可首选锁骨下静脉。

【植入式静脉输液港(implantable venous access port,IVAP)】

植入式静脉输液港是一种体内中央静脉输液装置,主要由注射座和硅胶导管两部分组成,是一种可完全植入体内的闭合静脉输液系统。可用于长期输注高浓度化疗药物、完全肠外营养液、血制品及血样的采集等。国外 20 世纪 80 年代开始用于临床,目前国内部分医院也相继开展。植入式静脉输液港是近年来临床静脉输液系统的最新技术,既攻克了普通深静脉导管无法长期置留的难题,又较好地解决了外周浅静脉输液对患者日常活动影响较大的问题,患者生活不受限制,接受药物治疗既方便又轻松,大大提高了生活质量。由于港体的植入需要手术,导管相关并发症严重时会导致导管的重置,给患者带来二次手术的痛苦。因此,输液港的植入需由经过专门培训的人员进行,并统一、细化无菌操作技术;输液港植入后需加强导管的维护与管理,降低导管相关并发症的发生,提高使用满意度。

【静脉输液血管通道选择的临床护理路径】

根据本院常用药物 pH 值与渗透压等理化性质的特点,以及常见疾病的一般治疗方案和手术方式,静脉输液核心组与顾问组成员讨论制定了静脉输液血管通道选择的临床护理路径,由护理部、医务部联合发文,全院各临床科室参照执行,试用 2 年后再次讨论修改。具体内容见后页的附件一~三。

附件一　静脉输液血管通道选择的临床护理路径－1

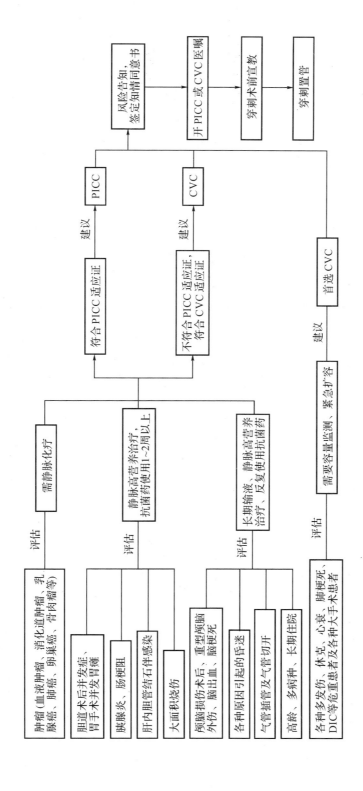

附件二 静脉输液血管通道选择的临床护理路径－2

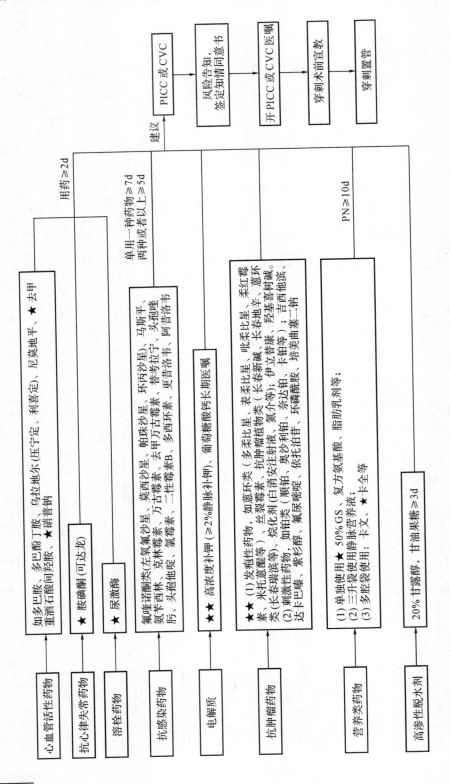

心血管活性药物 → 如多巴胺、多巴酚丁胺、乌拉地尔（压宁定、利喜定、尼莫地平、★去甲重酒石酸间羟胺）

抗心律失常药物 → ★胺碘酮（可达龙）

溶栓药物 → ★尿激酶

抗感染药物 → 氟喹诺酮类（左氧氟沙星、莫西沙星、帕珠沙星、环丙沙星、万古霉素、去甲万古霉素、替考拉宁、氨苄西林、克林霉素、多西环素、更昔洛韦、两性霉素B、两性霉素、氯霉素、阿昔洛韦、头孢他啶、头孢曲松钠）

电解质 → ★★高浓度补钾（≥2%静脉补钾）、葡萄糖酸钙按长期医嘱

抗肿瘤药物 → ★★（1）发疱性药物，如蒽环类（多柔比星、表柔比星、吡柔比星、柔红霉素、米托蒽醌等）、丝裂霉素、抗肿瘤植物类（长春新碱、长春地辛、蒽环素、长春瑞滨、羟基喜树碱、紫杉醇、依托泊苷、环磷酰胺、达卡巴嗪、紫杉醇、氟尿嘧啶、烷化剂（白消安注射液、氮芥等）；刺激性药物，如氮烯咪胺、顺铂、卡铂、奈达铂、奥沙利铂、苦参碱、培美曲塞二钠等）

营养药物 → （1）单独使用 ★50%GS、复方氨基酸、脂肪乳剂等；（2）三升袋使用：卡文、★卡全等；（3）多腔袋使用：卡文、★卡全等

高渗性脱水剂 → 20%甘露醇、甘油果糖≥3d

用药≥2d → 建议 PICC 或 CVC

单用一种药物，两种或者以上≥5d 用一种药物≥7d → 建议 PICC 或 CVC

PN≥10d → 建议 PICC 或 CVC

PICC 或 CVC → 风险告知，签定知情同意书 → 开 PICC 或 CVC 医嘱 → 穿刺术前宣教 → 穿刺置管

备注：
1. 带★★高浓度补钾（≥2%静脉补钾）和发疱性药物必须中心静脉给药；
2. 带★的药物单用时强烈建议中心静脉给药；
3. 阿拉明、硝普钠、胺碘酮（可达龙）、尿激酶、50%GS、20%甘露醇、甘油果糖：在紧急抢救时可选择近心端的静脉给药；
4. 其他述药物，建议中心静脉给药。

附件三　手术患者合理建立术前静脉通路的建议

为了减少患者因重复静脉穿刺所带来的痛苦,减轻护理工作量,同时也可以因此降低医院成本支出,提出如下建议:手术患者尽可能于术前在病房完成静脉留置针的穿刺工作。由于手术中的输液、输血与一般的病房输液治疗有很大区别,为了满足术中麻醉用药的需要和维持手术中患者血容量的稳定,保证有效应急抢救工作的顺利进行,要求尽量选用 20G 的静脉留置针,小儿患者也可选择 22G 的。现将不同手术类别选择静脉的不同要求分类如下。

一般患者选择上肢前臂静脉为主,小儿患者也可考虑手背静脉;如果是局麻患者,并且无术前抗生素的患者,可以不置静脉留置针。

1. 普外科手术,一般都可以选择上肢静脉。注意:

(1)乳房手术宜选择健侧上肢静脉,不宜在患侧穿刺,原因为患侧手臂需要消毒铺巾并实施相关手术。

(2)胆囊腹腔镜(LC)手术和肝脏手术最好选择左上肢,因为 LC 手术左手要外展,静脉针在左手有利于观察和加药;而肝脏手术患者的右手往往需要紧贴身体放置或者要求右侧腰背部抬高 45°角,需将右上肢上举,悬挂于屏风架上。

2. 妇科、泌尿科:都可以选择上肢静脉。

3. 整形科:选择健侧上肢静脉。

4. 烧伤科:根据具体病情合理选择满意的、可靠的静脉,原则是避开手术部位。

5. 胸外科:心脏大血管手术,一般选择左前臂静脉留置针及中心静脉穿刺;肺及纵隔手术宜选择健侧上肢。

6. 耳鼻喉、口腔科:最佳选择左上肢静脉,特殊情况下也可选择右上肢静脉。因为左侧比较方便术中加药和输液观察。(注意:如果有上臂皮瓣准备,要取植皮的手术,一定要选择对侧上肢静脉,不能在手术侧穿刺。)

7. 脑外科:选上肢静脉,以左上肢为最佳,方便中加药和输液观察。

8. 骨科:

(1)下肢手术宜选择同侧上肢静脉,原因是为了不影响手术及术中透视等操作,也有利于麻醉加药和观察。

(2)髋关节手术宜选择对侧上肢静脉,原因是手术需要健侧 90°侧卧位,而患侧上肢有血压计袖带,会影响输液速度。

(3)单侧上肢手术宜选择对侧上肢静脉;

(4)双上肢手术宜选择下肢静脉或深静脉穿刺;

(5)脊柱手术可选择任意上肢静脉;

(6)肢体多发骨折建议 CVC 穿刺。

9. 车祸或高处坠落的急诊患者,因怀疑颈椎损伤,宜避免颈外静脉,选择上肢静脉,必要时行深静脉置管。

10. 心内科患者,做冠状动脉介入患者,因从桡动脉进针,所以选择左上肢静脉或颈外静脉。

第二节　静脉置管技术

一、静脉注射技术

【适用范围】

适用于一切需要静脉输入无菌药物、液体、营养液及血液的患者。

【目的】

1. 静脉注入药物，用于不宜口服、皮下或肌肉注射，需要迅速发生药效的药物。
2. 由静脉注入药物作诊断性检查，如肝、肾、胆囊等 X 线摄片前。
3. 用于静脉营养治疗。
4. 输液或输血。

【操作重点强调】

1. 严格执行无菌操作。
2. 严格执行三查七对。
3. 注射药液、剂量、方法正确。
4. 患者安全，无意外发生。

【操作前准备】

1. 用物准备：治疗车、治疗盘、无菌消毒棉签、一次性注射器、头皮钢针、灭菌敷帖、无菌巾、消毒止血带、砂轮、污物桶、按医嘱准确备好药物、治疗本或医嘱本，在治疗车下层放治疗盘、治疗碗、锐器盒各 1 个。
2. 护士：按要求着装，洗手，戴口罩。
3. 患者：排尿、便后，取舒适卧位。
4. 环境：清洁、明亮，安静。

【操作步骤】

1. 确认有效医嘱。
2. 向患者解释药物的目的，询问用药史，评估局部皮肤、血管情况，协助患者排尿、取舒适卧位。
3. 环境清洁，洗手，戴口罩。
4. 按医嘱备好所需药物，经第二人核对准确无误。
5. 铺无菌盘。
6. 按无菌操作原则抽取药液。
7. 将注射器连接头皮钢针，放入无菌盘内。

8. 将治疗车推至患者床尾,核对病案号、姓名,解释。

9. 选择静脉,在离进针点上6cm处扎止血带,嘱患者握拳。

10. 用消毒棉签消毒皮肤:以穿刺点为中心,直径5cm的范围作环形消毒,中间不能有空隙。

11. 准备敷贴,再次消毒皮肤。

12. 从无菌盘内取出药液,再次核对患者病案号、姓名,排尽空气。

13. 静脉穿刺:左手拇指绷紧静脉下方皮肤并使静脉固定,右手持针,使针尖斜面向上与皮肤呈15°～30°角,在静脉上方或侧方刺入皮下,再沿静脉走向潜行刺入,见回血再顺静脉推进0.5～1cm。嘱患者松拳,固定针头。

14. 均匀缓慢推注药液。

15. 注射毕,用干棉签按压穿刺点上方,快速拔出针头,棉签按压片刻,贴敷贴,或嘱患者曲肘。

16. 再次核对病案号、姓名,安置患者。

17. 整理用物,洗手,记录。

【操作观察要点】

1. 对需要长期静脉给药的患者,为保护血管,应尽早遵照"静脉输液血管通道选择的临床护理路径"执行,避免反复静脉穿刺。

2. 注射过程中应随时观察患者的反应。

3. 静脉注射血管刺激性药物时,应当防止因药物外渗而发生组织坏死。

【静脉注射流程】

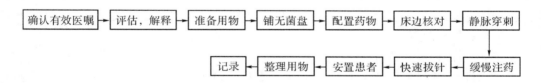

二、静脉输液技术

【适用范围】

适用于一切需要静脉输入无菌药物、液体、营养液的患者。

【目的】

1. 调节和维持人体内水、电解质及酸碱平衡。

2. 补充营养,维持正常生理活动所必需的能量。

3. 输注药液,以起到药物的作用,达到控制感染和治疗疾病的目的。

4. 抢救休克,补充血容量,改善微循环,维持血压。

【操作重点强调】

1. 严格执行无菌操作,避免交叉感染。

2. 严格执行三查七对。

3. 与患者有效沟通。

【操作前准备】

1. 用物准备:治疗车、治疗盘、无菌消毒棉签、一次性注射器、灭菌敷帖、一次性输液器、消毒止血带、输液巡视卡、消毒砂轮、擦灰湿毛巾、网套、污物桶,按医嘱准确备好液体与药物、治疗本,在治疗车下层放治疗盘和治疗碗各 1 个。

2. 护士:按要求着装,洗手,戴口罩。

3. 患者:排尿、便后,取舒适卧位。

4. 环境:清洁,光线明亮。

【操作步骤】

1. 确认有效医嘱。

2. 向患者解释输液的目的,评估局部皮肤、血管情况,协助患者排尿、取舒适卧位。

3. 治疗室在操作前半小时停止一切打扫,擦尽操作台面及治疗车。洗手,戴帽子、口罩。

4. 按医嘱备好所需药物,经第二人核对准确无误。

5. 检查瓶盖有无松动,用湿毛巾擦拭液体瓶,检查瓶子有无裂痕,无菌药物的澄明度,有无絮状物及药物有效日期,拉开瓶盖,用消毒棉签消毒瓶塞及瓶颈。

6. 检查药名、澄明度,用消毒棉签消毒安瓿,用砂轮锯安瓿,再次消毒安瓿,打开安瓿后检查药液中有无玻璃碎屑。安瓿放置时标签朝外。

7. 取一次性注射器,查看有效期,挤压包装袋检查其密闭性,打开包装,连接针筒和针头,去除针头外套,试气。

8. 正确手法吸取药液,排除空气。

9. 用消毒棉签消毒输液瓶瓶塞瓶颈,再次查对药物名称,将药液注入输液瓶内,注药时需固定针栓,药液注完后回抽空气。

10. 拔出针筒,分离针头和针筒,放入治疗车下层的治疗碗和锐器盒内;摇匀溶液。

11. 检查溶液有无浑浊、沉淀。

12. 将输液瓶套上网套,消毒瓶塞和瓶颈,取输液器,查看有效期,挤压包装袋检查其密闭性,打开包装,插入输液器。

13. 将治疗车推至患者床尾,核对床尾卡病案号、姓名,评估患者。

14. 将输液瓶挂在输液架上,一次性排气至头皮针衔接处,关闭调节器,将输液管挂在输液架上。

15. 选择静脉,在离进针点上 6cm 处扎止血带,嘱患者握拳。

16. 用消毒棉签消毒皮肤;以穿刺点为中心,直径 5cm 的范围作环形消毒,中间不能有空隙。

17. 准备胶布:将胶布贴于治疗盘的边缘,尽量靠近操作侧。

18. 再次消毒皮肤。

19. 核对患者病案号、姓名,脱去针头塑料小帽,检查针头斜面是否光滑,再次排气,检查输液管内有无气泡。

20．进针见回血后松止血带及调节器,嘱患者松拳。

21．胶布固定,针眼处用无菌敷贴固定,固定应以让患者舒适、牢固、美观为原则。

22．调节滴速,在输液卡上记录时间、滴速和签名。再次核对患者病案号、姓名,检查药物。安置好患者的肢体位置。

23．整理用物,做好记录。

【操作观察要点】

1．严格执行无菌操作,严格执行查对制度,注意药物配伍禁忌,有计划安排输液顺序。

2．对长期输液患者应注意保护和合理使用静脉,昏迷或小儿患者输液必要时备夹板绷带。

3．扎止血带不宜过久。

4．输液过程中加强巡视,观察患者局部及全身反应,注意穿刺处有无渗漏;随时处理故障,及时接瓶,防止空气进入,造成气栓。

5．抗生素必须现配现用,抽吸药物时保持剂量准确。

6．连续静脉滴注患者每日更换输液器。

7．在每瓶药液输注前记录输注时间并签名。

【静脉输液操作流程】

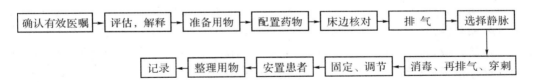

三、静脉留置针技术

【适用范围】

适用于一周以内的静脉输液、输血及静脉抽血患者。

【目的】

为患者建立静脉通路 ,有利于治疗、抢救,可减少血管损伤,减轻患者痛苦。

【操作重点强调】

1．严格执行无菌操作,避免交叉感染。

2．严格执行三查七对。

3．根据留置针的型号正确使用留置针。

4．与患者有效沟通。

【操作前准备】

1. 用物准备:静脉留置针(成人输液 22～20G,成人输血 20～16G,儿童输液、输血 24～22G)、肝素帽、灭菌透气薄膜,其余同静脉输液(治疗车、注射盘、治疗巾、一次性输液器、复合碘消毒棉签、灭菌敷贴、胶布、消毒止血带、输液巡视卡、网套、污物筒,按医嘱准备好液体、医嘱本)。

2. 护士:按要求着装,洗手,戴口罩。

3. 患者:排尿、便后,取舒适卧位。

4. 环境:清洁、光线明亮。

【操作程序】

1. 确认有效医嘱,到床边向患者解释以便取得患者的合作,评估局部皮肤、血管情况,协助患者排尿,取舒适卧位。

2. 治疗室环境清洁,洗手,戴帽子、口罩。

3. 核对药物,检查铝盖有无松动、玻璃有无裂纹,对光检查药液澄清度、有无絮状物,以及药液有效日期。

4. 打开瓶盖,消毒瓶塞,套网套,再次消毒瓶塞,检查输液器有效期及密闭性,打开并插入输液器。

5. 推治疗车至床尾,核对床尾卡。

6. 床边查对病案号、姓名,解释。

7. 挂输液瓶,排气至头皮针连接处。

8. 垫治疗巾,扎止血带,选择富有弹性、粗直的血管,注意避开静脉瓣。松止血带。

9. 检查留置针、灭菌透气薄膜的有效期、型号及密闭性,并打开。

10. 扎止血带,以穿刺点为中心消毒皮肤,直径 8cm,撕敷贴、胶布。

11. 再次消毒,注意严格执行无菌操作。核对姓名,取下输液管道,连接留置针,再次排气,检查留置针针头、输液管道内有无排尽气泡。

12. 左手绷紧皮肤,嘱握拳,右手进针。

13. 见回血后,压低角度(约 5°～15°)再进 0.2cm,退出针芯约 0.5～1cm,送软管。

14. 松止血带,嘱松拳,打开调节器,抽出针芯。

15. 灭菌透气薄膜、敷贴、胶布固定,在灭菌透气薄膜上注明穿刺时间。撤止血带和治疗巾。

16. 再次核对姓名,根据患者病情调节滴速,填写输液卡,安置患者,将呼叫器放置于患者可及位置。

17. 整理用物,观察、记录输液情况。

【操作观察要点】

1. 更换透明薄膜后,必须同时记录当时的穿刺时间。

2. 静脉留置针保留时间可参照使用说明。

3. 每次输液前后应检查患者穿刺部位及静脉走向有无红、肿、热、痛,发现异常时及时拔除导管,给予处理。

【静脉留置针操作流程】

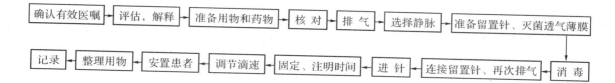

四、经外周静脉穿刺置入中心静脉导管(PICC)

【适用范围】

1. 适用于一切需要持续性或间歇性静脉输液的患者。
2. 需要特殊输液、用药治疗者,如化疗患者、肠外营养患者等。
3. 适合任何年龄的患者。
4. 外周血管穿刺困难的患者。

【目的】

1. 提供中期至长期的静脉治疗。
2. 减少长期静脉治疗和高渗静脉输液或有刺激性的液体对血管壁的损伤,以保护患者的外周静脉,达到安全治疗的目的。
3. 减少患者频繁静脉穿刺的痛苦。

【操作重点强调】

1. 操作前与患者、家属有效沟通。
2. 操作前评估患者有无 PICC 穿刺禁忌证和适应证。
3. 正确选择静脉。
4. 准确测量预置管长度。
5. 全过程严格执行无菌操作,避免交叉感染。

(一)非超声置管技术操作标准

【操作前准备】

1. 用物准备。
(1)无菌物品:灭菌生理盐水、一次性 20mL 注射器、无粉灭菌手套、无菌手术衣、PICC 穿刺包(包括小方巾 5 块、大单 1 块、持物钳 1 把、剪刀 1 把、纱布 5 块、止血带 1 根、小量杯 2 个、棉球、弯盘 2 个、圆碗 1 个)、PICC 导管、10cm×12cm 透明敷料贴膜、无菌胶布或灭菌敷贴。
(2)其他必需品:治疗车、治疗盘、皮尺、纸、笔、抗过敏胶布、治疗车下放污物筒。

2. 护士:着装整洁,洗手,戴口罩、圆帽。

3. 患者:排尿、排便后,取平卧位,便于操作;双上肢皮肤清洁干燥,学会配合向穿刺侧转头动作。

4. 环境:清洁、光线明亮,适合无菌操作。

【操作步骤】

1. 确认有效医嘱。

2. 评估置管适应证和禁忌证。

3. 向患者或家属解释 PICC 穿刺的目的,简单介绍穿刺的过程。

4. 患者或家属签署 PICC 穿刺知情同意书。

5. 询问患者有无酒精、碘酒、氯己定等消毒剂的过敏史。

5. 扎止血带,确认预穿刺的静脉。为选择最佳静脉,建议评估双手臂静脉。

6. 测量定位:患者平卧,穿刺侧上臂外展与躯干呈 90°,测量自预穿刺点至右胸锁关节向下至第三肋间距离(见图 4-1)。肘上 10cm 测量上臂臂围,记录预置管长度和臂围(见图 4-2)。

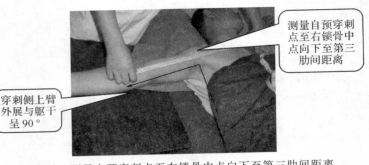

图 4-1　测量自预穿刺点至右锁骨中点向下至第三肋间距离

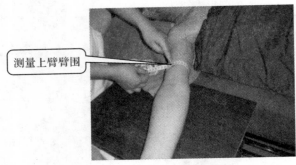

图 4-2　测量上臂臂围

7. 戴无菌手套,治疗车上建立无菌区域,将无菌物品准备于无菌区域。

8. 患者穿刺侧手臂下垫无菌巾,注意隔湿。

9. 消毒皮肤:以穿刺点为中心开始,75% 的酒精棉球消毒皮肤三遍(第一遍顺时针、第二遍逆时针、第三遍顺时针)达到脱脂作用,再用碘伏或其他消毒液棉球消毒三遍(方法同酒精)。消毒范围:以穿刺点为中心,上下各 15cm,全臂消毒,充分待干(见图 4-3)。

10. 再次洗手,穿手术衣,更换无菌手套,铺无菌巾,以穿刺点为中心,保证足够的无菌区域。

11. 预冲洗导管。

(1) 三向瓣膜式 PICC 导管:用灭菌生理盐水冲洗导管内外及连接器、肝素帽、穿刺针。确认导管完好通畅,将导管充分浸泡在灭菌生理盐水中(见图 4-4)。

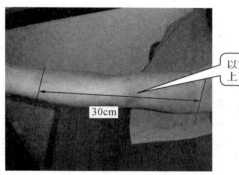

以穿刺点为中心上下各15cm

30cm

图 4-3 消毒范围

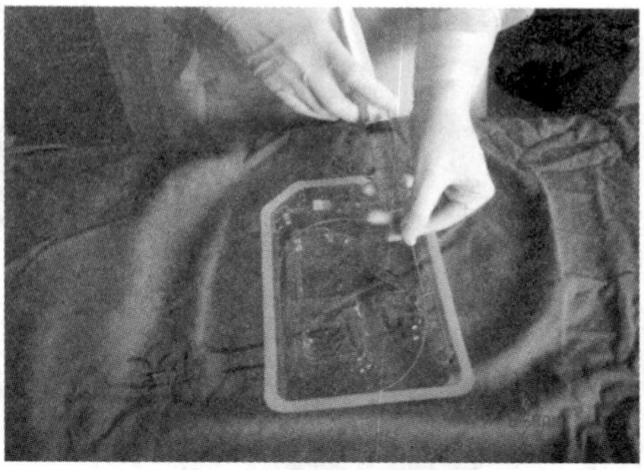

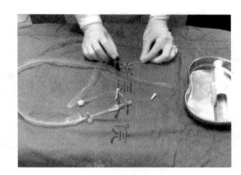

图 4-4 预冲洗三向瓣膜式 PICC 导管

(2) 末端开放式 PICC 导管:用灭菌生理盐水冲洗导管,关闭小夹子,撤导丝至预测量长度后再撤 1～2cm,修剪导管(见图 4-5,4-6)。

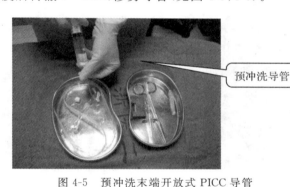

预冲洗导管

图 4-5 预冲洗末端开放式 PICC 导管

图 4-6 修剪导管

12. 扎止血带,使静脉充盈。

13. 静脉穿刺:穿刺者一手固定皮肤,另一手取套管针,针头斜面朝上,以 15°～30°角进行静脉穿刺,见回血,降低针头与皮肤的角度,再进 1～2mm,保持针芯位置;单独向前推进外套管,避免由于推进钢针造成血管壁损伤(见图 4-7)。

14. 撤出针芯:松开止血带,一拇指固定套管,食指或中指压套管末端处静脉以防出血过多,另一手撤出针芯。送管:一手固定套管,另一手将导管从套管内缓慢平直、匀速送入(见图 4-8),当 PICC 末端至腋静脉时嘱患者向穿刺侧转头并将下颌压肩膀以防导管误入颈静脉。送管至所需长度,在套管的末端处压迫止血并固定导管,撤出套管,将导管与导丝金属柄分离,缓慢平直撤出导丝(见图 4-9)。

15. 修正导管长度:保留导管体外至少 4～5cm,以无菌剪刀剪断导管,注意不要剪出斜面或毛躇。(末端开放式导管则省去该步骤。)

16. 安装连接器:先将减压套筒套到导管上,再将导管连接到连接器翼形部分的金属柄上,注意一定要推进到底,导管不能起褶,将翼形部分的倒钩和减压套筒上的沟槽对齐,锁定两部分(见图 4-10)。连接器一旦锁定就不可以再拆开重装使用。(末端开放式导管则省去该步骤。)

17. 抽回血冲管:用 20mL 注射器抽回血后,立即接 20mL 生理盐水注射器以脉冲方式冲管,接肝素帽。

18. 安装固定翼:清理干净穿刺点周围血迹,取出白色固定翼,捏住固定翼的两个翼形部分,使其自然张开,将固定翼夹在距穿刺点 1cm 的导管上,并用无菌胶布加以固定。(末端开放式导管省去该步骤。)

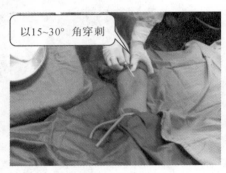

图 4-7　静脉穿刺

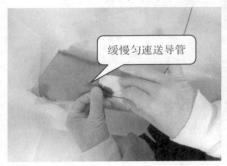

图 4-8　送管

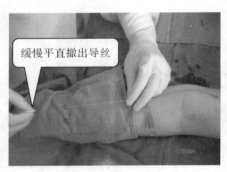

图 4-9　撤出导丝

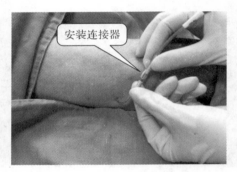

图 4-10　安装连接器

19. 导管固定:先用无菌胶布固定肝素帽,穿刺点置 4cm×4cm 大小的无菌纱布,透明无菌膜以穿刺点为中心加压粘贴,再用抗过敏胶布交叉固定导管(见图 4-11)。

20. 导管标识上注明导管名称、穿刺日期、置管长度、操作者姓名,胶布上注明换膜时间和操作者姓名。

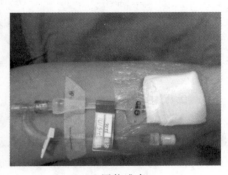

(a)用物准备

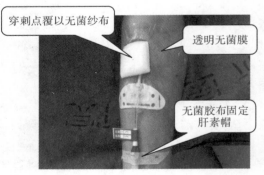

(b)操作步骤

图 4-11　导管固定

21. 宣教：日常活动的注意事项和导管维护的知识。

22. X线摄片：确定导管末端位置。

23. 整理用物。

24. 记录穿刺的时间，患者的姓名、年龄，疾病诊断，导管型号，穿刺位置，置管长度，外露长度，导管末端到达的位置，上臂臂围等。

【操作注意事项】

1. 严格执行无菌操作。

2. 认真评估患者，了解患者的病情、年龄、意识、心肺功能、出凝血情况、皮肤组织和血管情况，评估有无 PICC 置管禁忌证：确诊或怀疑导管相关性感染，预插管部位有放射治疗史、血栓形成史、外科手术史、乳腺癌根治术后、上腔静脉压迫综合征等。

3. 选择粗、直、弹性好的肘部大静脉，首选贵要静脉，次选正中静脉，末选头静脉。若患者四肢发凉，可热敷上臂以助血管扩张。为选择最佳静脉，必须检查双手臂静脉。

4. 不要暴力撤出导丝，因为可能损伤导管。如有导丝撤出困难，需同时回撤导管和支撑导丝大约 2cm，理顺导管后再尝试回撤导丝。

5. 导管最后的 1cm 一定要剪掉，因为它安装于导丝的金属柄上，剪掉后能确保导管弹性良好，安装连接器后固定更佳。注意不要剪出斜面或毛踏。

【非超声经外周静脉穿刺置入中心静脉导管(PICC)置管操作流程】

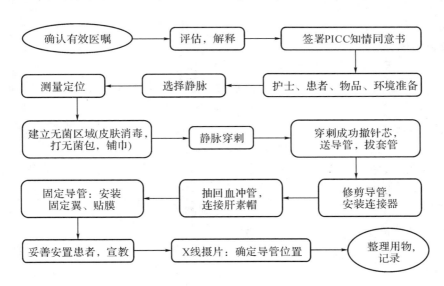

(二)超声引导结合塞丁格技术 PICC 置管流程

【操作前准备】

1. 用物准备。

(1)无菌物品：无菌生理盐水、一次性 20mL 注射器、无菌无粉手套、无菌手术衣、1mL 注射器、超声导针器套件、赛丁格穿刺针套件、2％利多卡因、PICC 穿刺包（包括小方巾 5 块、大单1块、持物钳1把、剪刀1把、纱布5块、止血带1根、小量杯2个、棉球、弯盘2个、圆碗1个)、PICC导管、10cm×12cm透明敷料贴膜、无菌胶布或灭菌敷贴。碘伏或其他消毒液、75%酒精、0.9%生理盐水500mL,免洗手消毒液。

(2)其他必需品:血管超声仪1台、治疗车、治疗盘、皮尺、止血带、抗过敏胶布、超声耦合剂,记录本、笔,治疗车下放污物筒。

2. 护士:着装整洁,洗手,戴口罩、圆帽。

3. 患者:排尿、便后,取平卧位,便于操作。双上肢皮肤清洁。学会配合向穿刺侧转头动作。

4. 环境:清洁、光线明亮,适合无菌操作。

【操作程序】

1. 确认有效医嘱。

2. 确认患者身份。

3. 向患者或家属解释PICC穿刺的目的,简单介绍穿刺过程,询问患者有无酒精或碘酒过敏史。

4. 评估患者的年龄、双上肢血管情况,扎止血带,确认预穿刺的静脉,首选贵要静脉。取平卧位或低半卧位,告知患者配合转头、低头动作,协助排便。

5. 患者或家属签署PICC穿刺知情同意书。

6. 穿刺者洗手,戴口罩、帽子。

7. 置管前环境的准备:环境清洁、明亮,紫外线消毒半小时。

8. 准备用物。

9. 携用物至床旁,血管超声仪摆放在操作者的对面。

10. 在血管超声引导下选择血管:先摸到肘窝处的动脉搏动,在肘窝关节上2cm处涂抹少量的耦合剂,用探头轻轻压迫,找肱动脉与肱静脉,可见其搏动者,为肱动脉,与之伴行的、可被压扁的为肱静脉。再将探头向内、向上慢慢移动,找到内径较大的血管,用探头压扁无搏动即是首选穿刺的血管——贵要静脉。在预穿刺点处做好标记。

11. 测量定位:穿刺侧上臂外展与躯干呈90°,测量长度为穿刺点至右胸锁关节向下至第三肋间距离;肘上10cm测量臂围,做好记录。

12. 打开无菌PICC穿刺包,戴无菌手套;穿刺侧手臂下垫无菌巾。

13. 将无菌物品妥善放置,助手倒消毒液。

14. 消毒皮肤:以穿刺点为中心,先用75%酒精消毒3遍(第一遍顺时针、第二遍逆时针、第三遍顺时针),达到脱脂作用;再用碘伏或其他消毒液棉球用同样的方法消毒3遍,充分待干。

15. 铺无菌巾,手臂下放置止血带,达到无菌区域最大化。

16. 脱手套,再次洗手,穿无菌手术衣,戴无菌手套。

17. 准备穿刺用物(将无菌物品依次打入包内,妥善放置),助手倒生理盐水,用20mL注射器抽取生理盐水。

18. 打开PICC导管包预冲导管。

导管预冲方法:三向瓣膜式导管用生理盐水冲洗导管内外及连接器、肝素帽、穿刺针,确认导管完好通畅,将导管充分浸泡在生理盐水中;末端开放式 PICC 导管用灭菌生理盐水冲洗导管,关闭小夹子,撤导丝至预测量长度后再撤 1～2cm,修剪导管。

19. 用 1mL 注射器抽取 2% 利多卡因。

20. 取少量无菌耦合剂至探头上,再用探头罩将其完全罩住,用专用橡皮圈固定牢固,不可有气泡,放置于无菌区域内。

21. 以 2% 利多卡因作局部麻醉。

22. 根据血管深度选择导针器规格,并安装在探头上。

23. 扎止血带,穿刺前在超声引导下再次定位血管,左手握住探头与皮肤呈 90°,超声显示血管影像固定在标记的中央位置,右手取穿刺针斜面朝上插入导针器沟槽,操作者双眼看着超声显示屏进行穿刺。判断穿刺成功与否:血液从针尾流出,超声显示屏上显示血管内有一白色亮点,即为穿刺针已进入血管。

24. 穿刺成功后固定穿刺针保持不动,左手小心移开探头并固定穿刺针,右手取导丝置入穿刺针,导丝入血管后降低进针角度,继续送导丝至体外保留 10～15cm。(注意:如遇阻力不可强送导丝,导丝与穿刺针必须一起拔出,避免穿刺针针尖将导丝割断)。

25. 撤出穿刺针,保留导丝在原位。

26. 解剖刀沿导丝上方与导丝平行扩皮。

27. 沿导丝送入插管器(插管鞘和扩张器),边旋转边用力向前推进使其完全进入血管,然后拧开插管器上的锁扣,将扩张器和导丝一起拔出,同时左手大拇指堵住鞘口。

28. 右手将 PICC 导管缓慢、匀速送入静脉。当导管置入 10～15cm 时嘱患者向穿刺侧转头并将下颌压低抵住肩部,以防导管误入颈静脉。

29. 送至所需长度,取无菌纱布在鞘的末端处压迫止血并固定导管,撤出穿刺鞘,将其远离穿刺点,撕裂穿刺鞘。

30. 用超声仪检查颈部血管,判断有无导管异位至颈静脉。

31. 核对插管长度至预长度,将导管与导丝金属柄分离,缓慢平直撤出导丝,并检查导丝的完整性。

32. 修剪导管长度,保留导管在体外 4～5cm,末端平整。(末端开放式导管则省去该步骤。)

33. 安装连接器:先将减压套筒套到导管上,再将导管连接到连接器翼形部分的金属柄上,务必推进到底,导管不能起褶,将翼形部分的倒钩和减压套筒上的沟槽对齐,锁定两部分。(末端开放式导管则省去该步骤。)

34. 用装有 20mL 生理盐水的注射器抽到回血后,立即以脉冲方式冲管,接肝素帽或正压接头。

35. 安装思乐扣:①用生理盐水纱布清洁穿刺点周围皮肤;②用酒精棉球擦拭穿刺点周围皮肤上残留碘伏或其他消毒液,待干;③皮肤保护剂擦拭固定部位,完全待干;④按思乐扣上箭头所示方向摆放思乐扣;⑤将延长管上的缝合孔安装在支柱上锁定锁扣;⑥摆放好思乐扣及导管,将思乐扣固定在皮肤上,透明膜必须完全覆盖住思乐扣。(末端开放式导管则省去该步骤。)

36. 穿刺点置 4cm×4cm 大小的无菌纱布,以穿刺点为中心,用 10cm×12cm 的灭菌透气薄膜加压粘贴固定导管。

37. 导管标识上注明导管名称、穿刺日期、置管长度、操作者姓名,胶布上注明换膜时间和操作者姓名。

38. 妥善固定后协助患者活动手臂,交代置管后注意事项及导管的维护知识。

39. 整理用物,安置患者。

40. X线摄片:确认导管末端位置。

41. 记录穿刺的时间,患者的姓名、年龄,疾病诊断,导管型号,穿刺位置,置管长度,外露长度,导管末端到达的位置,上臂臂围等。

42. 登陆PICC电子记录系统,记录置管内容。

【操作注意事项】

1. 操作前认真评估患者,了解患者的病情、年龄、心肺功能、出凝血情况、皮肤组织和血管情况,评估有无PICC置管禁忌证。

2. 严格执行无菌操作。

3. 撤出导丝时避免暴力损伤导管。

4. 送导丝时如遇阻力不可强送,导丝与穿刺针必须一起拔出,避免穿刺针针尖将导丝割断。

5. 导管末端1cm必须剪除,避免剪出斜面和毛蹭。

五、中心静脉导管(CVC)置管流程

【适用范围】

1. 治疗需要1周~1个月的静脉输液。

2. 体外循环下各种心血管手术及估计术中将出现血流动力学变化较大的非体外循环手术。

3. 经静脉放置临时或永久心脏起搏器。

4. 测定中心静脉压。

5. 尤其适合严重外伤、大手术、休克及急性循环衰竭等危重患者的抢救。

【目的】

1. 提供短期和中期的静脉治疗。

2. 减少静脉治疗和高渗静脉输液或有刺激性的液体对血管壁的损伤,以保护患者的外周静脉,达到安全治疗的目的。

3. 减少患者频繁静脉穿刺的痛苦。

4. CVC置管是抢救危重患者的重要输液途径。

【操作重点强调】

1. 操作前与患者、家属有效沟通。

2. 全过程严格执行无菌操作,避免交叉感染。

3. 操作前评估患者有无CVC穿刺禁忌证。

4. 评估颈部有无手术史、反复穿刺史。

5. 术前定位。

【操作前准备】

1. 用物准备。

(1)无菌物品:无菌生理盐水、碘伏或其他消毒液、一次性 5mL 注射器 1 副、无菌无粉手套 1 套、无菌手术衣 1 件、CVC 穿刺包(包括方巾 1 块、卵圆钳 1 把、弯盘 1 只,小茶杯 1 只,方盒 1 只,大棉球 5 个、纱布 3 块、)、CVC 导管、6cm×7cm 透明敷料贴膜、无菌胶布或灭菌敷贴。

(2)其他必需品:治疗车、无菌台、碘伏或其他消毒液、抗过敏胶布,治疗车下放污物筒。

2. 操作者:着装整洁,洗手,戴口罩、帽子。

3. 患者:排尿、便后,取平卧位,便于操作。清洁颈部,学会配合去枕平卧位头转向对侧 45°～60°。

4. 环境:清洁、光线明亮,适合无菌操作。

5. 必要时配备 B 超机。

6. 准备有抢救设施的房间,如麻醉复苏室,或备有氧气、吸引器、监护仪等。

【操作步骤】

1. 确认有效医嘱。

2. 向患者或家属解释 CVC 穿刺的目的,简单介绍穿刺的过程。

3. 向患者或家属告知穿刺风险签署 CVC 穿刺知情同意书。

4. 询问患者有无酒精或碘酒过敏史、利多卡因过敏史。

5. 安慰患者消除焦虑心情,穿刺时叫患者抬头、屏气,尽量不要深呼吸。

6. 摆体位:患者去枕平卧,头转向对侧 45°～60°。初次定位,摸清解剖标志(胸骨切迹、锁骨、胸锁乳突肌),触及颈动脉并判断其走向,它位于胸锁乳突肌胸骨头中点后方。

7. 打开无菌包,无菌台上建立无菌区域。倒生理盐水于小杯中,倒碘伏或其他消毒液于小方盒中。将无菌物品准备于无菌区域,将导管及配件准备入无菌区域并排列整齐,戴无菌手套。

8. 消毒颈部皮肤:以穿刺点为中心开始,75％的酒精棉消毒皮肤 3 遍(第一遍顺时针、第二遍逆时针、第三遍顺时针),达到脱脂作用,再用碘伏或其他消毒液消毒 3 遍(方法同酒精)。消毒范围:以穿刺点为中心,上至耳垂,下至锁骨和胸骨切迹。

9. 铺无菌巾,保证足够的无菌区域。

10. 再次确定解剖位置,(确定中线、抬头)打局麻,注射皮丘。

11. 小针试穿。胸锁乳突肌三角顶部,与皮肤呈 30°角(或更大角度)进针,方向指向同侧乳头。使用空针筒。

12. 穿刺沿试穿的方向、角度进针,注意进针部位和深度。穿刺针在超过预计深度后,就应该缓慢后退,并保持注射器轻度负压,突然有血液流入针管,标志穿刺针进入静脉。针不能在皮下时改变方向,不然就是切割(动脉组织)。

13. 区分动静脉。通过血液的颜色、探针冒血、置导丝冒血等区分。

14. 置钢丝。置入时无阻力,心电监护,注意深度并保持无菌。

15. 破皮,扩皮,置管。扩展器扩展导丝周围的皮下组织,防止导丝过长或拔出。静脉导管放置在上腔静脉和右房连接处上方。深度12～14cm。

16. 退钢丝。注意空气栓塞。(退回原有装置。)

17. 抽回血冲管:用5mL注射器抽回血后,立即接5mL生理盐水注射器正压冲管,再接肝素帽或输液器。

18. 导管固定。用6cm×7cm灭菌透气薄膜固定导管,再用抗过敏胶布交叉固定连接器和肝素帽。

19. 宣教:日常活动的注意事项和导管维护的知识。

20. 必要时X线摄片:确定导管末端位置。

21. 整理用物。

22. 记录:在导管高危标识上注明穿刺日期、置管长度、穿刺者、导管名称,在抗过敏胶布上注明换膜时间和操作者姓名,在病历上记录穿刺过程、时间、部位、长度等。

【操作注意事项】

1. 严格执行无菌操作。

2. 接近患者或家属,尽量做到不让患者或家属产生紧张情绪。嘱患者抬头,避免深呼吸。

3. 认真评估患者,了解患者的病情、年龄、意识、心肺功能、出凝血情况、皮肤组织和血管情况,评估有无CVC置管禁忌证。

4. 摆好体位,摸清解剖标志。

5. 不要暴力撤出导丝,因为可能损伤导管。如有导丝撤出困难,需同时回撤导管和支撑导丝约2cm,理顺导管后再尝试回撤导丝。

6. 正确区分动静脉。

7. 观察并发症。

【CVC置管操作流程】

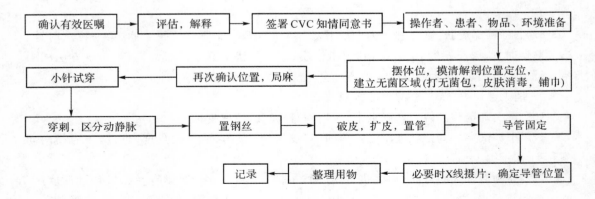

附件一　静脉注射操作评分标准

姓名＿＿＿＿＿　年届＿＿＿＿＿　科室＿＿＿＿＿　　　　　　　　　　　　得分＿＿＿＿＿

项　目	项目总分	操　作　要　求	A	B	C	D	实际得分
仪表	5	工作衣、帽、鞋穿戴整齐,符合规范	5	4	3	2～0	
操作前准备	10	环境清洁、光线明亮	2	1.5	1	0	
		已修剪指甲、规范洗手,戴好口罩	2	1.5	1	0	
		备齐用物,放置合理	3	2	1		
		检查一次性物品质量	3	2	1		
操作过程　准备药液	27	确认有效医嘱,按医嘱备好所需药物	3	2	1		
		查对药物名称、浓度、剂量、有效期	3	2	1		
		经第二人核对准确无误	3	2	1		
		正确铺无菌盘	5	4	3	2～0	
		锯安瓿前后均需消毒	3	2	1		
		按要求使用一次性注射器。手法正确、抽药液不余、不漏、不污染	5	4	3	2～0	
		再次查对药物名称、剂量、浓度、有效期	2	1.5	1		
		再次核对后弃去安瓿,将注射器连接头皮针头,放入无菌盘内	3	2	1	0	
操作过程　注射	48	推车至患者床前,床边查对病案号、姓名,确认患者身份询问过敏史,向患者解释,协助大小便,取舒适位	5	4	3	2～0	
		选择静脉,在离进针点上 6cm 处扎止血带,嘱患者握拳	3	2	1		
		用消毒棉签消毒皮肤:以穿刺点为中心,直径 5cm 作环形消毒	5	4	3	2～0	
		备敷贴,再次消毒皮肤	3	2	1	0	
		从无菌盘内取出药液,再次核对患者病案号、姓名,再次排气,检查有无排尽气泡	5	4	3	2～0	
		正确手法静脉穿刺:左手拇指绷紧静脉下方皮肤,右手持针,使针尖斜面向上与皮肤呈 15°～30°角,在静脉上方或侧方刺入皮下,再沿静脉走向潜行刺入,见回血再顺静脉推进 0.5～1cm	10	9～6	5	4～0	
		松止血带,松拳,固定针头	5	4	3	2～0	
		均匀缓慢推注药液	3	2	1		
		注射完毕,正确按压穿刺点,快速拔针	3	2	1		
		撤止血带	3	2	1		
		再次核对病案号、姓名	3	2	1		
操作后	5	整理床单位,妥善安置患者,分类处理污物用物	5	4	3	2～0	
质量控制	5	对患者的态度、与患者的沟通、对患者的关心、操作熟练程度	5	4	3	2～0	
总　计	100						

主考老师:　　　　　　　　　　＿＿＿＿年＿＿月＿＿日

附件二 静脉输液操作评分标准

姓名_____ 年届_____ 科室_____ 得分_____

项 目	项目总分	操 作 要 求	评分等级及分值 A	B	C	D	实际得分
仪表	5	工作衣、帽、鞋穿戴整齐,符合规范	5	4	3	2～0	
操作前准备	10	环境清洁	2	1.5	1	0	
		已修剪指甲,规范洗手,戴好口罩	2	1.5	1	0	
		备齐用物,放置合理	4	3	2	10	
		检查一次性物品质量	2	1.5	1	0	
操作过程	准备药液 33	严格执行三查七对,按医嘱准备好药物	2	1.5	1	0	
		查对药物名称、浓度、剂量、有效期,查液体外包装及液体性状	5	4	3	2～0	
		经第二人核对准确无误后贴输液卡	3	2	1	0	
		消毒棉签消毒输液袋胶塞	2	1.5	1	0	
		锯安瓿前后均需消毒	5	4	3	2～0	
		按要求使用一次性注射器	5	4	3	2～0	
		再次查对药物名称、剂量、浓度、有效期	2	1.5	1	0	
		手法正确,抽药液不余、不漏、不污染	3	2	1	0	
		将药液注入输液袋内,摇匀并检查液体有无浑浊、沉淀、絮状物、结晶	3	2	1	0	
		再次核对后弃去安瓿,把一次性输液器插入输液袋内	3	2	1	0	
	输液 42	将备好注射盘及输液袋放在治疗车上,推至患者床前,放好输液架	2	1.5	1	0	
		确认患者身份,询问过敏史,向患者解释,协助大小便,患者取舒适位	5	4	3	2～0	
		检查药液。把液体挂在输液架上,一次性排气成功,液面高度合适	5	4	3	2～0	
		选择静脉,扎止血带(穿刺点 6～10cm 处),嘱患者握拳	3	2	1	0	
		消毒(以穿刺点为中心环形消毒,直径大于 5cm,连续消毒 2 次),备胶布	3	2	1	0	
		脱去针头塑料套,再次排空气至针头	3	2	1	0	
		再次确认患者身份,进针稳准,一针见血,持针手法正确	5	4	3	2～0	
		见回血后松止血带,松拳	5	4	3	2～0	
		固定正确、牢固、美观	3	2	1	0	
		正确调节滴速	3	2	1	0	
		再次查对,记录输液时间,签名,向患者解释	5	4	3	2～0	
操作后	5	整理床单位妥善安置患者、分类处理污物用物	5	4	3	2～0	
质量控制	5	对患者的态度、与患者的沟通、对患者的关心、操作熟练程度	5	4	3	2～0	
总 计	100						

主考老师: _____年___月___日

附件三　静脉留置针置管操作评分标准

姓名_____　年届_____　科室_____　　　　　　　　　得分_____

项　目	项目总分	操　作　要　求	评分等级及分值				实际得分
			A	B	C	D	
仪表	5	工作衣、帽、鞋穿戴整齐,符合规范	5	4	3	2～0	
操作前准备	12	环境清洁	2	1.5	1	0	
		已修剪指甲、规范洗手,戴好口罩	5	3	1	0	
		备齐药物和用物,放置合理	3	2	1.5	10	
		检查一次性物品质量	2	1.5	1	0	
穿刺过程	58	选择血管,首选前臂、避开关节	3	2	1	0	
		推车至患者床前,确认患者身份,询问过敏史,向患者解释,协助大小便,取舒适位	5	4	3	2～0	
		把液体挂在输液架上,一次性排气成功	5	4	3	2～0	
		垫巾,扎止血带(穿刺点上6～10cm处),选择静脉,松止血带	3	2	1	0	
		准备留置针、灭菌透气薄膜、肝素帽	3	2	1	0	
		扎止血带,以穿刺点为中心环形消毒,直径8cm,消毒2遍	5	4	3	2～0	
		再次确认身份,将输液管道连接留置针,再次排气,检查是否排尽气泡	5	4	3	2～0	
		左右旋转、松动针芯,切忌上下拉动	5	4	3	1	
		以15°～30°角直刺静脉,见回血后降低角度再进针少许	5	4	3	1	
		退针芯、送套管,手法正确	5	3	2	1	
		松止血带,松拳,松调节器	3	2	1	0	
		以穿刺点为中心,用无菌透明敷帖固定,延长管U型固定。肝素帽要高于导管尖端,注明穿刺时间并签名	5	3	1	0	
		撤止血带和治疗巾,正确调节滴速	3	2	1	0	
		再次查对,记录输液时间,签名,向患者解释	3	2	1	0	
冲封管	7	生理盐水脉冲式冲管(推一下、停一下)	7	5	3	1	
	8	正压封管(边推边拔,推液数度大于拔针速度),夹紧小夹子	8	6	4	2	
操作后	5	整理床单位,妥善安置患者,分类处理污物用物	5	4	3	2～0	
质量控制	5	对患者的态度、与患者的沟通、对患者的关心、操作熟练程度	5	4	3	2～0	
总　计	100						

主考老师:　　　　　　　　　　　____年___月___日

附件四　PICC 置管操作评分标准

姓名＿＿＿＿　年届＿＿＿＿　科室＿＿＿＿　　　　　　　　　　　　得分＿＿＿＿

项　目		项目总分	操　作　要　求	评分等级及分值				实际得分
				A	B	C	D	
仪表		2	工作衣、帽、鞋穿戴整齐,符合规范	2	4	3	2～0	
操作前准备	用物准备	6	环境清洁,光线明亮,保证严格的无菌操作环境	2	1.5	1	0	
			已修剪指甲、规范洗手,戴好口罩	2	1.5	1	0	
			备齐用物,放置合理	2	1.5	1	0	
	评估	6	确认有效医嘱,签署知情同意书	2	1.5	1	0	
			评估患者的病情、年龄、意识、心肺功能、出凝血情况、皮肤组织和血管情况,评估有无PICC置管禁忌证及有无酒精或碘酒过敏史	4	3	2	1～0	
操　作　过　程		68	核对病案号、姓名,向患者解释,指导配合方法	3	2	1		
			选择合适的静脉(首选贵要静脉,次选正中静脉,末选头静脉;为选择最佳静脉,必须检查双手臂静脉)	5	4	3	2～0	
			测量定位方法正确:患者平卧,穿刺侧上臂外展与躯干呈 90°,测量自预穿刺点至右锁骨中点向下至第三肋间距离。肘上 10cm 测量上臂臂围	5	4	3	2～0	
			正确方法消毒皮肤:戴无菌手套,以穿刺点为中心,75％酒精棉球以内向外螺旋方式消毒三遍(第一遍顺时针、第二遍逆时针、第三遍顺时针),再用碘伏或其他消毒液棉球消毒(方法同上)穿刺点上下各 15cm,两侧到臂缘	5	4	3	2～0	
			更换无菌手套,铺无菌巾,以穿刺点为中心,保证足够的无菌区域	5	4	3	2～0	
			预冲洗导管:用生理盐水冲洗导管内外及连接器、肝素帽、穿刺针。确认导管完好通畅,将导管充分浸泡在生理盐水中	5	4	3	2～0	
			助手在无菌区外扎止血带	2	1.5	1	0	
			静脉穿刺:使用套管针,针头斜面朝上,穿刺者一手固定皮肤,另一手以 15°～30°角进行静脉穿刺,见回血,降低针头与皮肤的角度,再进 1～2mm,保持针芯位置,确保导入鞘管的尖端也处于静脉内。单独向前推进外套管,避免由于推进钢针造成血管壁损伤	5	4	3	2～0	

项　目	项目总分	操　作　要　求	评分等级及分值				实际得分
			A	B	C	D	
操作过程		撤出针芯：松开止血带，一拇指固定套管，食指或中指压套管末端处静脉以防出血过多，另一手撤出针芯，动作轻柔	3	2	1	0	
		送管：一手固定套管，另一手将 PICC 导管套管内缓慢、匀速送入。当 PICC 末端至腋静脉时嘱患者向穿刺侧转头并将下颌压肩膀以防导管误入颈静脉，送管至所需长度在套管的末端处压迫止血并固定导管，撤套管，分离导管与导丝金属柄，缓慢撤出导丝	5	4	3	2～0	
		修正导管长度：保留导管体外至少 5cm，以无菌剪刀剪断导管，注意不要剪出斜面或毛踣。导管最后的 1cm 一定要剪掉	5	4	3	2～0	
		安装连接器：先将减压套筒套到导管上，再将导管连接到连接器翼形部分的金属柄上，注意一定要推进到底，导管不能起褶，将翼形部分的倒钩和减压套筒上的沟槽对齐	5	4	3	2～0	
		抽回血冲管：用 20mL 注射器抽回血后，立即接 20mL 生理盐水注射器以脉冲方式冲管，接肝素帽	5	4	3	2～0	
		安装固定翼：清理干净穿刺点周围血迹，取出白色固定翼，捏住固定翼的两个翼形部分，使其自然张开，将固定翼夹在距穿刺点 1cm 的导管上，并用无菌胶布加以固定	5	4	3	2～0	
		导管固定：无菌胶布固定肝素帽，穿刺点上方置一块 4cm×4cm 大小的无菌纱布吸收渗血，透明无菌膜以穿刺点为中心加压粘贴。透明膜盖住连接器翼形部分的一半，再用抗过敏胶布交叉固定连接器和肝素帽。导管标识上标明导管名称、穿刺日期、置管长度、操作者	5	4	3	2～0	
操作后	10	宣教：日常活动的注意事项和导管维护的知识	3	2	1	0	
		X 线摄片：确定导管末端位置	2	1.5	1	0	
		整理用物	2	1.5	1	0	
		记录：穿刺的时间、患者的姓名、年龄、疾病诊断、导管型号、穿刺位置、置管长度、外露长度、导管末端到达的位置、上臂臂围等	3	2	1	0	
质量控制	8	严格执行无菌操作	4	3	2	1～0	
		对患者的态度、与患者的沟通、对患者的关心、操作熟练程度	4	3	2	1～0	
总计	100						

主考老师：　　　　　　　　　　　　　　＿＿＿＿年＿＿月＿＿日

附件五　CVC 置管操作评分标准

姓名＿＿＿＿＿　年届＿＿＿＿＿　科室＿＿＿＿＿　　　　　　　　　得分＿＿＿＿＿

项　目		项目总分	操　作　要　求	评分等级及分值				实际得分
				A	B	C	D	
仪表		2	工作衣、帽、鞋穿戴整齐,符合规范	2	1.5	1	1～0	
操作前准备	用物准备	6	环境清洁,光线明亮,保证严格的无菌操作环境	2	1.5	1	0	
			已修剪指甲、规范洗手、戴好口罩	2	1.5	1	0	
			备齐用物,放置合理	2	1.5	1	0	
	评估	6	确认有效医嘱,签署知情同意书	2	1.5	1	0	
			评估患者的病情、年龄、意识、心肺功能、出凝血情况、皮肤组织和血管情况,评估有无 CVC 置管禁忌证及有无酒精或碘酒过敏史、利多卡因过敏史	4	3	2	1～0	
操作过程		68	核对病案号、姓名,向患者解释,指导配合方法。安慰患者消除焦虑心情,穿刺时叫患者抬头、屏气,尽量不要深呼吸	3	2	1	0	
			摆体位:患者去枕平卧,头转向对侧 45°～60°。初次定位,摸清解剖标志(胸骨切迹、锁骨、胸锁乳突肌),触及颈动脉并判断其走向,它位于胸锁乳突肌胸骨头中点后方	5	4	3	2～0	
			打开无菌包,无菌台上建立无菌区域。倒生理盐水于小杯中,倒碘伏或其他消毒液于小方盒中。将无菌物品准备于无菌区域,将导管及配件准备入无菌区域并排列整齐,戴无菌手套	5	4	3	2～0	
			正确方法消毒皮肤:戴无菌手套,以穿刺点为中心,75％酒精棉球以内向外螺旋方式消毒 3 遍(第一遍顺时针、第二遍逆时针、第三遍顺时针),再用碘伏或其他消毒液棉球消毒三遍(方法同上)以穿刺点为中心,上至耳垂,下至锁骨和胸骨切迹	5	4	3	2～0	
			铺无菌巾,以穿刺点为中心,保证足够的无菌区域	5	4	3	2～0	
			再次确定解剖位置,(确定中线,抬头)打局麻,(注射皮丘)	5	4	3	2～0	
			小针试穿。胸锁乳突肌三角顶部,与皮肤呈 30°角(或更大角度)进针,方向指向同侧乳头。使用空针筒	2	1.5	1	0	
			穿刺沿试穿的方向、角度进针,注意进针部位和深度。穿刺针在超过预计深度后,就应该缓慢后退,并保持注射器轻度负压,突然有血液流入针管,标志穿刺针进入静脉。针不能在皮下时改变方向,不然就是切割(动脉组织)	5	4	3	2～0	
			区分动静脉,通过血液的颜色、探针冒血、置导丝冒血等区分	3	2	1	0	

项　目	项目总分	操　作　要　求	评分等级及分值				实际得分
			A	B	C	D	
操作过程		置钢丝。置入时无阻力,注意深度并保持无菌	5	4	3	2～0	
		破皮,扩皮,置管。扩张器扩张导丝周围的皮下组织,防止导丝过长或拔出	5	4	3	2～0	
		退钢丝。注意空气栓塞。(退回原有装置)	5	4	3	2～0	
		抽回血冲管:用5mL注射器抽回血后,立即接5mL生理盐水注射器以正压冲管,接输液器或肝素帽	5	4	3	2～0	
		导管固定。用6cm×7cm灭菌透气薄膜固定导管,再用抗过敏胶布交叉固定连接器和肝素帽。在导管高危标识上注明穿刺日期、置管长度、穿刺者、导管种类,在抗过敏胶布上注明换膜时间和操作者姓名	5	4	3	2～0	
		观察病情有无胸闷气急,局部出血	5	4	3	2～0	
操作后	10	宣教:日常活动的注意事项和导管维护的知识	3	2	1	0	
		必要时X线摄片:确定导管末端位置	2	1.5	1	0	
		整理用物	2	1.5	1	0	
		记录穿刺的时间,患者的姓名、年龄,疾病诊断,导管型号,穿刺位置,置管长度,穿刺过程,有无并发症	3	2	1	0	
质量控制	8	严格执行无菌操作	4	3	2	1～0	
		对患者的态度、与患者的沟通、对患者的关心、操作熟练程度	4	3	2	1～0	
总计	100						

主考老师：　　　　　　　　　　　　年　　月　　日

第五章　静脉输液通路的维护

第一节　脉冲式冲管和正压封管

【定义】

给予不相容药物和液体前后,以生理盐水冲洗或肝素盐水封闭各种留置导管的过程。

【标准】

1. 在每次输液之前,作为评估导管功能的一个步骤,应该冲洗血管通路装置。

2. 在每次输液之后,应该冲洗血管通路装置,以便将输入的药物从导管腔内清除,防止不相容药物之间的接触。

3. 在输液结束冲管之后应正压封管,以减少血管通路装置发生阻塞的危险。

【适用范围】

1. 治疗间歇期每 7d 冲洗导管,并行正压封管。

2. 输液结束、输血或血液制品、输全肠外营养液及抽回血后须立即冲管。连续输液患者,每 12h 冲管一次。

【护理要点】

1. 护士应具备有关药物和(或)溶液不相容性方面的知识。

2. 应根据导管的类型、患者的过敏史、输入液体的不同而选择不同的冲管、封管液。

3. 冲管液通常为生理盐水,最小量应为导管和附加装置容量的 2 倍。封管液通常为生理盐水或肝素盐水。肝素盐水的配置建议:10U/mL。

4. 脉冲方式冲管:有节律地推动注射器活塞,轻一下,重一下,有节律地推注生理盐水,使生理盐水产生湍流,有利于把导管内的残留药物冲洗干净。不可使用重力静滴方式代替脉冲方式冲管。

5. 正压封管方法:将针尖留在肝素帽内少许,脉冲式推注封管液剩 0.5～1mL 时,一边推封管液,一边拔针头(推液速度大于拔针速度),确保留置导管内充满封管液,使导管内无药液或血液。

6. 勿使用暴力冲管。外周留置针可使用 5mL 注射器进行冲管,PICC 导管应用 10mL

以上的注射器进行封管,其他导管可根据冲管液体量选择注射器。PICC 导管严禁使用小于 10mL 的注射器,因小于 10mL 的注射器可产生较大的压力导致导管破裂。

7. 输液前,应确认导管的功能状态,如果遇到阻力或者抽吸无回血,不应强行冲洗导管。

8. 输液港在较长一段时间内不使用时,应每 4 周冲管、封管一次。

第二节　静脉输液装置的更换

【定义】

静脉输液装置指从输液器插入液体容器的尖端开始至导管接口之间的相关用具。其中附加装置包括三通、延长管、实心的导管帽、肝素帽、无针接头及过滤器等,所有的附加装置应为螺旋口设计,可防止使用过程中连接处脱开。

【标准】

1. 应根据以下因素,如输入溶液的类型、输液的方式(连续、间歇式)常规更换输液装置,疑似污染或当该产品或者系统的完整性受损时,应立即更换。

2. 一旦与外周血管通路交替使用,或放置一个新的中央血管通路装置,应更换输液装置。

3. 在更换输液装置的同时,也要更换作为输液装置一部分的附加装置,如单腔的或多腔的延长管和过滤器。

4. 所有的装置都应是螺口连接,以确保安全连接。

【护理要点】

1. 确保输液装置系统各部分是吻合的,以减少渗液及破损。

2. 被用来输注液体(脂质、血液或者血制品除外)的基本和次要连续输液装置的更换频率应该不超过 96h。频繁更换输液装置并不能降低感染的危险。

3. 基本间歇式输液装置应该每 24h 更换一次。当一个间歇输液装置反复断开和再连接的时候,导管连接处、无针接头和输液装置末端螺旋连接处受到污染的风险增加,潜在地增加了导管相关性血流感染的风险。

4. 如数个单位的脂肪乳在 1d 内间歇输入,每瓶脂肪乳均需使用新的输液器,如怀疑被污染或当产品或输液系统的完整性受到破坏时,应立即更换。

5. 特殊药物(如紫杉醇)不能使用 PVC 材质的输液器,以免 PVC 输液器中的增塑剂释出。

6. 更换肝素帽、无针接头的最佳间隔时间还不确定,建议更换频率与外周静脉留置导管同步,否则每 7d 更换一次。如果输液接头内有血液残留,或完整性受损,或取下后,均应更换新的输液接头。

7. 用 75% 乙醇棉片或棉球擦拭各种接口的横切面及外围,减少污染风险及保证无菌的接头与导管连接。

8. 对接头进行消毒时要有一定的擦拭力量,即摩擦力,这样才能将附着在接头粗糙表面的微生物去除。

9. 三通被认为有可能是微生物进入导管及液体的入口,应每隔 24h 更换一次。三通接口在不使用时须用无菌帽封住。

第三节　敷料选择与更换

【证据】

由于敷料与穿刺部位皮肤紧密接触,所以敷料是局部细菌生长和导管相关性血流感染的重要来源。

Hoffmann 研究发现棉质敷料优于透明敷料,但因为没有足够的研究支持透明敷料会引起静脉导管相关性血流感染增加的观点,而且使用透明敷料有诸多优点,如透明、透气、增加可视性便于观察注射部位、粘贴牢固,所以实际工作中仍广泛应用透明敷料。

有文献报道,穿刺点透明敷料不需要经常更换。

(一)敷料的选择

1. 使用无菌纱布或无菌透明、半透明的敷料持续地覆盖在输液工具上。

2. 若患者出汗多,或局部出血、渗血、感染、过敏,则纱布比透明或半透明的敷料更为合适。

3. 覆盖 PICC 导管的敷料一般为 10cm×12cm 大小;覆盖经颈内静脉、锁骨下静脉、股静脉置入的中心静脉导管以及外周静脉短导管的敷料一般为 6cm×7cm 大小。

4. 隧道式中心静脉导管如果愈合良好则不需要使用敷料。

5. 不要将含有氯己定的海绵敷料应用于<7d 或胎龄<26 周的新生儿。

(二)敷料的更换

1. 目的:保证导管穿刺点的无菌状态,同时固定导管,避免导管移动,降低感染的发生率。

2. 护理要点:

(1) 覆盖 PICC 导管的透明敷料常规每 7d 更换一次,覆盖经颈内静脉、锁骨下静脉、股静脉置入的中心静脉导管的透明敷料常规每周更换两次。覆盖外周静脉短导管的敷料随导管一起更换,一般 3~4d 更换一次。

(2) PICC 穿刺后第一个 24h 更换敷料。

(3) 当置管部位敷料变潮、松动、污染或必须查看置管部位时应该更换。

(4) 纱布敷料常规每 48h 更换一次。如纱布敷料的完整性受到破坏,应立即更换。

(5) 如纱布敷料与透明敷料一起使用,则应被视同于纱布敷料,每 48h 更换一次。

(6) 更换敷料时,自下而上去除敷料,切忌将导管带出体外。同时应注明更换敷料的时间及姓名,当导管移位 >1cm 时还应注明实际深度。

(7) 更换敷料前用适当的消毒剂进行皮肤的清洁和消毒,消毒剂首选 2% 的氯己定,碘酊、碘伏等符合国家规定的皮肤消毒剂均可使用。

第四节　PICC 连接器的更换

【适用范围】

适用于末端修剪式 PICC 导管出现下列情况:

1. 导管体外部分破损、断裂。
2. 连接器堵塞,无法再通。
3. 导管体外部分过长,影响导管固定。

【护理要点】

1. 确定需要修复的部位。
2. 无菌剪刀剪断导管时横切面要平整,不要剪出斜面或毛碴。修剪时左手固定导管,防止导管滑入体内。
3. 外露导管至少保留 5cm,便于安装连接器。
4. 连接器由两部分组成:减压套筒和连接器翼形部分。安装连接器时先将减压套筒套在导管上,再将导管连接到连接器翼形部分的金属柄上,注意一定要将导管推进到底,不能起褶,将翼型部分的倒钩和减压套筒上的沟槽对齐,锁定两部分,做牵拉试验,确保连接器和导管锁定。
5. 修复导管后若导管移位>3cm,应重新摄胸片行导管尖端定位。
6. 做好护理记录。

第五节　PICC 维护技术

【适用范围】

1. 治疗间歇期每 7d 冲洗导管,同时更换敷料和肝素帽。
2. 穿刺点周围局部皮肤异常,或固定膜脱起需要及时更换敷贴。穿刺后第一个 24h 必须更换敷贴。
3. 输液结束、输血或血液制品、输全静脉营养(TPN)后及抽回血后需立即冲管。连续输液患者,每 12h 进行冲管。
4. 肝素帽损坏、肝素帽内有回血及不管什么原因取下肝素帽时,应更换肝素帽。

【目的】

1. 冲洗导管,保持 PICC 通畅,预防堵管。

2. 更换贴膜,保证导管穿刺点的无菌状态,同时固定导管,避免导管移动,降低感染的发生率。

3. 更换肝素帽,把由肝素帽引起的潜在感染的危险率降到最低。

【操作重点强调】

1. 严格执行无菌操作,避免交叉感染。

2. 与患者有效沟通。

【操作前准备】

1. 用物准备:无菌方巾、无菌手套、无菌敷料碗 2 个、无菌敷料镊或血管钳 1 把、碘伏或其他消毒液棉球 3 颗、酒精棉球 1 颗、生理盐水棉球 1 颗,复合碘棉签、10cm×12cm 无菌透明膜 1 张、20mL 灭菌注射器抽 20mL 生理盐水、7 号头皮针头、肝素帽、抗过敏胶布、污物盒。根据患者需要准备外用消炎药膏(如莫匹罗星软膏)。

2. 护士:着装整洁,洗手,戴口罩。

3. 患者:排尿、便后,取舒适体位。

4. 环境:清洁、光线明亮,适合无菌操作。

【操作步骤】

1. 操作者洗手,戴口罩。

2. 向患者解释操作的目的、操作过程,取得配合。

3. 询问患者有无酒精或碘酒过敏史。

4. 安置患者合适的体位。

5. 患者穿刺侧肢体下垫无菌方巾。

6. 将注射器连接 7 号头皮针并连接肝素帽、预冲头皮针及肝素帽,排尽空气(见图5-1)。

7. 从导管的远心端向近心端除去敷贴。注意不要将导管带出体外(见图5-2)。

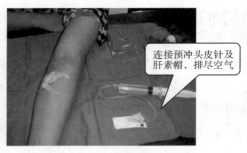

连接预冲头皮针及肝素帽,排尽空气

图 5-1 操作步骤 6

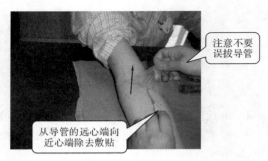

注意不要误拔导管

从导管的远心端向近心端除去敷贴

图 5-2 操作步骤 7

8. 观察局部有无红、肿、痛、渗血、渗液及导管置入的深度,导管有无移位。

9. 再次洗手,戴无菌手套,用酒精棉球充分消毒连接器的螺纹口及外围。

10. 连接预冲好的肝素帽,拧紧。

11. 用胶布固定肝素帽,用脉冲方式注入生理盐水,最后剩1mL 生理盐水时边推边退出针头正压封管;推注生理盐水时用力适当(见图5-3)。

12. 局部清洁：用生理盐水棉球清除穿刺点局部渗血、渗液及导管上的胶布痕迹，用酒精棉球清除穿刺点外皮肤上的胶布痕迹。

13. 皮肤消毒：以穿刺点为中心，碘伏或其他消毒液棉球以内向外螺旋方式消毒 3 遍（第一遍顺时针、第二遍逆时针、第三遍顺时针），穿刺点上下各 10cm，两侧到臂缘（见图 5-4）。

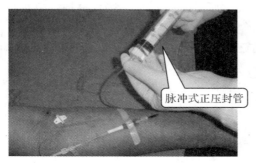

图 5-3　操作步骤 11

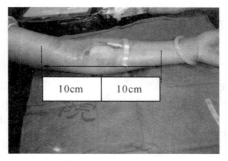

图 5-4　操作步骤 13

14. 用棉球或棉签消毒导管及固定扣的上、下面。

15. 等待皮肤自然干燥。

16. 用抗过敏胶布固定肝素帽，穿刺点为中心，贴上新的无菌透气膜，透明膜盖住连接器的翼形一半，用指腹按压膜，使膜能平整紧密粘贴于皮肤上，注意膜下不能有气泡（见图 5-5）。

17. 用抗过敏胶布交叉固定肝素帽和连接器，另一条胶布横向固定连接器。

18. 核对导管的置入刻度是否与标识上记录一致；在敷贴的标签上注明维护日期，由操作者签名；如实际置入刻度与标识上的原始长度不一致，应在标签上记录实际置管长度（见图 5-6）。

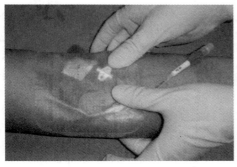

图 5-5　操作步骤 16

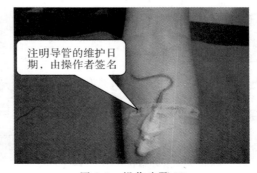

图 5-6　操作步骤 18

19. 妥善安置患者，做好导管相关知识宣教。

20. 整理用物。

21. 在患者病历上记录维护情况：局部皮肤情况、导管是否通畅、导管体内深度、是否更换肝素帽及敷贴。

【操作注意事项】

1. 全过程严格执行无菌操作。

2. 脉冲方式冲管：有节律地推动注射器活塞，轻一下，重一下；有节律地推注生理盐水，使生理盐水产生湍流，冲刷干净导管周围。不可用重力静滴方式代替脉冲方式冲管。

3. 正压封管:在注射器只剩 1mL 生理盐水时,边注射边向后拔针。

4. 冲管不畅遇阻力,忌强行推注。

5. 不要将胶布直接贴到导管体上,防止损坏导管,必要时可以使用固定翼。

6. 酒精对导管材料有损伤,用酒精消毒时避免接触导管。

7. 局部感染,可以在穿刺点处涂少量的消炎软膏(莫匹罗星软膏),根据需要可以在穿刺点处或接头下方垫一小块纱布。

8. 当出汗多、穿刺点有感染、敷料松脱、污染、破损时,缩短敷料的更换时间,必要时随时更换。

9. 导管固定方法因人而异,避免患者肢体活动时,导管产生硬折,导致导管折叠、损坏。

10. 冲管时生理盐水的量:成人 20mL,儿童用量 6mL。特别限制生理盐水用量患者减半。

【PICC 维护操作流程】

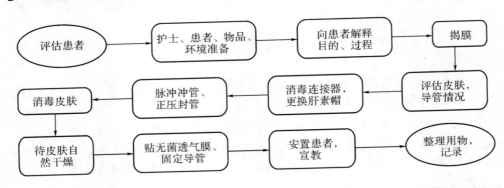

【PICC 维护技术评分标准】

PICC 维护技术评分标准

项 目	项目总分	操 作 要 求	评分等级及分值				实际得分
			A	B	C	D	
仪表	5	工作衣、帽、鞋穿戴整齐,符合规范	5	4	3	2~0	
操作前准备	10	环境清洁,光线明亮	3	2	1	0	
		已修剪指甲、规范洗手,戴好口罩	3	2	1	0	
		备齐用物,放置合理	4	3	2	1~0	
操作过程	63	核对病案号、姓名,向患者解释目的、过程及配合方法,询问患者有无酒精或碘酒过敏史	3	2	1	0	
		安置合适的体位,穿刺侧肢体下垫无菌方巾	5	4	3	2~0	
		将注射器连接 7 号头皮针并连接肝素帽,预冲头皮针及肝素帽,排尽空气	3	2	1	0	
		除敷贴(从导管的远心端向近心端)	5	4	3	2~0	
		观察穿刺局部及导管置入的深度、有无移位	4	3	2	1~0	
		再次洗手或者免洗液消毒	2	1.5	1	0	

项　目	项目总分	操　作　要　求	A	B	C	D	实际得分
				评分等级及分值			
操作过程		用酒精棉球充分消毒连接器的螺纹口及外围	3	2	1	0	
		连接预冲好的肝素帽,拧紧	3	2	1	0	
		用胶布固定肝素帽,用 10mL 以上注射器抽吸生理盐水 10～20mL 正压封管。推注生理盐水时用力适当	6	5～3	2	1～0	
		用生理盐水棉球清除穿刺点局部渗血、渗液及导管上的胶布痕迹	4	3	2	1～0	
		皮肤消毒:以穿刺点为中心,碘伏或其他消毒液棉球以内向外螺旋方式消毒 3 遍(第一遍顺时针、第二遍逆时针、第三遍顺时针),穿刺点上下各 10cm,两侧到臂缘	8	7～5	4	3～0	
		用消毒导管的上、下两面,待干	4	3	2	1～0	
		用抗过敏胶布固定肝素帽,穿刺点为中心,贴上新的无菌透气膜,透明膜盖住连接器的翼形一半,膜平整紧密粘贴于皮肤上,膜下无气泡	6	5～3	2	1～0	
		用抗过敏胶布交叉固定肝素帽和连接器,另一条胶布横向固定连接器	3	2	1	0	
		在敷贴的标签上注明导管的维护日期,操作者签名,核对导管的置入深度	4	3	2	1～0	
操作后	12	整理用物	3	2	1	0	
		妥善安置患者,做好导管相关知识宣教	5	4	3	2～0	
		记录维护情况:局部皮肤情况、导管是否通畅、导管体内深度、更换肝素帽及敷贴的时间	4	3	2	1～0	
质量控制	10	严格执行无菌操作	5	4	3	2～0	
		对患者的态度、与患者的沟通、对患者的关心、操作熟练程度	5	4	3	2～0	
总计	100						

主考老师:　　　　　　　　　　　　　　年　　月　　日

第六节　CVC 维护技术

【适用范围】

1．治疗间歇期每周冲洗导管 2 次,同时更换敷料,每周更换肝素帽 1 次。

2．局部穿刺点周围皮肤异常,或固定膜脱起、穿刺点出血需要及时更换敷贴。

3．输液结束、输血或血液制品、输 TPN 后及抽回血后需立即冲管。连续输液患者,每 24h 进行冲管。

4．肝素帽损坏、肝素帽内有回血及不管什么原因取下肝素帽时,应更换肝素帽。

【目的】

1. 冲洗导管,保持 CVC 导管通畅,预防堵管。

2. 更换贴膜,保证导管穿刺点的无菌状态,同时固定导管,避免导管移动,降低感染的发生率。

3. 更换肝素帽,把由肝素帽引起潜在感染的危险降到最低。

【操作重点强调】

1. 严格执行无菌操作,避免交叉感染。

2. 与患者有效沟通。

【操作前准备】

1. 用物准备:无菌方巾、无菌敷料碗 2 个、无菌敷料镊或血管钳 1 把、碘伏或其他消毒液棉球 3 颗、酒精棉球 1 颗、生理盐水棉球 1 颗,复合碘棉签、6cm×7cm 无菌透明膜 1 张、5mL 注射器抽 5mL 生理盐水、7 号头皮针头、肝素帽、抗过敏胶布、污物盒。根据患者需要准备外用消炎药膏(莫匹罗星软膏)。

2. 护士:着装整洁,洗手,戴口罩。

3. 患者:排尿、便后,取舒适卧位。

4. 环境:清洁、光线明亮,适合无菌操作。

【操作程序】

1. 操作者洗手,戴口罩。

2. 向患者解释操作的目的、操作过程,取得配合。

3. 询问患者有无酒精或碘酒过敏史。

4. 安置患者合适的体位。

5. 患者穿刺侧肢体下垫无菌方巾。

6. 将注射器连接 7 号头皮针并连接肝素帽,预冲头皮针及肝素帽,排尽空气。

7. 从导管的远心端向近心端除去敷贴。注意不要将导管带出体外。

8. 观察局部有无红、肿、痛、渗血、渗液及导管置入的深度,导管有无移位。

9. 再次洗手或者免洗液消毒,反折导管,用酒精棉球充分消毒连接器的螺纹口及外围。

10. 连接预冲好的肝素帽。

11. 用胶布固定肝素帽,用脉冲方式注入生理盐水,最后剩 1mL 生理盐水时边推边退出针头正压封管。推注生理盐水时用力适当。

12. 用生理盐水棉球清除穿刺点局部渗血、渗液及导管上的胶布痕迹。

13. 皮肤消毒:以穿刺点为中心,碘伏或其他消毒液棉球以内向外螺旋方式消毒 3 遍(第一遍顺时针、第二遍逆时针、第三遍顺时针),以穿刺点为中心超过透明敷贴的大小。

14. 用棉签或棉球消毒导管的上、下两面。

15. 等待皮肤自然干燥。

16. 用抗过敏胶布固定肝素帽,穿刺点为中心,贴上新的无菌透气膜,透明膜盖住连接器的翼形一半,用指腹按压膜,使膜能平整紧密粘贴于皮肤上,注意膜下不能有气泡。

17. 用抗过敏胶布交叉固定肝素帽和连接器,另一条胶布横向固定连接器。

18. 在抗过敏胶布上注明维护日期、操作者签名。导管体内深度如有变化请及时调整,并记录在抗过敏胶布上。导管高危标识如有污染破损请及时更换。

19. 妥善安置患者,做好导管相关知识宣教。

20. 整理用物。

21. 记录维护情况:局部皮肤情况、导管是否通畅、导管体内深度、是否更换肝素帽及敷贴。

【操作注意事项】

1. 全过程严格执行无菌操作。

2. 脉冲方式冲管:有节律地推动注射器活塞,推注生理盐水,使生理盐水产生湍流,冲刷干净导管周围。不可用重力静滴方式代替脉冲方式冲管。

3. 正压封管:在注射器只剩 1mL 生理盐水时,边注射边向后拔针。

4. 冲管不畅遇阻力,忌强行推注。

5. 不要将胶布直接贴到导管体上,防止损坏导管,必要时可以使用固定翼。

6. 酒精对导管材料有损伤,用酒精消毒时避免接触导管。

7. 如果局部感染,可以在穿刺点处涂少量的消炎软膏(莫匹罗星软膏),根据需要可以在穿刺点处或接头下方垫一小块纱布。

8. 当出汗多、穿刺点有感染、敷料松脱、污染、破损时缩短敷料的更换时间,必要时随时更换。

9. 导管固定方法因人而异,避免患者颈部活动时导管任何部位造成折角,导致导管折叠、损坏。

10. 冲管时生理盐水的量:成人 5mL,特别限制生理盐水用量的患者减半。

【CVC 维护操作流程】

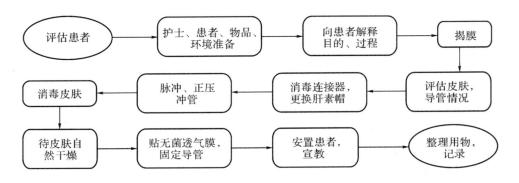

【CVC 维护操作评分标准】

CVC 维护操作评分标准

姓名_____ 年届_____ 科室_____   得分_____

项 目	项目总分	操 作 要 求	评分等级及分值 A	B	C	D	实际得分
仪表	5	工作衣、帽、鞋穿戴整齐,符合规范	5	4	3	2～0	
操作前准备	10	环境清洁,光线明亮	3	2	1	0	
		已修剪指甲、规范洗手,戴好口罩	3	2	1	0	
		备齐用物,放置合理	4	3	2	1～0	
操作过程	63	核对病案号、姓名,向患者解释目的、过程及配合方法,询问患者有无酒精或碘酒过敏史	3	2	1		
		安置合适的体位,穿刺侧颈部垫无菌方巾	5	4	3	2～0	
		将注射器连接 7 号头皮针并连接肝素帽,预冲头皮针及肝素帽,排尽空气	3	2	1		
		除敷贴(从导管的远心端向近心端)	5	4	3	2～0	
		观察穿刺局部及导管置入的深度、有无移位	4	3	2	1～0	
		再次洗手或者免洗液消毒	2	1.5	1	0	
		反折导管后用酒精棉球充分消毒连接器的螺纹口及外围	3	2	1	0	
		连接预冲好的肝素帽,拧紧	3	2	1	0	
		用胶布固定肝素帽,用 5mL 以上注射器抽吸生理盐水 5mL 脉冲方式封管,最后 1mL 用正压方式,边冲边退。推注生理盐水时用力适当	6	5～3	2	1～0	
		用生理盐水棉球清除穿刺点局部渗血、渗液及导管上的胶布痕迹	4	3	2	1～0	
		皮肤消毒:以穿刺点为中心,碘伏或其他消毒液棉球以内向外螺旋方式消毒 3 遍(第一遍顺时针、第二遍逆时针、第三遍顺时针),以穿刺点为中心超过透明敷贴的大小	8	7～5	4	3～0	
		用棉签消毒导管的上、下两面,待干	4	3	2	1～0	
		用抗过敏胶布固定肝素帽,穿刺点为中心,贴上新的无菌透气膜,透明膜盖住连接器的翼形一半,膜平整紧密粘贴于皮肤上,膜下无气泡	6	5～3	2	1～0	
		用抗过敏胶布交叉固定肝素帽和连接器,另一条胶布横向固定连接器	3	2	1	0	
		在抗过敏胶布上注明导管的维护日期,操作者签名。导管体内长度如有变化及时调整和记录	4	3	2	1～0	

续表

项　目	项目总分	操　作　要　求	评分等级及分值				实际得分
			A	B	C	D	
操作后	12	整理用物	3	2	1	0	
		妥善安置患者,做好导管相关知识宣教	5	4	3	2～0	
		记录维护情况:局部皮肤情况,导管是否通畅、导管体内深度,更换肝素帽及敷贴穿刺的时间	4	3	2	1～0	
质量控制	10	严格执行无菌操作	5	4	3	2～0	
		对患者的态度、与患者的沟通、对患者的关心、操作熟练程度	5	4	3	2～0	
总计	100						

主考老师：　　　　　　　　＿＿＿＿年＿＿月＿＿日

第七节　植入式输液港维护技术

【适用范围】

1. 静脉给药。

2. 血液制品、高营养给药。

3. 血液取样。

【目的】

1. 保持皮下输液港的通畅。

2. 保持注射部位皮肤完整,预防皮肤溃疡。

3. 保持无菌,预防感染。

【操作重点强调】

1. 依医嘱执行注射。

2. 输液港使用的敷料一般为透气胶膜,除非敷料污染或渗湿,否则每 7d 换药一次。若患者极易流汗或有特殊情况时则需改以 4cm×4cm 纱布覆盖,以纱布覆盖者需每日更换1 次。

3. 不论使用何种敷料,当敷料有污染或渗湿情形时,须立即换药。

4. 置入蝶翼针每 7d 更换一次。

5. 尽可能避免单独从皮下输液港抽血。

6. 若打开输液港蝶翼针管道,或从蝶翼针处加药,或更换大量点滴瓶时,一律须以酒精性优碘棉签环状消毒其管路接口或加药注射部位。

7. 输注血制品或抽血后须以 20mL 生理盐水以脉冲方式冲洗管道(有压力的冲—停—

冲—停—冲—停)以减少管路凝集阻塞情形。

8. 任何由管路加药或冲洗时应使用 20mL 的注射器,以减少压力过大对管路之破坏。

9. 若反抽回血不顺时,建议采用以下几种方式处理:

(1) 以生理盐水冲洗输液港。

(2) 请患者改变姿势并咳嗽。

(3) 转动针头方向。

(4) 请患者做深呼吸动作。

【操作前准备】

1. 用物准备:蝶翼针 1 支、10cm×12cm 无菌透明薄膜、肝素帽、无菌手套 2 副、一次性无菌药碗、0.9%NS 若干支,淡肝素液(浓度 10～100U/mL)、1% 有效碘、75% 酒精、胶布、10mL 一次性注射器若干;无菌敷料包:无菌大棉签 6 包、无菌开口小纱布(2cm×2cm)2 块、无菌纱布(4cm×4cm)2 块、洞巾,弯盘。

2. 护士:着装整洁,洗手,戴口罩、圆帽。

3. 患者:排尿、便后,取平卧位,便于操作。

4. 环境:清洁、光线明亮,适合无菌操作。

【操作程序】

1. 皮下埋置泵插针、抽血、用药、冲洗、拔针。

(1)确认身份,核对床头卡、手表带、化验单、药物、医嘱。

(2)清洁穿刺部位皮肤。

(3)评估局部皮肤有无红肿、皮疹、疼痛、渗液等现象。

(4)有污染敷料先去除后再洗手,洗手严格按照洗手流程。

(5)戴无菌手套。

(6)1% 有效碘消毒皮肤 3 次,充分待干,75% 酒精脱碘 1 次。由里及外螺旋状消毒,范围 10cm×10cm(消毒范围需大于敷料的大小)。

(7)脱去手套,洗手。

(8)戴手套,先触诊,固定化疗泵,插针。次手以拇指、食指、中指固定化疗泵(勿过度绷紧皮肤),主手持化疗泵专用针头,穿过化疗泵的中心部位,直到针头触及膈膜腔。必须使用化疗泵专用针头(直角针头,T 型延长管)。右手插针头时,避免暴力插入。穿刺后不要移动针头,以免损伤泵体。

(9)抽回血丢弃。如需血培养泵血不丢弃。

(10)酒精纱布擦拭接口 7s。

(11)抽取所需血量,把血标本置入检验管。

(12)脉冲法缓慢冲洗 10mL 生理盐水,正压加管。

(13)贴薄膜。需要在针头下垫无菌开口纱布,确保针头平稳,再用无菌透明薄膜固定覆盖住纱布、针头及部分延长管,保持局部封闭状态。

(14)妥善固定,注明敷料更换的日期、时间。每班需经常评估敷料是否干燥及牢固。

(15)根据需要处理。如需静脉用药则换接静脉输液器。静脉给两种不同药物之间应用

10mL 生理盐水冲洗,避免药物相互作用产生沉淀。如推注化疗药物,须边推边检查回血。

(16)封管。脉冲法缓慢冲洗 10mL 生理盐水,淡肝素液正压封管。

(17)拔针。用无菌纱布压住穿刺部位的同时拔除针头,拔针时尽量让患者做深呼吸并屏住,检查针头是否完整。

(18)稍加压止血,约 5min,止血后用 1％有效碘消毒拔针部位。

(19)观察患者的呼吸,面色及插针处皮肤等情况。

(20)无菌纱布覆盖穿刺部位,用胶布固定。

2. 敷料更换。

用物准备:治疗盘、1％有效碘、75％酒精、一次性圆碗、0.9％生理盐水、无菌棉签、无菌开口小纱布(2cm×2cm)2 块、无菌纱布(4cm×4cm)2 块、无菌透明薄膜(10cm×12cm)、无菌肝素帽、清洁手套、无菌手套、胶布、弯盘。

步骤:

(1)核对床头卡和手表带,确认患者身份。

(2)戴清洁手套,用生理盐水边轻擦拭边去除敷料,避免局部皮肤受损。

(3)观察局部皮肤是否有红、肿、热、痛、皮疹及有无分泌物等感染、过敏症状。如果出现感染症状,需做细菌及霉菌培养,通知医生,并作记录。

(4)洗手。

(5)消毒皮肤。以化疗泵为中心由里及外用 1％有效碘螺旋状消毒皮肤 3 次,皮肤充分待干再以 75％酒精脱碘 1 次,范围 10cm×10cm。

(6)消毒针头、延长管。75％酒精擦拭凸出于皮肤的针头、延长管,从近端(穿刺处)擦至远端(延长管接口处)。

(7)洗手,戴无菌手套。

(8)贴薄膜。化疗泵针头下垫无菌开口纱布,确保针头平稳,再用无菌透明薄膜固定;勿垫过多纱布,以避免针头脱出泵体;无菌薄膜要覆盖住纱布、针头及部分延长管,保持局部无菌封闭状态。

(9)更换肝素帽。移去旧肝素帽,酒精棉球包裹擦拭肝素帽接口 7s。如果患者配合,指导患者在快速换肝素帽时,做深呼吸并屏住。

(10)注明敷料更换的日期、时间。常规 qod 更换敷料及肝素帽,每班均需评估,如敷料潮湿、污染或敷料一旦被揭开,及时更换;如肝素帽有积血、断裂或渗液出现,及时更换。

(11)洗手。

第八节　导管的拔除

一、头皮钢针的拔除

【适用范围】

适用于采用头皮钢针输液的患者。

【护理要点】

1. 输液完毕,关闭调节器,去除输液贴,快速拔针,按压穿刺点至不出血为止,然后在穿刺部位覆盖无菌敷料。

2. 出现输液相关并发症时及时网上呈报,必要时请静脉输液专科护士会诊。

二、外周静脉短导管和外周静脉中等长度导管的拔除

【适用范围】

1. 采用外周静脉短导管输液达 96h,置入外周静脉中等长度导管 7～49d 的成年患者。

2. 置入的导管如怀疑被污染,出现并发症或结束治疗时应立即拔除。

【护理要点】

1. 外周静脉短导管和外周静脉中等长度导管的拔除应由医护人员按照医疗机构的规定与程序进行。

2. 每日评估患者是否需要继续留置外周静脉短导管和外周静脉中等长度导管,当患者不需要留置时,应立即拔除。

3. 拔除导管时,应先去除敷料,然后快速拔除,用指压法压迫穿刺点直至不出血为止。按压的力度要适中,切忌在按压处来回揉动,然后在穿刺部位覆盖无菌敷料。

4. 在拔除导管时如果遇到阻力,不得强行拔除导管,必要时请静脉输液专科护士会诊。

5. 外周静脉短导管和外周静脉中等长度导管脱出后不得再次送入血管。

6. 出现输液相关并发症时及时网上呈报,必要时请静脉输液专科护士会诊。

7. 怀疑出现导管相关血流感染(CRBSI)时,应根据医疗机构的规定与程序,对导管进行细菌培养。

8. 当导管质量出现问题时,应上报医疗机构的管理部门。

三、PICC 的拔除

【适用范围】

1. PICC 留置时间达 1 年的患者。

2. 当怀疑 PICC 导管受到污染,出现不能解决的并发症或结束治疗时应立即拔除。

【护理要点】

1. PICC 导管的留置时间应由医生决定,由医护人员(经过专业培训)按照医疗机构的规定与程序拔除。

2. 拔除 PICC 导管时应小心谨慎,注意预防空气栓塞的发生。拔除时,平行静脉方向,捏住导管尾部,沿直线向外拉,每次 5～10cm。从穿刺点部位轻轻地缓慢拔出导管,用指压法压迫穿刺点直至不出血为止,按压的力度要适中,切忌在按压处来回揉动。

3. 拔除后穿刺部位覆盖无菌敷料并保留 72h,观察穿刺点情况,直到上皮形成。

4. 拔管时如遇到阻力,应立即停止,不得强行拔除导管。可暂时固定导管,实施热敷和心理护理,直至导管松动,最终拔除导管为止。必要时请静脉输液专科护士会诊。

5. PICC 导管拔除后不得再次送入血管。

6. 怀疑出现 CRBSI 时,应根据医疗机构的规定与程序,对导管进行细菌培养。

7. 当导管质量出现问题时,应上报医疗机构的管理部门。

8. 拔管后做好护理记录。

四、CVC 的拔除

【适用范围】

1. CVC 导管留置时间达 4 周的患者。

2. 当怀疑 CVC 导管受到污染,出现不能解决的并发症或结束治疗时应立即拔除。

【护理要点】

1. 按照医疗机构的规定与程序拔除 CVC 导管。

2. 用指压法压迫穿刺点直至不出血为止,按压的力度要适中,切忌在按压处来回揉动。

3. 拔管后穿刺部位覆盖无菌敷料,注意预防空气栓塞的发生。

4. 患者静卧 30min。

5. 怀疑出现 CRBSI 时,应根据医疗机构的规定与程序,对导管进行细菌培养。

6. 当导管质量出现问题时,应上报医疗机构的管理部门。

第六章　静脉输液治疗的风险管理

第一节　CVC/PICC风险告知与知情同意

一、CVC风险告知内容

【穿刺并发症】

1. 误穿动脉及血肿形成。
2. 神经损伤。
3. 肺损伤、血胸、气胸。

【导管留置后的并发症】

1. 感染：表现为导管入口处出现红、肿、热、痛，严重时出现脓性分泌物或者蜂窝组织炎，并伴有高热、寒战。

处理：

(1)一旦判断为导管相关性血流感染，应立即拔除静脉导管，同时按医嘱使用抗生素。

(2)所拔除的导管必须取导管末端做细菌培养及药敏实验，以确诊和指导抗生素的使用。

(3)皮肤局部的感染，加强换药，局部使用抗生素软膏。

2. 血栓：血栓形成后可以阻塞静脉，使静脉血回流不畅，可表现为该静脉引流区域局部肿胀，经静脉导管输液速度减慢。静脉栓子一旦脱落，可进入肺循环引起肺栓塞。

处理：

(1)血管超声判断血栓。

(2)请血管外科会诊。

(3)按医嘱行抗凝、溶栓治疗。

(4)介入取栓。

(5)必要时拔管。

3. 导管堵塞。

临床表现：导管的部分或全部的回抽或者注入困难。

处理：见堵管处理的临床路径。

4. 渗血或者出血。

临床表现:穿刺点不同程度的渗血或者血肿。

处理:穿刺后立即按压穿刺点15～30min。局部渗血较多,可采用以下方法。

(1)穿刺点使用明胶海绵或者凝血酶粉。

(2)局部冷敷。

(3)对持续渗血患者可以加弹力绷带加压包扎。

(4)按医嘱使用止血药物。

5. 心包填塞:心包填塞是最严重的并发症,可发生在置管后数小时至数日不等,留置中心静脉导管的患者,若突然出现心动过速、血压下降、脉压变小、心音低钝、呼吸困难、颈静脉怒张等,应考虑是否有心包填塞的可能。

处理:见心包填塞急救处理程序。

6. 皮肤过敏:表现为局部皮肤皮疹伴瘙痒,严重时出现水泡、渗出等。

处理:按医嘱使用艾洛松软膏、复方康纳乐霜等外用,选择不同材质的固定敷料,严重者拔管。

7. 拔管困难。

临床表现:导管拔除时遇阻力,导管从体内不能完全拔出。

处理:感觉有阻力时应立即停止拔管,安慰患者使其放松紧张心情,保持平静,热敷穿刺侧手臂,或者调整患者的体位。持续性的拔管遇阻力可行放射或超声检查,以排除血栓或导管打折。若考虑夹闭综合征所致,可选择去枕平卧位,肩下垫软枕,操作者站在患者头侧,再行拔管。

8. 导管脱出或者移位。

临床表现:导管脱出静脉或者导管留置的深度变浅。

处理:发现导管移位及时从导管内试抽回血判断导管是否在血管内。导管移位大于3cm,建议摄片确定导管末端是否在中心静脉,若无法抽到回血及时拔除导管。

9. 穿刺点渗液。

临床表现:穿刺部位有液体渗出,可为淡血性、淡黄色或无色。

处理:根据渗出液的性质及全身其他指标判断渗液的原因,若考虑组织液或淋巴液渗出,予局部压迫,加强换药;若考虑为纤维蛋白鞘包裹导管所致,遵医嘱溶栓治疗,必要时拔管。

二、PICC 风险告知内容

【患者需要了解的 PICC 风险主要内容】

1. 日常管理:保持清洁干燥,不要擅自撕下贴膜,治疗间歇期每7d到医院进行导管维护。

2. 肢体活动:置管侧肢体避免提过重的物体,或做引体向上、托举哑铃等持重锻炼,避免游泳等浸泡到无菌区的活动。

3. 洗澡方法:沐浴前可以使用保鲜膜将导管包裹严密,上下用胶布贴紧,沐浴后检查敷料有无浸湿。

4. 自我观察:注意观察针眼周围有无发红、疼痛、肿胀、渗出,如有异常及时联络医生或护士。

5. 三个禁止:禁止通过三向瓣膜式PICC导管高压推注造影剂,禁止使用小于10mL的注射器冲管给药,禁止将导管体外部分人为移入体内。

6. 两条紧急情况:如果肝素帽脱落或丢失,将导管暂时折叠并用胶布带固定在皮肤上或用橡皮夹夹住导管,立即通知医护人员,切忌重复使用旧的肝素帽。如果导管破损或断裂,立即在导管破损或断裂处上方将导管打折并用胶带固定,立即通知医护人员。

【护士需要掌握的PICC风险主要内容】

1. 置管时。

(1)穿刺失败:患者的个体差异,血管变异,可能导致穿刺失败。

处理:征得患者或者家属同意改血管超声引导下PICC穿刺。

(2)送管困难:导管无法送到预测量的长度。

处理:改变体位或穿刺的血管。

(3)误伤动脉及神经:误伤神经,穿刺侧手指发麻。误伤动脉,见鲜红色动脉回血。

处理:改变穿刺部位,误穿动脉局部压迫止血。

2. 置管后。

(1)导管异位:可能异位于颈内静脉、腋静脉、头臂静脉、右心房及其他小静脉。

处理:请PICC专科护士会诊。

(2)静脉炎:常见为机械性静脉炎,化学性、细菌性静脉炎发生率较低。

临床表现及处理见第六章第六节"留置期间的并发症预防与处理"。

(3)导管堵塞:完全堵塞和不完全堵管,可以按医嘱使用浓度5000U/mL的尿激酶封管。

处理:见第六章第六节"留置期间的并发症预防与处理"。

(4)局部感染:常表现为局部红、肿、热、痛,可伴有分泌物。

处理:加强清创换药,局部使用抗生素软膏。肿胀明显患者抬高患肢。

(5)全身感染:可表现寒战、高热等。

处理:分别从PICC导管内和另一侧外周静脉内抽血培养,根据临床症状及实验室结果判断是否为导管相关性感染,必要时请感染科会诊,按医嘱用药。

(6)血栓:常表现为穿刺侧肢体肿痛,监测臂围以评判,确诊需超声。

处理:请血管外科会诊,按医嘱用药,必要时拔管。

(7)穿刺点出血:表现为不同程度的渗血或血肿。

处理:冷敷,纱布加压包扎,明胶海绵或者凝血酶粉穿刺点外用,对渗血量多或者持续时间较长者可以加弹力绷带加压包扎,加强换药。

(8)穿刺点渗液:导管末端纤维蛋白包裹,糖尿病或者低蛋白血症等患者的穿刺点延迟愈合等原因所致。

处理:加强换药,保持伤口的清洁、干燥,促进伤口的愈合;考虑纤维蛋白包裹者遵医嘱溶栓治疗,必要时拔管。

(9)材料过敏(导管或者固定敷料等):表现为局部皮肤红肿、皮疹伴瘙痒、水疱、渗出等。

处理:可使用艾洛松等激素软膏外用,选用不同材质的固定敷料,严重者则考虑拔管。

（10）导管脱出：导管脱出大于 3cm，建议再次摄片确定导管末端位置。若导管末端离开上腔静脉，则作为中长导管使用，不能注射发泡性药液。

（11）导管破损：表现为液体渗漏。

处理：修剪导管，更换连接器。

（12）导管断裂：导管断裂，导管全部滑入体内或者导管末端在体外可见。

处理：①导管全部滑入体内，限制患者活动，平躺。安慰患者，在怀疑导管断裂处的上方结扎止血带。止血带松紧适宜，以能阻止静脉回流同时不影响动脉血流为宜，15min 放松一次。及时通知医生，透视下确认导管断端的位置。在导管室取出导管或者行静脉切开取出导管。②导管末端在体外可见。限制患者活动，平躺，立即将导管头端折叠用胶布或者导管夹固定，修剪导管，更换连接器。

（13）穿刺侧肢体肿胀：排除静脉炎、血栓、感染所致，考虑静脉回流障碍引起。

处理：抬高患肢，局部热敷，加强肢体远端活动。

附件　经外周穿刺中心静脉置管术知情同意书

患者姓名_____　性别_____　年龄_____　病例号_____　病室_____

拟行经外周穿刺中心静脉置管，置管前需患者或者家属了解置管目的及可能发生的风险，签字后方可进行操作。

1. 置管目的：病情治疗的需要，拟建立经外周穿刺中心静脉输液通道。

2. 置管的适应证：

（1）患者外周静脉血管穿刺有困难，难以维持一周以上输液的患者。

（2）需要长期或者反复输液、输血的患者。

（3）输液时需要使用一些对外周静脉刺激性较大的药物者（如化疗药、大剂量补钾、TPN 等）。

3. 优点：

（1）保护患者的外周静脉，可减少反复经外周静脉穿刺输液的痛苦。

（2）患者的重要输液途径之一。

（3）可以避免刺激性药物对外周静脉的损伤，减少静脉炎和渗漏性组织损伤的发生。

（4）创伤小，感染机会少，可相对长时间保留在血管内。

（5）患者活动方便，可保证其基本的日常生活，利于提高生活质量。

4. 可能出现的并发症及风险：

（1）少数患者因个体差异，血管变异，可能会出现穿刺失败。

（2）少数患者可发生导管异位、出血或血肿、静脉炎、导管堵塞、感染、血栓形成、渗液、纤维包裹膜形成、导管断裂、导管破损等并发症；个别患者不能耐受置入的导管。

（3）由于患者方面的因素导致导管断裂等不可预知的各种意外情况。

以上情况发生率较低，但如出现，医护人员会积极采取救治措施，多数经治疗可以恢复，极少数出现生命危险。

患者或者家属已经充分理解上述情况，确认同意经外周穿刺中心静脉置管术，并愿意承担可能由此带来的风险。医患双方签字为证。

患者或者家属(受托人)签字:＿＿＿＿＿　　　　　与患者关系:＿＿＿＿＿

签名时间＿＿＿年＿＿＿月＿＿＿日

操作者签名:＿＿＿＿＿　　　　　　　　　　　签名时间＿＿＿年＿＿＿月＿＿＿日

第二节　静脉留置针置管风险防范流程

静脉留置针置管存在静脉炎、皮下血肿、静脉血栓形成、液体渗漏、导管堵塞等风险,其防范流程如下:

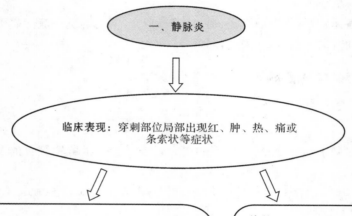

一、静脉炎

临床表现:穿刺部位局部出现红、肿、热、痛或条索状等症状

预防:

- 静脉穿刺时,操作技术应娴熟、稳、准,并注明置管时间;

- 严格遵守无菌操作技术原则,机体抵抗力极度低下的患者,留置时间不宜过长;

- 严格按护理常规进行护理,置管期间注意保持穿刺部位干燥、清洁,禁止淋浴等;

- 穿刺部位周围皮肤应保持清洁干燥

处理:

- 应立即拔管,并根据情况及时给予相应处理

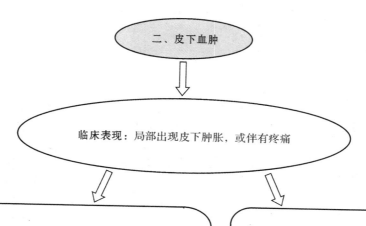

二、皮下血肿

临床表现：局部出现皮下肿胀，或伴有疼痛

预防：

- 进行操作前，应认真选择弹性好、走向直、清晰的血管，避免在关节部位和静脉瓣处进行穿刺；

- 应熟练掌握穿刺技术，穿刺动作应轻巧、稳、准，把握好进针角度，提高一次性穿刺成功率，有效避免皮下血肿的发生；

- 重视拔针后对血管（穿刺点）的按压，对新生儿、血液病、有出血倾向的患者延长按压时间

处理：

- 早起予以冰敷，以减少出血，48h后局部给予硫酸镁湿敷；

- 若血肿过大难以吸收，可消毒后用注射器抽吸血液

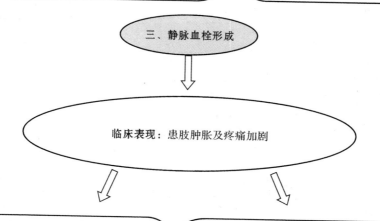

三、静脉血栓形成

临床表现：患肢肿胀及疼痛加剧

预防：

- 为防止静脉血栓形成，穿刺时尽可能道选上肢粗静脉，并注意保护血管，避免在同一部位反复穿刺；

- 对长期卧床的患者，应尽量避免在下肢远端使用静脉留置针，且留置时间不能过长

处理：

- 疑似血栓形成，可先不急于拔管，可利用留置针将溶栓药物直接作用于栓子处，然后边溶栓边拔管；

- 抬高患肢20°~30°，以促进血液回流；

- 每日测量患肢、健肢同一水平臂围，观察对比患肢消肿情况，并观察患者皮肤颜色、温度、感觉及桡动脉搏动，做好记录，及时判断结果；

- 注意出血倾向，检测患者血常规、血小板、出凝血时间、凝血酶原时间；

- 预防栓塞形成

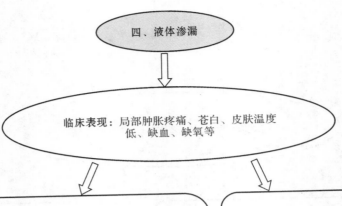

四、液体渗漏

临床表现：局部肿胀疼痛、苍白、皮肤温度低、缺血、缺氧等

预防：

- 选择合适的血管（有条件置经外周插管的中心静脉导管或中心静脉导管）；

- 外套管应完全送入血管内；

- 套管与血管壁接触面积不宜过大，进针角度不宜过小；

- 应妥善固定导管，嘱患者避免留置针侧肢体过度活动，必要时可适当约束肢体；

- 注意穿刺部位上方衣服勿过紧，加强对穿刺部位的观察及护理

处理：

- 药液外渗应立即停止使用；

- 根据局部情况予封闭、冰敷、热敷，或理疗等治疗

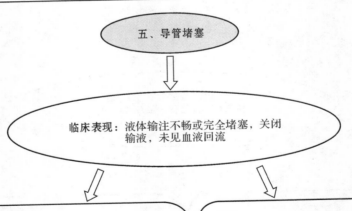

五、导管堵塞

临床表现：液体输注不畅或完全堵塞，关闭输液，未见血液回流

预防：

- 在静脉高营养输液后应彻底冲洗管道，每次输液完毕应正确封管；

- 要根据患者的具体情况，选择合适的封管液及用量，并注意推注速度不可过快，输液过程中加强巡视；

- 注意保护有留置针的肢体，尽量避免肢体下垂，以防导管堵塞

处理：

- 立即拔出留置针，重新静脉置管

第三节 静脉输液风险防范流程

静脉输液时存在发热、静脉炎、急性肺水肿、空气栓塞、血栓栓塞、疼痛、败血症、神经损伤、导管阻塞、注射部位皮肤损伤、静脉穿刺失败、药液外渗性损伤等风险，其防范流程如下：

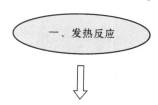

一、发热反应

临床表现：在输液过程中出现发冷、寒战和发热者。轻者体温38℃以上，并伴有头痛、恶心、呕吐；重者高热、呼吸困难、烦躁不安、血压下降、抽搐、昏迷，甚至危及生命

预防：
- 液体使用前要认真检查瓶签是否清晰和过期；瓶盖是否松动及缺损，瓶身有无裂纹；药液是否变色、沉淀及澄清度；塑料袋有无漏气现象；

- 改进安瓿的割锯与消毒；

- 改进加药的习惯进针方法；将加药时习惯的垂直进针改为斜角进针，勿使用大针头及多次穿刺瓶塞；

- 重视拔针后对血管（穿刺点）的按压，对新生儿、血液病、有出血倾向的患者延长按压时间；

- 严格执行一人一具；

- 避免液体输入操作污染，严格遵守无菌操作原则；

- 过硬的穿刺技术，良好固定，避免输液速度过快；

- 合理用药，注意药物配伍禁忌

处理：
- 发热反应轻者，减慢输液速度，注意保温；

- 高热者给予物理降温，观察生命体征，并按医嘱给予抗过敏药物及激素治疗；

- 严重发热反应者应停止输液，对症处理，保留输液器具和溶液进行检查；

- 需继续输液应重新更换液体及输液器、针头，重新更换注射部位

二、静脉炎

临床表现：沿静脉走向出现条索状红线，局部发红、肿胀、灼热、疼痛，有时伴有畏寒、发热等全身症状。静脉回流不畅，甚至阻塞。

静脉炎症分级：0级只是局部不适感；1级静脉周围有硬结；2级穿刺点发红，滴速加快时出现血管痛；3级发红并扩延5cm；4级局部明显不适，皮肤发红扩展5cm以上，输液速度突然减慢；5级具有4级症状外，还在拔针时，针头可见脓血

预防：

- 严格执行无菌技术操作，静脉穿刺一次成功，固定牢固，长期静脉输液应有计划地更换输液部位，保护静脉；

- 严禁在瘫痪的肢体行静脉穿刺和补液。最好选用上肢静脉，下肢静脉血流缓慢而易产生血栓和炎症，刺激性较强的药物用粗血管；

- 严格控制药物的浓度和输液速度；

- 严防输液微粒进入血管；

- 严格掌握药物配伍禁忌；

- 使用外周静脉留置针期间，每日用TDP灯照射穿刺肢体2次，每次30min；

- 加强营养，增强机体的修复能力；

- 留置针留置期间，皮肤每日用碘酒、酒精消毒后，更换敷贴

处理：

- 将患肢抬高，制动；

- 局部热敷；

- 用50%硫酸镁行湿热敷；

- 中药，如意金黄散外敷；

- 仙人掌外敷；

- 如全身感染，应用抗生素

三、急性肺水肿

临床表现： 患者突然出现呼吸困难、胸闷、气促、咳嗽、咳泡沫痰或咳泡沫样血性痰。严重时稀痰液可由口鼻涌出，听诊肺部出现大量湿性啰音

预防：
- 注意调节输液速度，尤其对老年、小儿、心脏病患者速度不宜过快，液量不宜过多；
- 经常巡视，避免体位或肢体改变而加快滴速

处理：
- 发生肺水肿时立即减慢或停止输液；
- 病情允许情况下取端坐位，两腿下垂；
- 高浓度给氧，用20%~30%的酒精湿化；
- 必要时进行四肢轮流扎止血带或血压计袖带，可减少静脉回心血量

四、空气栓塞

临床表现： 患者突发性胸闷，胸骨后疼痛，眩晕，血压下降，随即呼吸困难，严重发绀，有频死感，听诊心脏有杂音。如空气量少，到达毛细血管时发生堵塞，损害较小；如空气量大，则在右心室内阻塞肺动脉入口，引起严重缺氧而立即死亡

预防：
- 注意检查输液器是否紧密，有无松脱，排尽空气；
- 及时更换或添加药液，及时拔针；
- 需加压输液，应有专人守护

处理：
- 发生空气栓塞立即置患者于左侧卧位和头低足高位；
- 高流量氧气吸入；
- 严密观察病情变化，及时对症处理

五、血栓栓塞

临床表现：不溶性微粒过多过大，可直接堵塞血管，局部红、肿、热、痛、压痛、静脉条索状改变，引起血管栓塞，组织缺血缺氧、坏死

预防：

- 避免长期大量输液；

- 正确切割安瓿，开启安瓿前后以70%乙醇擦拭颈段；

- 正确抽吸药液，方法正确，抽吸时针头应置于安瓿的中部；

- 加药针头选侧空针；

- 应用输液终端滤器

处理：

- 抬高患肢，制动，并停止在患肢输液；

- 局部热敷，做超短波理疗或TDP灯照射，每日2次，每次15~20min；

- 严重者手术切除栓子

六、疼痛

临床表现：药液滴入后，患者感觉输液针头周围剧烈疼痛，继而出现红肿。患者往往需忍痛坚持治疗或因疼痛难忍而停止输液，若药液外漏，可见穿刺部位皮肤明显肿胀

预防：

- 注意药物调配的浓度，对血管有刺激性药液宜选大血管，并减慢液速；

- 加强巡视

处理：

- 液体漏出血管外，局部皮肤肿胀应拔针，另选部位重新穿刺；

- 24h内一般冷敷，24h后局部热敷，特殊药物除外，肿胀大多可自行消退

七、败血症

临床表现：输液过程突然再现寒颤、高热、剧烈恶心、呕吐、腰痛、发绀、呼吸及心率增快，有的患者四肢厥冷、血压下降、神志改变，而全身各组织器官又未能发现明确的感染源

预防：

- 调配药液或营养液，导管护理等操作严格遵守无菌技术操作原则；

- 用密闭式一次性塑料输液器；

- 认真检查输入液体质量；

- 经常巡视；

- 严禁自导管取血化验，输液系统24h更换一次，每日消毒并更换敷料

处理：

- 立即弃用原液，重新建立静脉通道；

- 按医嘱予以抗生素治疗；

- 合并休克者另建静脉通道，维持血压；

- 有代谢性酸中毒者纠正酸中毒

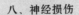

八、神经损伤

临床表现：部位肿胀，淤血或伴有发冷、发热、局部疼痛、不能触摸，可出现相关功能受限

预防：

- 有刺激性的药液先用等渗盐水行静脉穿刺。确定后才连接输液器，严密观察药液有无外漏；

- 避免腕关节部位穿刺，尤其桡侧。长期输液患者应保护好血管

处理：

- 部位红肿、硬结后严禁热敷，可用冷敷，每日2次；

- 桡神经损伤后不宜过多活动，可理疗、红外线短波照射，每日2次

九、导管阻塞

临床表现：推药阻力大，无法将注射器内的药液推入体内，静脉点滴不畅。有时可见导管内凝固的血液

预防：

- 穿刺前要连接好输液装置；

- 穿刺时要及时回抽；

- 穿刺后要加强巡视

处理：

- 中心静脉导管可按堵管处理流程处理，无效时拔管；

- 外周留置针予拔管

十、注射部位皮肤损伤

临床表现：胶带周围出现水泡，有些患者尽管皮肤外观无异样，但在输液结束揭取胶带时出现表皮撕脱

预防：

- 改用抗过敏胶布；

- 对于浮肿及皮肤敏感的患者准备弹性绷带，缝一输液固定带，消毒后备用；针尖处压无菌棉球；输液固定带环形绕过穿刺部位的肢体，露出针柄根部为准，胶带从针柄下通过，贴于输液带上，另一胶带将输液器缓冲于弹力绷带上即可；

- 输液结束揭到胶布时，动作要缓慢轻柔

处理：

- 如发生表皮撕脱，保持伤口干燥，每天用安尔碘消毒 2~3 次

十一、静脉穿刺失败

临床表现：未穿入静脉，无回血，推注药液有阻力，输液点滴不畅，甚至不滴；药液渗漏至皮下，局部疼痛及肿胀

- 严格检查静脉留置针包装及质量、有无破损、是否过期；

- 操作时要稳，进针时要快、准确，避免在皮下反复穿刺，减少血管内膜损伤；固定牢固，防止脱出。操作者除观察回血外，要注意针尖是否进入血管，不要盲目地进针或退针；

- 平行、缓慢、顺血管的方向进针约 0.2cm，使外套管的尖端进入血管内，再轻轻向内推送外套管

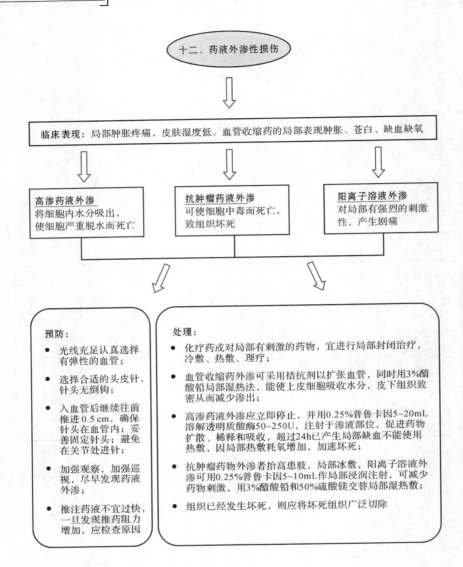

十二、药液外渗性损伤

临床表现：局部肿胀疼痛，皮肤湿度低。血管收缩药的局部表现肿胀、苍白、缺血缺氧

高渗药液外渗
将细胞内水分吸出，使细胞严重脱水而死亡

抗肿瘤药液外渗
可使细胞中毒而死亡，致组织坏死

阳离子溶液外渗
对局部有强烈的刺激性，产生剧痛

预防：
- 光线充足认真选择有弹性的血管；
- 选择合适的头皮针，针头无倒钩；
- 入血管后继续往前推进 0.5 cm，确保针头在血管内；妥善固定针头；避免在关节处进针；
- 加强观察，加强巡视，尽早发现药液外渗；
- 推注药液不宜过快，一旦发现推药阻力增加，应检查原因

处理：
- 化疗药或对局部有刺激的药物，宜进行局部封闭治疗，冷敷、热敷、理疗；
- 血管收缩药外渗可采用拮抗剂以扩张血管，同时用3%醋酸铅局部湿热法，能使上皮细胞吸收水分，皮下组织致密从而减少渗出；
- 高渗药液外渗应立即停止，并用0.25%普鲁卡因5~20mL溶解透明质酸酶50~250U，注射于渗液部位，促进药物扩散、稀释和吸收，超过24h已产生局部缺血不能使用热敷，因局部热敷耗氧增加，加速坏死；
- 抗肿瘤药物外渗者抬高患肢，局部冰敷，阳离子溶液外渗可用0.25%普鲁卡因5~10mL作局部浸润注射，可减少药物刺激，用3%醋酸铅和50%硫酸镁交替局部湿热敷；
- 组织已经发生坏死，则应将坏死组织广泛切除

第四节　静脉注射风险防范流程

　　静脉注射时存在药液外渗性损伤、静脉穿刺失败、血肿、静脉炎等风险，其防范流程如下：

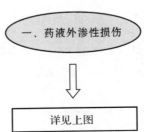

一、药液外渗性损伤

详见上图

二、静脉穿刺失败

临床表现：针头未穿入静脉，无回血，推注药物有阻力或针头斜面一半在血管内，一半在管腔外，药液溢出至皮下，局部疼痛及肿胀

预防：

- 稳定情绪，熟悉静脉的解剖位置，提高穿刺技术；

- 选择易暴露、较直、弹性好、清晰的浅表静脉；

- 使用合适、无钩、无弯曲的锐利针头；

- 进针前用止血带在注射部位上方绷扎，血管充盈后再穿刺；

- 轮换穿刺静脉，有计划保护血管

处理：

- 出现血管破损后，立即拔针按压，24h后给予热敷；

- 静脉硬化、失去弹性型静脉穿刺时应压迫静脉上下端，松开止血带，不能用力过猛，以免针头脱出；血管脆性大的患者，可选择直而粗，最好是无肌肉附着的血管，选择斜面小的针头；塌陷的血管用热敷使之充盈；患者静脉穿刺时应先行按摩推压局部，使组织内的渗液暂时消退，待静脉显示清楚后再行穿刺；小儿头皮静脉选择较小的针头，进针见回血后不松止血带，推药少许，使静脉充盈，再稍进针0.5cm后松止血带，再固定得当；

- 肥胖患者应用手摸清血管方向或按解剖部位，沿血管方向穿刺，血液黏稠的患者可以连接由肝素盐水的注射器，不易凝血；

- 四肢末梢循环不良造成的静脉穿刺困难，采取局部热敷、饮热饮料等保暖措施促进血管扩张

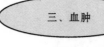

三、血肿

临床表现：血管破损，出现皮下肿胀、疼痛；2~3d后皮肤变青紫；1~2周后血肿开始吸收

预防：

- 选用合适、无钩、无弯曲的锐利针头；
- 提高穿刺技术，避免盲目进针；
- 动作要轻、稳；
- 重视拔针后对血管的按压，按压时间为3~5min，对新生儿、血液病、有出血倾向者按压时间延长

处理：

- 早期予以冷敷，以减少出血；24h后局部给予50%的硫酸镁湿热敷，每日2次，每次30min，以加速血肿的吸收；
- 若血肿过大难以吸收，可消毒后用注射器抽吸不凝血液或切开血块

四、静脉炎

临床表现：沿静脉走向出现条索状红线，局部组织发红、肿胀、灼热、疼痛，全身畏寒、发热

预防：

　　严格执行无菌技术操作；有刺激性的药物应充分稀释后应用，并防止药液渗出血管外；轮换注射部位

处理：

　　一旦发生静脉炎立即停止在此处静脉注射、输液，将患肢抬高、制动；局部用50%硫酸镁湿热敷；中药如意金黄散局部外敷，如合并全身感染症状，按医嘱给予抗生素治疗

第五节　PICC 置管风险防范流程

PICC 置管存在穿刺困难、导管异位、出血等风险,其防范流程如下:

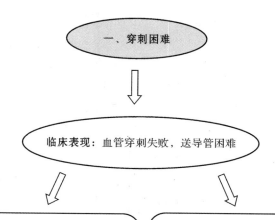

一、穿刺困难

临床表现:血管穿刺失败,送导管困难

预防:
- 穿刺前与患者很好沟通,降低患者的紧张程度,防止血管痉挛;
- 血管不充盈的患者,穿刺前对穿刺侧肢体进行热敷;
- 尽量选择粗、直、静脉瓣少的血管进行穿刺,如贵要静脉;
- 有条件在超声引导下进行PICC置管

处理:
- 缓解患者的紧张情绪;
- 血管穿刺失败可借助超声仪,在超声引导下进行穿刺;
- 遇送管困难,有以下三种方法予以处理:
  (1)边推注生理盐水,边送导管;
  (2)改变肢体与躯体的角度后,再送导管;
  (3)在穿刺点上方进行热敷

二、导管异位

临床表现：上臂疼痛，手或上肢肿胀，头痛，脖子肿胀，输液时疼痛，导管内可见回血，耳部听见水流声

预防：

- 了解血管的解剖，选择合适静脉；
- 置管前评估患者的静脉置管史；
- 准确测量置管长度；
- 置管患者配合转头，防止导管入颈静脉；
- 有条件使用超声设备穿刺；
- 置管后胸片定位；
- 导管有效固定，监测体外部分导管的长度；
- 减少可导致胸腔内压力增加的活动

处理：

- 原则：不能在无菌区被破坏的情况下向患者体内推送导管；
- 停止输液；
- 异位的导管可以纠正时不用撤管，但取决于导管停留的位置；
- 血流可能会将导管冲到正确位置；
- 调整患者的体位或活动；
- 通过介入科医生复位导管；
- 拔管或换管

三、出血

临床表现：穿刺点出血不止

预防：

- 穿刺前正确评估患者的凝血功能指标，观察患者有无明显的出血体征；
- 评估患者有无血管手术史；
- 尽量避免在肘正中穿刺；
- 避免直刺血管，建议穿刺针先进入皮下一段再进血管

处理：

- 穿刺后立即压迫穿刺点；
- 穿刺点使用止血药物，如明胶海棉、凝血酶粉；
- 如渗血不止，必要时采用弹力绷带加压包扎

第六节 PICC 留置期间的并发症预防与处理

PICC 留置期间易出现静脉炎、导管相关性感染、导管堵塞、血栓形成、导管断裂等并发症,其预防与处理措施如下:

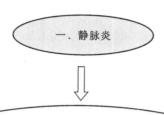

临床表现:沿静脉走行的皮肤发红、敏感、条索状改变;局部肿胀、热、痛;有时表现局限症状;局部硬结

静脉炎症分级:0级:没有症状;1级:输液部位发红,有或不伴疼痛;2级:输液部位疼痛伴有发红和(或)水肿;3级:输液部位疼痛伴有发红和(或)水肿,条索样物形成,可触摸到条索状的静脉;4级:输液部位疼痛伴有发红和(或)水肿,条索样物形成,可触摸到条索状的静脉>2.5cm,有脓液渗出

预防:

- 操作时严格遵守无菌操作原则;
- 穿刺前介绍穿刺过程、应用目的,做好心理护理,降低应激反应的强烈程度;
- 穿刺中与患者保持良好的交流;
- 接触导管前冲洗干净手套上的滑石粉,有条件使用无粉手套;
- 选择粗、直、弹性好的肘部大静脉,首选贵要静脉,次选正中静脉,末选头静脉;
- 送管中动作轻柔,尽量匀速送管;
- 选择粗细合适的导管;
- 避免患者肢体活动过度或过少

处理:

- 抬高患肢至高于心脏的位置,促进静脉回流,缓解症状;
- 在肿胀部位用50%硫酸镁湿热敷,每次20~30min,每日4次;
  (1) 在肿胀部位使用抗炎消肿药:喜疗妥软膏、扶他林、如意金黄散等;
  (2) 一般不拔管,如材料过敏要拔管。
  用紫外线治疗仪:在15cm的距离使用,第一天5s,第二天10s,第三天15s。
  症状未完全缓解可以重复使用或预防性地使用

二、导管相关性感染

临床表现：发热，肌肉疼痛，寒冷、发抖，血压过低，休克，换气过度，呼吸衰竭，腹部疼痛，恶心呕吐，突发性意识不清

预防：

- 最大限度地做好无菌防护；
- 妥善选择穿刺点；
- 保持导管末端适宜的位置，以降低血栓形成的危险；
- 预防性使用抗凝剂或给予溶栓治疗；
- 选择含预防感染设计或抗菌物质的导管；
- 选择高渗透性的透明敷贴

处理：

- 当白细胞升高、发热，穿刺点红、肿、热、痛或脓液流出时及时通知医生；
- 根据医嘱送血培养：两路取血，经外周静脉和经导管取血；
- 血培养阳性，且无其他感染源，患者症状持续，拔除导管；
- 如果局部感染，穿刺点无菌纱布覆盖每天更换，局部使用抗菌药物，并进行穿刺点分泌物培养；
- 使用抗生素治疗10~14d，如果感染在最初的48~72h内没有改善，可以考虑拔管

三、导管堵塞

临床表现：导管部分或全部回抽或注入困难，输液泵持续高压报警，可以突然地，也可以持续加重地由不全变为完全堵管

预防：

- 选择适宜的器材和管径；
- 给予及时、充分、正确的冲管方式；
- 置管后行胸片检查，确认导管有无打折、盘绕或其他受损迹象，导管末端应保持正确位置；
- 正确选择冲洗液，冲洗容量，以及严格遵守冲洗频率的规定；
- 尽量减少可能导致胸腔内压力增加的活动；
- 预防性应用抗凝药物或溶栓药物

处理：

- 溶栓治疗；
- 不全堵塞患者直接注入溶栓药物5000U/min脲激酶，注入1mL，保留20min，回抽后，立即20mL以上生理盐水脉冲冲管；
- 完全堵塞患者使用负压技术溶栓。去除肝素帽，换上预冲好的三通，三通一直臂接导管，另一直臂接配好的脲激酶溶液(5000U/mL)，侧臂接空注射器(20mL)，先使导管与侧臂通，回抽注射器活塞，然后迅速将三通打成两直臂通，导管内的负压会使脲激酶溶液进入导管内约0.5mL，保留20min；20min后回抽若不通可以重复几个循环；
- 如果仍然不能溶解堵塞物，可行放射造影检查，以便排除：导管异位、导管损伤、导管外的血管有堵塞(血栓形成)

四、血栓形成

临床表现：疼痛、肿胀，有时全臂，有时半臂，两臂有肤色差异，温度不同，麻痹或刺麻感。超声波或血管造影可见血栓或静脉扩张，输液时液体自穿刺处回漏

预防：

- 选择粗大、柔软、有弹性的血管；
- 置管时考虑血管和导管的比例，根据血管粗细，选择能满足治疗需要的最细规格的导管；
- 穿刺时避免误穿、穿透血管，尽量减少对血管内膜的损伤；
- 对易生成血栓的患者考虑预防性应用抗凝和溶栓药物；
- 保持导管末端在适当的位置

处理：

- 拔管要慎重；
- 抗凝治疗；
- 溶栓治疗，肱—腋—锁骨下静脉血栓形成确诊后，则采用抗凝和纤溶治疗，溶栓药物首推尿激酶，首次剂量3000U/h，再以3000U/(kg.h)静滴，同时给予肝素500U/h，直至血栓消融为止

五、导管断裂

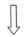

临床表现：全部的导管进入体内，游离于血管或心脏。患者出现心悸、胸闷、心律失常

预防：

- 导管固定正确，不要形成锐角，否则导管容易折叠、断裂；
- 穿刺点选择避开肘关节；
- 向患者宣教自我观察导管是否折叠；
- 宣教患者不要频繁做屈肘动作（如：搓麻将）；
- 穿刺侧手臂，不做剧烈活动（如挑担），不要让外力伤及导管；
- 一旦导管体外断裂，叮嘱患者拽住残端导管及时就医，防止导管进入体内

处理：

- 安慰患者，缓解紧张情绪；
- 在怀疑导管断裂稍靠上的位置结扎止血带；
- 止血带松紧适宜，以能阻止静脉回流同时不影响动脉供血为宜，15 min放松一次；
- 限制患者活动，平卧；
- 及时通知医生；
- 摄片确认导管断端的位置；
- 行静脉切开或在导管师协助下取出导管

附件一　静脉炎处理临床路径

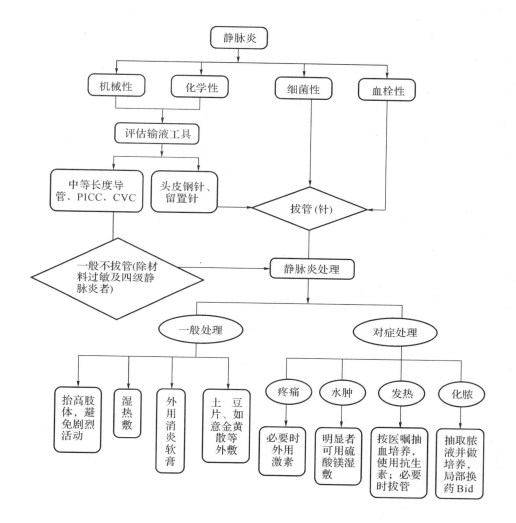

附件二 深静脉导管堵塞的处理流程

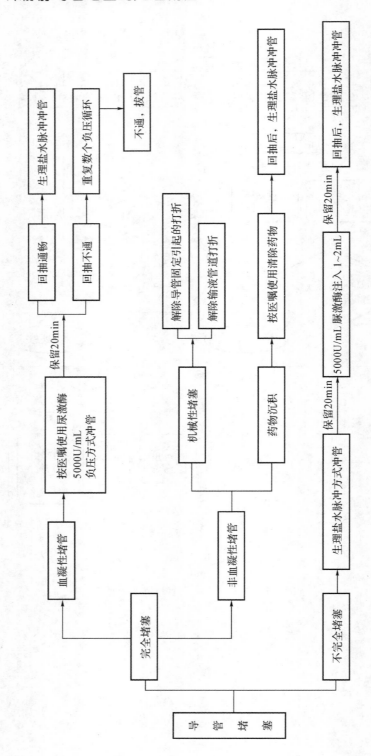

第七章　PICC 导管维护知识宣教

【置管前教育】

1. 向患者介绍 PICC 的适应证、优点、穿刺过程、配合方法及可能的并发症,消除思想顾虑,取得信任,签订 PICC 置管同意书。

2. 适应证:

(1)外周静脉不佳,难以维持长期输液的患者。

(2)危重患者抢救时。

(3)输液需要超过一周以上者。

(4)输液时需要使用一些对外周静脉刺激性较大的药物(如化疗药、大剂量补钾、TPN)。

3. 优点:

(1)保护患者的外周静脉。

(2)可减少反复经外周静脉穿刺的痛苦。

(3)危重患者的重要输注途径。

(4)可长期保留在血管内。

(5)患者活动方便,护理简便,利于提高生活质量。

4. 并发症:

(1)穿刺失败、误穿动脉、误伤神经、导管异位。

(2)局部出血或血肿、局部或全身感染。

(3)导管堵塞、导管破损、液体溢出。

(4)纤维包裹膜形成、不能耐受置入性的设备。

(5)静脉炎、血栓栓塞、血栓形成、心律失常等。

【置管时教育】

1. 嘱患者呈放松状态,因情绪紧张,害怕疼痛,心理上的压力可刺激迷走神经,焦虑可引起静脉收缩。

2. 适当的体位:平卧位或坐位,穿刺侧上肢外展 90°,头转向对侧 45°～60°,到达腋静脉时嘱患者下颌靠近置管侧肩部防止导管误入颈内静脉。

3. 在护士指导下穿刺时需握拳,穿刺成功后松拳。

【置管后早期教育】

1. 确定导管尖端位置需拍片。

2. 肢体活动：早期功能锻炼以握拳（挤压橡皮球）为主，绝对的制动应不超过 2h，穿刺后 24h 内相对减少活动，24h 后可正常活动，如吃饭、洗漱、如厕、上网等。但穿刺侧肢体应避免负重 5kg、过度举高及外展动作，家长应嘱咐儿童患者不要玩弄导管体位部分，以防导管受损或滑出。在输液及睡眠时避免长时间压迫置管侧肢体，致血流缓慢而发生静脉血栓。

3. 加强自我观察，一旦有异常情况及时报告医生或护士。

【带管出院指导】

1. 保持局部清洁干燥，不要擅自撕下贴膜。贴膜有卷曲、松动，贴膜下有汗液时，及时请护士遵照标准程序更换。护士会向您推荐使用自制袖套。

2. 携带 PICC 的患者可以从事一般性的日常工作、家务劳动、体育锻炼，但需避免使用置管侧手臂提举重的物体，或做引体向上、托举哑铃等持重锻炼。避免游泳等会浸泡到无菌区的活动。家长应嘱咐儿童患者不要玩弄导管的体外部分，以免损伤导管或把导管拉出体外。

3. 携带 PICC 的患者可否洗澡取决于患者的整体身体状况，医生、护士可以建议患者去洗澡，但注意不要将敷料弄湿。淋浴前可以使用保鲜膜将导管包裹严密，上下用胶布贴紧，淋浴后检查敷料有无浸湿，如有浸湿应请护士及时更换敷料。

4. 携带 PICC 的患者治疗间歇期每 7d 由专业护理人员对 PICC 导管进行冲管，每 7d 作更换贴膜、更换肝素帽等维护，不同的 PICC 导管有不同的护理。

5. 携带 PICC 的患者若患上感冒，在换药时应戴上口罩避免增加感染。

6. 输液时注意观察滴速，发现在没有人为改变的情况下滴速明显减慢，或发现导管体外部分在输液时出现漏液现象，要及时通知护士，查明原因，进行妥善处理。

7. 注意观察导管的肝素帽有无脱落、导管体外部分在手臂弯曲时有无打折、破损，若有发生请立即反折导管破损端，并及时到医院更换肝素帽或连接器。

8. 如因对贴膜过敏等原因而必须使用通透性高的敷料（如纱布）时，请相应缩短更换敷料和消毒穿刺点的时间间隔。

9. 当做造影检查时，请提醒医生不要通过普通 PICC 导管高压推注造影剂。

10. 患者出院后如在本院作维护，护士为患者做好门诊维护预约手续。若不能及时回原置管医院进行维护时，请于当地的正规医院内由专业护士维护。维护前请护士务必阅读患者所携带的《PICC 导管使用指南》。进行维护后，要求护士在使用/维护表格上登记并签字。

附件　PICC 置管风险防范与导管维护知识宣教单

PICC 是一种适应于中、长期留置患者体内和(或)输注刺激性及高渗性药物的血管通道器材,有关您的 PICC 的资料如下:

患者姓名_____　性别_____　年龄_____　病例号_____　病室_____

携管注意事项:

1. 保持局部清洁干燥,不要擅自撕下贴膜。贴膜有卷曲、松动,贴膜下有汗液时,及时请护士遵照标准程序更换。

2. 可以从事一般性日常工作、家务劳动,可以进行体育锻炼,但须避免使用置管侧手臂提过重的物体,不做引体向上、托举哑铃等持重锻炼,并避免游泳等会浸泡到无菌区的活动。

3. 携此导管可以淋浴,但应避免盆浴、泡浴。淋浴前用塑料保鲜膜在肘弯处缠绕 2～3 圈,上下边缘用胶布贴紧,淋浴后检查贴膜下有无进水,如有进水,请护士按操作规程更换贴膜。

4. 携带 PICC 患者在治疗间歇期间每 7d 对 PICC 导管进行冲管、换贴膜、换肝素帽等维护。注意不要遗忘。

5. 注意观察针眼周围有无发红、疼痛、肿胀,有无渗出,如有异常应及时联络医生或护士。

6. 如因为对透明贴膜过敏等原因而必须使用通透性更高的贴膜时,应相应缩短更换贴膜的时间间隔。

7. 家长应嘱咐儿童患者不要玩弄导管的体外部分,以免损伤导管或把导管拉出体外。

护理:请专业的医护人员进行导管维护,护士将告知您 PICC 使用及维护注意事项,以加深对它的了解。

1. 使用前先注入 10mL 生理盐水确认导管通畅,如无特殊需要,不可抽回血,以免发生导管堵塞。

2. 三向瓣膜式 PICC 每次输液后用 20mL 生理盐水以脉冲方式冲洗导管,并正压封管。非三向瓣膜式 PICC 每次输液后用肝素稀释液以脉冲方式冲洗导管,并正压封管。

3. 输血、抽血、输注脂肪乳等高黏滞性的药物后立即用 20mL 生理盐水用脉冲方式冲管后再接其他输液。

4. 冲管必须用脉冲方式,并做正压封管,不应用静脉点滴或普通静脉推注方式。

5. 禁止使用小于 10mL 的注射器冲管,给药。不可用暴力冲管,以免造成导管损坏。

6. 可以使用此导管进行常规的加压输液或输液泵给药,但是不应用于高压注射泵推注造影剂。

7. 换药过程严格执行无菌操作,将透明贴膜贴到连接器冀形部分的一半处固定导管。使导管体外部分完全置于贴膜的无菌保护下。禁止将胶带直接贴于导管体上。

8. 换药时应严格观察并记录导管刻度,自下向上小心拆除原有贴膜,避免牵动导管,严禁将导管体外部分移入体内。

9. 应经常观察 PICC 输液的速度,如发现流速明显降低应及时查明并妥善处理。

10. PICC 为一次性医疗用品,严禁重复使用。

如果出现以下情况立即与医院联系。

1. 穿刺部位发红、出血、化脓、出现分泌物、水肿或穿刺点有渗液。

2. 冲管或输液时有阻力。

3. 置管侧的手臂或胸部出现水肿,有麻木、疼痛、烧灼感。

4. 呼吸困难。

5. 导管破损或者断裂时,请在破裂或渗漏以上部位折起,并用胶布固定,然后打电话至医院或立即到就近的医疗点。

——我已接受了以上教育,我有疑问时会及时打电话或直接到医院以寻求帮助。

PICC 的型号:＿＿＿＿　长度:＿＿＿＿　穿刺部位:＿＿＿＿　穿刺时间＿＿＿＿

患者或家属签名:＿＿＿＿　　　　　　　　年　　月　　日

宣教护士签名:＿＿＿＿　　　　　　　　　年　　月　　日

第八章　静脉输液治疗的护理文书

第一节　护理评估与记录要求

【标准】

1. 患者永久病案中的护理记录应包括有关输液治疗和血管通路的全部信息。
2. 静脉导管应根据医院临床护理管理规范中管道的风险程度和病情状况适时评估。
3. 护理记录应包括静脉输液治疗相关的评估、干预及患者对干预的反应等相关因素。
4. 护士应记录输液治疗中异常或预料之外的事件或变异。
5. 静脉输液治疗的护理文书书写基本要求参照医院临床护理管理规范护理病历书写规范总则。
6. 病区静脉输液专科护士指导并落实本病区护理人员贯彻执行静脉输液相关工作制度,督察病区内静脉导管相关记录的完整性。

【实施细则】

静脉输液治疗护理文书的书写必须包括但不限于以下几点:

1. 患者、看护者或患者利益的法定代表人参与并有效理解治疗护理的过程。
2. 中心静脉置管必须有知情同意与风险告知的记录。
3. 血管通路装置的类型、品牌、长度和规格。
4. 置管的日期和时间,穿刺的次数和部位,导管固定的方式和敷料的类型,患者对穿刺的反应及穿刺者的签名。
5. 造影和引导技术的应用。
6. 通过解剖学上的描述、标记或适当的标记符确认穿刺部位。
7. 中长导管和中心静脉导管需确定皮外导管的长度、臂围、导管插入的有效长度。
8. 在进行输液治疗前及任何导管功能失效的情况下需在 X 光下定位中心静脉导管尖端的位置。
9. 中心静脉导管护理评估的内容包括部位、留置时间、深度(根据导管特点)、固定情况、是否通畅、局部情况、护理措施(包括健康宣教)等,至少每天评估一次。首次评估时需要记录置管局部、留置时间、管道深度、固定和通畅情况及相关护理措施等,在相关信息有变更时随时复评并记录。

10. 拔除各类导管必须及时记录;导管滑脱应按相应处理流程处理并记录处理经过;中心静脉管道滑脱,需要填写"意外拔管报告单"(见附件)上报护理部。

11. 采用静脉炎、渗出、外渗的标准化评估量表对穿刺部位的状况和外观进行打分,并随后正确记录评估结果。

12. 穿刺部位的护理。

13. 穿刺部位的特殊准备,实施感染控制和安全预防措施。

14. 负责患者治疗护理和监测的医务人员之间的相互沟通。

15. 治疗的类型、药品、剂量、输液速度、时间和给药方法。

16. 诊断、评估和患者的生命体征。

17. 患者对输液治疗的反应,包括症状和化验结果。

18. 静脉输液治疗或护理实施过程中的障碍或并发症。

19. 治疗的终止,包括导管的长度和完整性、穿刺部位的外观、敷料的应用、导管撤出的原因和患者的反应。另外,如果可以获得培养物,需记录培养的来源,包括但不限于穿刺部位、导管和血液。

20. 输血患者在输血开始、15min 和结束时要评估有无不良反应并记录。

附件　意外拔管报告单

科室_____ 发生人_____ 职称_____
发生时间(年月日时分)_____ 上报时间(年月日)_____

患者资料

姓名　　　　　性别　　　　　年龄　　　　　住院号

诊断

导管种类

气管插管(□经口 □经鼻) □气管切开套管

造瘘管(□胃 □胆囊 □空肠 □膀胱 □肾)

引流管(□腹腔 □胸腔 □胃肠减压 □心包 □T 管 □脑室 □腰大池 □特殊导尿管 □胰管 □鼻胆管)

中心静脉导管(□颈内静脉 □股静脉 □锁骨下静脉 □PICC □漂浮导管)

其他导管:□吻合口以下的胃管 □鼻肠管 □三腔二囊管 □透析管 □动脉留置针 □其他

患者情况

意识:□清醒 □烦躁 □嗜睡 □昏迷

约束:□是 □否

拔管方式:　　　　　　　　(目击者:　　　　)

处理:□未重置 □重置(时间:　　　　)

原因分析

事件后果

整改措施

护士长

质量安全管理分会意见

日期

第二节　导管标识

根据管道风险管理制度,中心静脉导管,包括 CVC、PICC、锁骨下静脉导管、股静脉,属于中危风险导管,应用橙色的专用标签做好标记。专用标签上有"日期、名称、备注、签名"四个栏目。

"日期"栏写置管日期,需要有效期的管道加写到期日期,日期具体到:年/月/日－年/月/日。

"名称"栏写管道的具体名称。

"姓名"栏写置管者的姓名,如为外院带入,写上"外院带入";如为麻醉科带入且无法查实姓名时写上"麻醉医生",以此类推。

"备注"栏:管道的原始深度(有深度要求的管道)等其他信息。

第三节　电子化记录

【电子化置管记录】

PICC 置管后由穿刺者填写电子化置管记录,内容如下(见图 8-1):

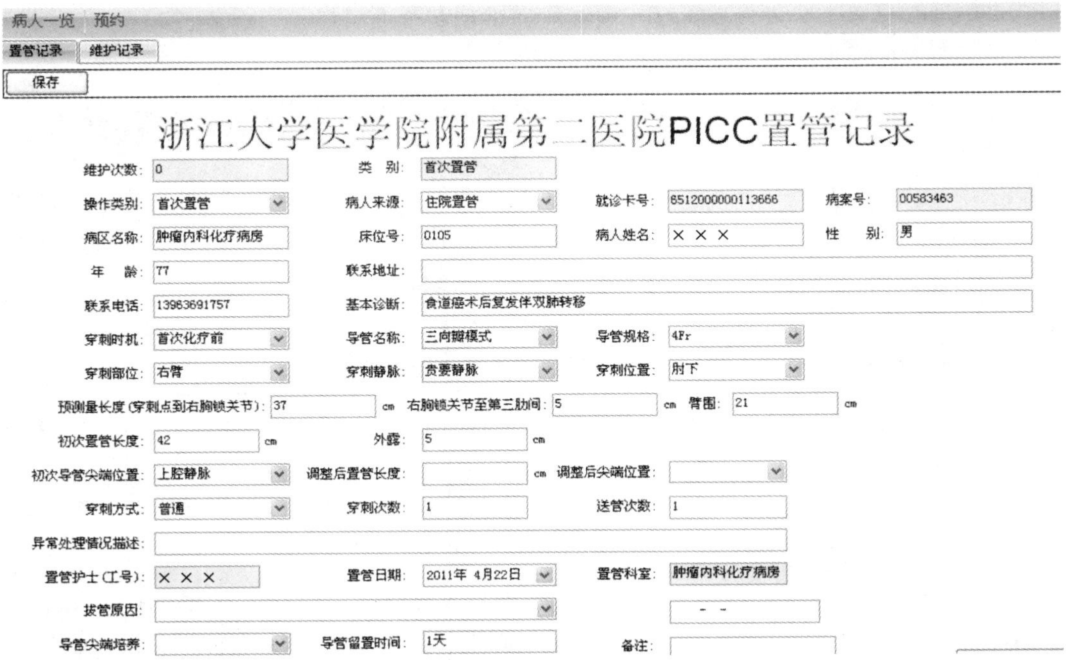

图 8-1　PICC 电子化置管记录

各病区通过本地电脑的综合信息平台→双击患者卡→静脉输液信息→置管记录查看（见图 8-2）。

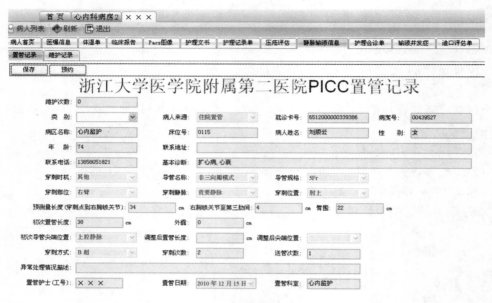

图 8-2　病区查看置管记录

【电子化维护记录】

PICC 带管患者每次进行导管维护后均需在维护记录上增加一次维护，如有相关并发症发生，则需在该次维护记录上添加并发症并保存（见图 8-3）。

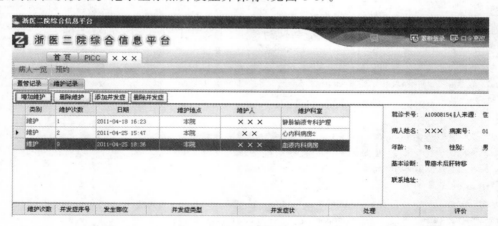

图 8-3　PICC 带管患者导管维护记录

各病区可通过本地电脑的综合信息平台→患者静脉输液信息→左上角维护记录中，查看该患者导管维护记录，选中某一条维护记录可查看当天维护时有无并发症上报，选中任一条维护记录，可针对当天维护情况"添加并发症"或"删除并发症"。目前病区不能"增加维护"及"删除维护"。

【电子化拔管记录】

PICC 拔管后须在电子化信息系统中记录,操作步骤:综合信息平台→双击患者卡→静脉输液信息→置管记录→类别,选择拔管→右下角"拔管日期"自动显示当天→选择拔管原因→保存即可(见图 8-4)。

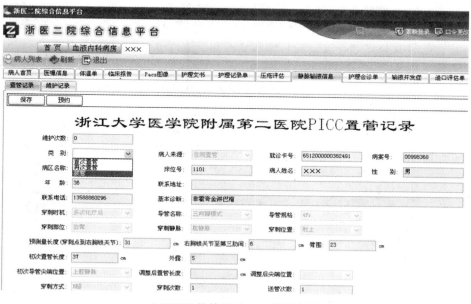

(a)PICC 拔管记录——类别选择

(b)PICC 拔管记录——原因选择

图 8-4　PICC 拔管记录

第四节　电子化会诊单

护士长或者责任组长对于本科室不能解决的静脉输液问题,如 PICC 置管或者疑难输液并发症,需要静脉输液专职专科护士进行护理会诊时,先提出会诊申请,填写电子化会诊单。会诊意见/处理由会诊专科护士在护理会诊单上填写,保存并打印会诊单,护理会诊单留存在病历中归档。PICC 穿刺会诊流程及静脉输液并发症电子仪会诊流程如下。

PICC 穿刺会诊流程(见图 8-5):医嘱 PICC 穿刺(费用"嘱托")→护士评估有无置管禁忌证→无禁忌证→评估患者肘部静脉→发护理会诊单。电子化操作步骤:进入本地电脑的综合信息平台→住院护士站→双击患者卡→护理会诊单→(右侧)邀请会诊科室,选择"静脉输液专科护理"→新增→"会诊单"界面→选择"邀请会诊时间"(默认当天)→按要求填写最近一次的血常规、凝血功能指标→会诊要求、目的:选中 PICC 穿刺→初步评估 PICC 穿刺方法、穿刺场所(肘部静脉显露良好者选择非超声,否则超声)→点击保存即可(见图 8-6)。

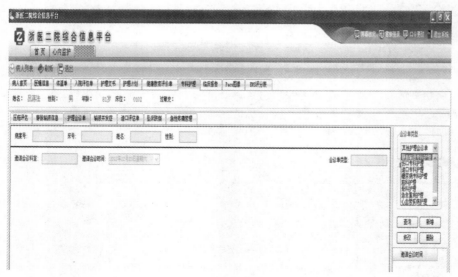

(a)综合信息平台中选择"静脉输液专科护理"会诊单

(b)会诊单中选择"邀请会诊时间"

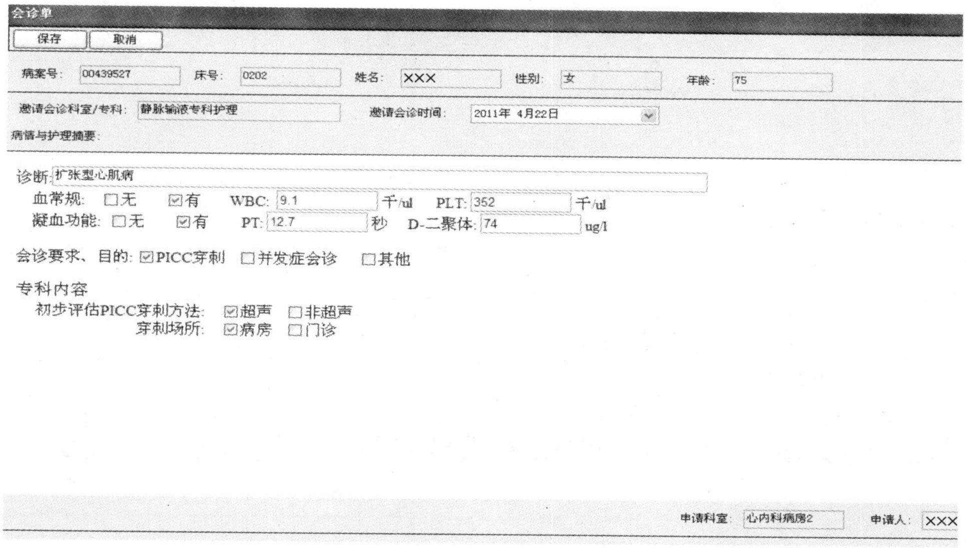
会诊单

保存 取消

病案号: 00439527 床号: 0202 姓名: XXX 性别: 女 年龄: 75

邀请会诊科室/专科: 静脉输液专科护理 邀请会诊时间: 2011年 4月22日

病情与护理摘要:

诊断: 扩张型心肌病

血常规: □无 ☑有 WBC: 9.1 千/ul PLT: 352 千/ul

凝血功能: □无 ☑有 PT: 12.7 秒 D-二聚体: 74 ug/l

会诊要求、目的: ☑PICC穿刺 □并发症会诊 □其他

专科内容

初步评估PICC穿刺方法: ☑超声 □非超声

穿刺场所: ☑病房 □门诊

申请科室: 心内科病房2 申请人: XXX

(c)会诊单中填写化验项目、会诊要求、专科内容

图 8-5 填写 PICC 穿刺“会诊单”

静脉输液并发症电子化会诊流程(见图 8-6):综合信息平台→住院护士站→双击患者卡→护理会诊单→(右侧)邀请会诊科室,选择“静脉输液专科护理”→新增→“会诊单”界面→选择“邀请会诊时间”(默认当天)→按要求填写最近一次的血常规、凝血功能指标→会诊要求、目的:选中并发症会诊 →按顺序选择“输液工具”、并发症类别或者其他(输入会诊要求)→保存。

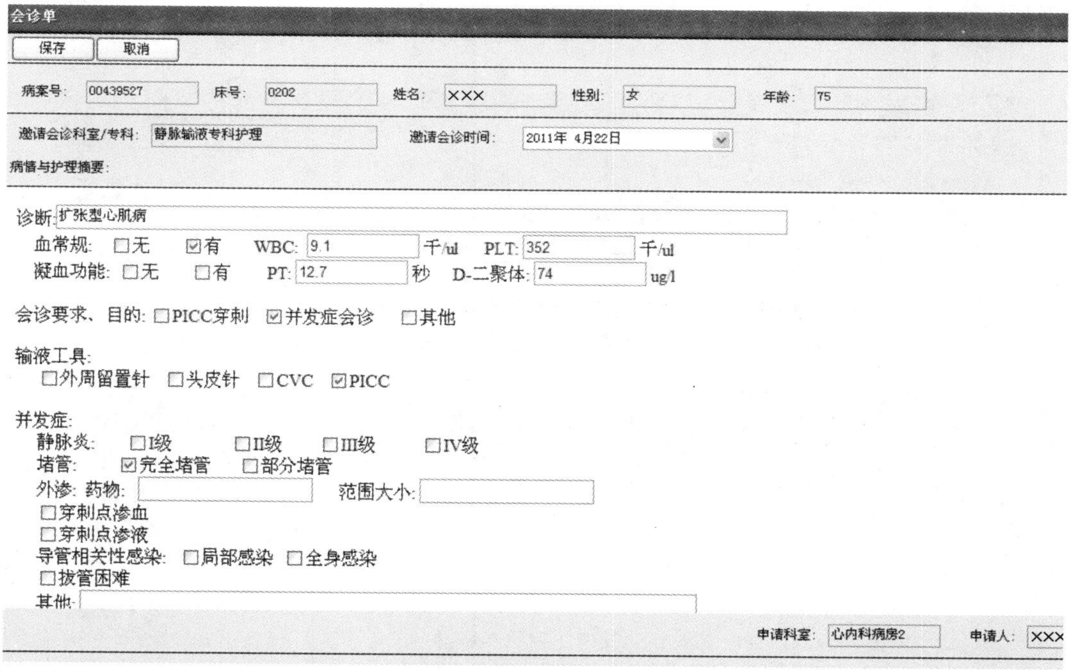
会诊单

保存 取消

病案号: 00439527 床号: 0202 姓名: XXX 性别: 女 年龄: 75

邀请会诊科室/专科: 静脉输液专科护理 邀请会诊时间: 2011年 4月22日

病情与护理摘要:

诊断: 扩张型心肌病

血常规: □无 ☑有 WBC: 9.1 千/ul PLT: 352 千/ul

凝血功能: □无 □有 PT: 12.7 秒 D-二聚体: 74 ug/l

会诊要求、目的: □PICC穿刺 ☑并发症会诊 □其他

输液工具:

□外周留置针 □头皮针 □CVC ☑PICC

并发症:

静脉炎: □I级 □II级 □III级 □IV级

堵管: ☑完全堵管 □部分堵管

外渗: 药物: 范围大小:

□穿刺点渗血

□穿刺点渗液

导管相关性感染: □局部感染 □全身感染

□拔管困难

其他:

申请科室: 心内科病房2 申请人: XXX

图 8-6 填写静脉输液并发症会诊单

第五节　电子化预约

PICC 门诊维护采用电子化预约的工作模式。住院患者在办理出院手续之前可在综合信息平台系统预约 PICC 门诊维护日期与时段。

电子化预约程序(见图 8-7):综合信息平台患者→住院护士站→患者卡→静脉输液信息→左上角"预约"→"患者预约"界面→选择预约日期(默认 7d 后)→选择预约时间段→保存。

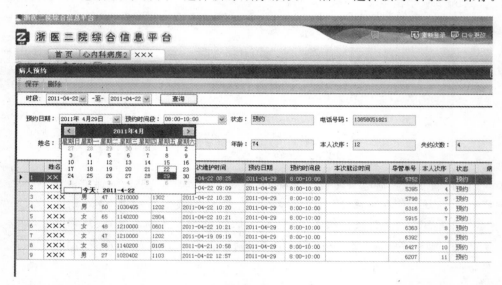

(a)选择预约日期

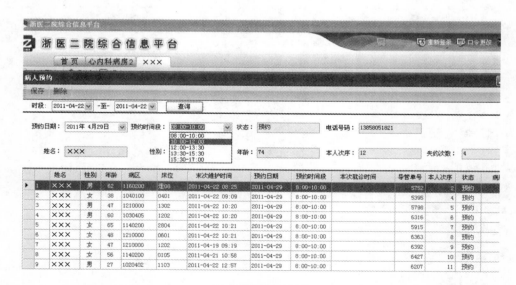

(b)选择预约时间段

图 8-7　填写电子化预约单

第六节　并发症呈报

呈报方法一般为常规网上呈报(综合信息平台)。

静脉输液并发症呈报流程(见图 8-8(a)):综合信息平台→住院护士站→双击"患者卡"→上方栏目中选择"专科护理"→"输液并发症"→"添加并发症"→在"并发症类型、症状、处理、输液工具、发生部位"前的方框内逐项打"√"→填写完整,点击"保存"即可。填写"评价"时,由原路径进入原并发症"评价"项目内打"√"。

修改:在"输液并发症"栏中双击需修改的并发症条目→进入具体项目→修改→保存。如并发症保存错误,选中保存错误的并发症条目→点击删除并发症即可(见图 8-8(b))。

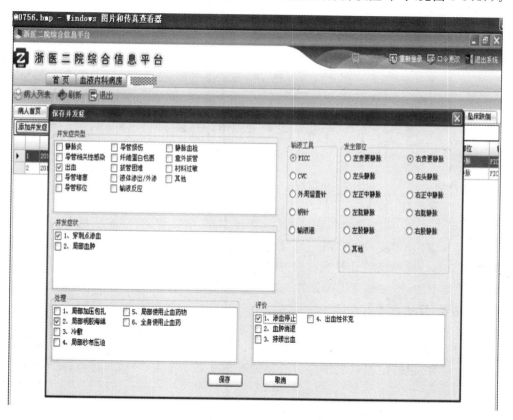

(a)填写并发症呈报项目

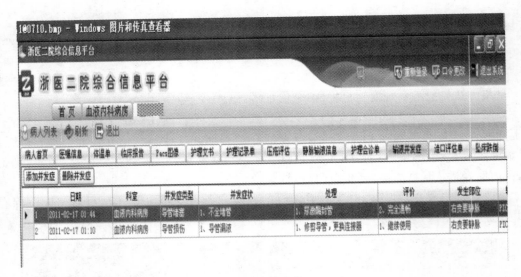

(b)删除并发症

图 8-8　填写静脉输液并发症呈报单

第七节　数据统计

通过综合信息平台,可以统计的数据有(以天为单位)。

1. 维护类别汇总:统计任一时段内置管、维护、拔管患者数,且可以通过 PICC 置管记录中的项目如患者姓名、性别、类别、病区名称、患者来源、穿刺部位、穿刺次数、初次导管尖端位置、穿刺静脉、穿刺方式、导管规格、导管尖端培养、导管名称等条件查询置管量,根据每根导管的置管日期系统自动统计导管留置时间直至拔管;

2. 置管类型统计:根据 PICC 置管记录中的患者来源,统计任一时段内住院置管、门诊置管、外院置管、其他置管量;

3. 会诊单科室统计:根据电子化会诊单的申请科室及会诊要求,包括超声、非超声,统计任一时段内各科室的静脉输液电子化会诊量,并可以选择特定科室进行自定义检索;

4. 会诊单月份统计:根据电子化会诊单的会诊要求(包括超声、非超声)统计任一时段内会诊单数量;

5. 并发症呈报统计:可以根据呈报日期、科室、住院号、患者姓名、并发症类型、并发症状、处理、评价、发生部位、输液工具、评价时间统计呈报的并发症信息,且通过选择病区、并发症类型、输液工具进行自定义检索。

(本篇由赵锐祎、李爱萍、申屠英琴、江南、

陈春芳、黄靖、宋萍、朱玲玲、徐敏整理)

第二篇

糖尿病专科护理
临床实践指南

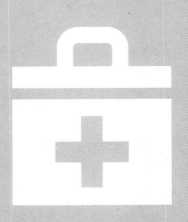

第九章　糖尿病概况

第一节　概　述

一、定义

糖尿病是由于胰岛素分泌及（或）作用缺陷引起的以血糖升高为特征的代谢病。长期血糖控制不佳的糖尿病患者，可伴发各种器官，尤其是眼、心、血管、肾、神经损害或器官功能不全或衰竭，导致残废或者早亡。

二、临床表现

1. 糖尿病的典型症状："三多一少"，即多饮、多尿、多食和消瘦（体重下降）。有典型症状的糖尿病患者通常会主动就诊，而绝大多数的糖尿病患者，特别是 2 型糖尿病患者均无任何症状，或者只有一些不引人注意的不适感，若不加以注意，随着糖尿病的发展，才会出现一些其他并发症症状。

2. 糖尿病的不典型症状：反复生疖长痈、皮肤损伤或手术后伤口不愈合；皮肤瘙痒，尤其是女性外阴瘙痒或泌尿系统感染；不明原因的双眼视力减退、视物模糊；男性不明原因的性功能减退、勃起功能障碍（阳痿）者；过早发生高血压、冠心病或脑卒中；下肢麻木、烧灼感；尿中有蛋白（微量或明显蛋白尿）。

三、诊断与分型

1. 诊断：

（1）糖尿病症状＋任意时间血浆葡萄糖水平≥11.1mmol/L（200mg/dL）。

（2）空腹血浆葡萄糖（FPG）水平≥7.0mmol/L（126mg/dL）。

（3）葡萄糖耐量试验（OGTT），服糖后 2h 血浆葡萄糖水平≥11.1mmol/L（200mg/dL）。

注：无糖尿病症状者，需另日重复测定血糖以明确诊断。

2. 分型：按照世界卫生组织（WHO）及国际糖尿病联盟（IDF）专家组的建议，糖尿病可分为 1 型、2 型、其他特殊类型及妊娠糖尿病四种。

第二节　糖尿病的危险因素与危害

一、危险因素

1. 年龄增长。
2. 家族史。
3. 肥胖。
4. 高血压与血脂异常。
5. 体力活动减少及(或)能量摄入过多。
6. 其他危险因素：既往有空腹血糖受损(IFG)和(或)糖耐量减低(IGT)、心脑血管疾病史、巨大胎儿分娩史、低出生体重、吸烟、药物及应激(可能)。

二、危害

2007—2008 年，在中华医学会糖尿病学分会(CDS)组织下，在全国 14 个省市进行了糖尿病的流行病学调查。通过加权分析，在考虑性别、年龄、城乡分布和地区差别的因素后，估计我国 20 岁以上的成年人糖尿病患病率为 9.7％，成人糖尿病患者总数达 9240 万。我国可能已成为糖尿病患者数最多的国家。糖尿病可引起严重的并发症，包括急性并发症，如糖尿病酮症酸中毒、糖尿病非酮症高渗透性昏迷、乳酸酸中毒；慢性并发症，如糖尿病肾脏病变，糖尿病神经病变，糖尿病眼部病变，糖尿病心血管、脑血管及下肢血管病变。糖尿病及其并发症是引起患者致死、致残及医疗费用增加的原因，尤其是糖尿病的慢性并发症。

第三节　糖尿病的基本治疗原则

糖尿病基本治疗的五项原则包括：
1. 糖尿病的教育与心理治疗；
2. 糖尿病医学营养治疗；
3. 运动治疗；
4. 糖尿病的药物治疗；
5. 糖尿病的自我监测。

第十章　糖尿病急性并发症

第一节　糖尿病酮症酸中毒

糖尿病酮症酸中毒(diabetic ketoacidosis,DKA)是糖尿病患者最常见的急性并发症,主要发生于1型糖尿病患者,在感染等应激情况下2型糖尿病患者也可发生。发生酮症酸中毒的原因是体内胰岛素极度缺乏,组织不能有效利用葡萄糖导致血糖显著升高。此时脂肪分解产生高酮血症和酮尿症伴代谢性酸中毒及明显的脱水。严重者出现不同程度的意识障碍直至昏迷,若不及时救治将导致死亡。

一、诱因

1. 胰岛素剂量不足或中断。

2. 各种感染:尤其是2型糖尿病伴急性严重感染,如败血症、肺炎、化脓性皮肤感染、胃肠道感染、急性胰腺炎、胆囊胆管炎、腹膜炎等。

3. 饮食失控:食用过多的高糖、高脂肪的食物。

4. 肠道疾病:尤其是伴有严重呕吐、腹泻、畏食、高热等导致严重失水或进食不足时,如果胰岛素应用不当更易发生。

5. 精神因素:精神创伤,过度激动或劳累。

6. 应激:外伤、手术、麻醉、急性心肌梗死、心力衰竭、甲亢、肾上腺皮质激素治疗等。

7. 妊娠和分娩。

二、临床特点

1. 糖尿病症状加重,如口渴、多饮、多尿、乏力。

2. 意识障碍:早期患者有头痛、头晕、萎靡,继而出现烦躁,严重的糖尿病酮症酸中毒患者可发生意识障碍,甚至昏迷。

3. 胃肠道症状:恶心、呕吐,不想进食,少数有腹痛。

4. 呼吸改变:呼气中有烂苹果味(酮味)。呼吸可变快、变深以排出二氧化碳(Kussmol呼吸);重度酸中毒(动脉血pH$<$7.0)时,脑组织受抑制并可出现肌无力,呼吸减弱。如呼吸在30次/分以上,提示患者有严重的酸中毒。

5. 低血压:出现严重脱水、尿量减少、皮肤干燥无弹性、眼球下陷等,脱水超过体重的15%时则出现循环衰竭。

三、治疗原则

1. 监测：每 1～2h 测血糖一次，测定尿酮体，注意电解质和血气变化并做肝肾功能、心电图等检查，以便及时调整治疗方案。

2. 小剂量胰岛素：生理盐水加小剂量胰岛素静脉滴注，常用量为每小时 4～6U，如血糖下降幅度小于治疗前血糖水平的 30%，胰岛素剂量可加倍。

3. 补液，立即补充生理盐水，先快后慢，当血糖下降到 13.9mmol/L 时改用 5% 葡萄糖加胰岛素继续输注，同时相应地调整胰岛素剂量。

4. 补钾：患者常伴失钾，经补液已排尿时就应开始静脉补钾。24h 补氯化钾总量 6～10g。如患者肾功能不全、血钾过高（≥6.0mmol/L）或无尿时暂缓补钾。

5. 补碱：一般不补碱性药物，胰岛素治疗后酮体的产生即被控制，酸中毒可纠正。但是当动脉血 pH<7.0 时可用小剂量碳酸氢钠，补碱后监测动脉血气。

6. 其他：积极对伴发病及诱因进行治疗，消除诱因。

四、护理要点

1. 生命体征的监测，观察神志变化。准确记录 24h 液体出入量。

2. 各项指标的监测，包括血尿标本。

3. 静脉通路的建立。

4. 防止意外的发生，对于意识障碍者，要加床挡、约束带予以保护，还应避免抓伤，自行拔出各种管道及坠床等意外的发生。

五、预防措施

1. 相关人员要掌握糖尿病的基本知识，提高对糖尿病酮症酸中毒的认识。一旦怀疑本病应尽早到医院就诊检查。

2. 坚持合理地应用胰岛素和口服降糖药，不可随意减量、加量，甚至停药。

3. 定期监测血糖。糖尿病患者需经常监测血糖，有条件者应自我监测血糖。在合并应激情况时每日监测血糖。

4. 控制诱发糖尿病酮症的因素，防止饥饿，预防脱水。

5. 保持良好的情绪。

第二节　高血糖高渗透压综合征

高血糖高渗透压综合征（hyperglycemic hyperosmolar syndrome，HHS）是糖尿病的严重急性并发症之一，临床以严重高血糖而无明显酮症酸中毒、血浆渗透压显著升高、脱水和意识障碍为特征。HHS 的发生率低于 DKA，且多见于老年 2 型糖尿病患者。

一、诱因

1. 应激：如感染、外伤、手术、心脑血管疾病等。
2. 脱水：如胃肠道疾病所致的呕吐、腹泻及大面积烧伤等，导致患者的入量不足或失水过多。
3. 高糖的摄入：服用大量的高糖饮料，血糖不明情况时大量输入葡萄糖液，或进行含糖溶液的血液或腹膜透析。
4. 药物：大量服用噻嗪类利尿剂。

二、临床特点

起病比较隐蔽、缓慢，早期有口渴、多饮、多尿、疲乏无力症状。随着脱水的加重，出现反应迟钝、表情淡漠，随即出现不同程度的意识障碍。体征呈脱水貌，口唇干燥，皮肤弹性差，眼窝塌陷，心率加快，腱反射减弱。

三、治疗原则

1. 监测：监测血糖、电解质以及其他检查。伴有心功能不全者监测中心静脉压，以指导输液速度和补液量。
2. 补液：一般较酮症酸中毒更严重，应立即补液纠正脱水状态，血压偏低，血钠150mmol/L者用生理盐水，血钠150mmol/L且无低血压者可补0.45％氯化钠溶液。补液速度先快后慢，血糖下降到16.7mmol/L时可改为5％葡萄糖液加胰岛素。补液总量一般按体重的10％～12％计算。
3. 小剂量胰岛素：胰岛素的剂量和用法与糖尿病酮症酸中毒相似。血糖不宜降得过低。
4. 其他：补钾方法同酮症中毒。去除诱因，防止感染，防止其他并发症。

四、护理重点

1. 生命体征观察：本病病情危重，多数患者入院时处于昏迷或嗜睡状态，应密切观察神志、瞳孔、体温、脉搏、呼吸、血压变化，并作记录。
2. 尿量和皮肤的观察，脱水是此病的主要表现，患者由于脱水尿量减少、色深，甚至短期内无尿，皮肤由于干燥缺乏弹性，因此要准确记录，为每小时补液量提供可靠依据。
3. 补液速度和量的护理：要快速建立双静脉通路，一条通路小剂量胰岛素输注，另一条通路快速补液。由于大多为老年患者，静脉补液速度和量会影响患者的心功能，而严重影响预后，因此要根据患者的年龄、心血管情况、血压、血糖、电解质、血浆渗透压、尿量随时调整补液速度和量。
4. 做好基础护理，防止并发症的发生。

五、预防措施

1. 相关人员要掌握糖尿病的基本知识，提高对高血糖高渗透压综合征的认识。一旦怀疑本病应尽早到医院就诊检查。

2. 定期自我监测血糖,保持良好的血糖控制状态。

3. 老年人渴感阈值升高,要保证充足的水分摄入,鼓励主动饮水。

4. 对有中枢神经系统功能障碍不能主动饮水者要记录每日出入量,保证水电解质平衡。

5. 糖尿病患者因其他疾病必须使用脱水治疗时要监测血糖、血钠和渗透压。

6. 糖尿病患者发生呕吐、腹泻、烧伤、严重感染等疾病时要保证供给足够的水分。

7. 鼻饲饮食者常常给予高能量的混合奶以保证能量供应时,要计划好每日水摄入量,每日观察尿量。

第三节　乳酸性酸中毒

本病主要是体内无氧酵解的糖的代谢产物乳酸大量堆积,导致高乳酸血,进一步出现血pH降低,即为乳酸性酸中毒。糖尿病合并乳酸性酸中毒的发生率不高,但病死率很高。

一、诱因

1. 糖尿病合并肝、肾功能不全,慢性心、肺功能不全等缺氧性疾病。

2. 不恰当服用苯乙双胍糖尿病患者,尤其是合并上述疾病时。

3. 糖尿病各种急性并发症合并脱水、缺氧时。

二、临床特点

发病较急,但症状与体征可不特异。早期症状不明显,中及重症则可出现恶心、呕吐、疲乏无力、呼吸深大、意识障碍,严重者呈深昏迷。

三、治疗原则

1. 监测:血糖、电解质、血气和血乳酸浓度。

2. 补液:补充生理盐水,血糖无明显升高者可补充葡萄糖液,并可补充新鲜血液,改善循环。

3. 补碱:尽早大量补充碳酸氢钠,每2h监测动脉血pH,上升至7.2时暂停补碱并观察病情,否则有可能出现反跳性代谢性碱中毒。

4. 其他治疗:注意补钾和纠正其他电解质紊乱。疗效不明显者可做腹膜透析以清除乳酸和苯乙双胍。

四、护理重点

1. 生命体征观察:本病病情危重,多数患者入院时处于昏迷或嗜睡状态,应密切观察神志、瞳孔、体温、脉搏、呼吸、血压变化,并作记录。

2. 临床表现多伴有口干、多饮、多尿加重,伴腹痛、呼吸深大,意识障碍等表现,应及时做好各项抢救工作。

3. 防止意外的发生,对于意识障碍者,要加床挡,防止坠床等意外的发生。

五、预防措施

1. 严格掌握双胍类药物的适应证,对伴有肝、肾功能不全,或伴有慢性缺氧性心肺疾病患者,食欲不佳,一般情况差的患者忌用双胍类降糖药。

2. 二甲双胍引起乳酸性酸中毒的发生率大大低于苯乙双胍,因此建议需用双胍类药物治疗的患者尽可能选用二甲双胍。

3. 使用双胍类药物患者在遇到急性危重疾病时,应暂停本药,改用胰岛素治疗。

4. 长期使用双胍类药物者要定期检查肝、肾功能,心肺功能,如有不适宜用双胍类药物的情况时应及时停用。

第四节　低血糖

糖尿病低血糖是指糖尿病患者在药物治疗过程中发生的血糖过低现象。对非糖尿病患者来说,低血糖症的诊断标准为血糖<2.8mmol/L。而接受药物治疗的糖尿病患者只要血糖水平≤3.9mmol/L就属低血糖范畴。糖尿病患者常伴有自主神经功能障碍,影响机体对低血糖的反馈调节能力,增加了发生严重低血糖的风险。同时,低血糖也可能诱发或加重患者自主神经功能障碍,形成恶性循环。

可引起低血糖的降糖药物:胰岛素、磺脲类和非磺脲类胰岛素促泌剂以及 GLP-1 受体激动剂均可引起低血糖。其他种类的降糖药单独使用时一般不会导致低血糖,但其他降糖药与上述药物合用也可增加低血糖的发生风险。

一、低血糖分类

1. 严重低血糖:需要旁人帮助,常有意识障碍,低血糖纠正后神经系统症状明显改善或消失;

2. 症状性低血糖:血糖≤3.9mmol/L,且有低血糖症状;

3. 无症状性低血糖:血糖≤3.9mmol/L,但无低血糖症状。此外,部分患者出现低血糖症状,但没有检测血糖(称可疑症状性低血糖),也应及时处理。

二、诱发因素

1. 胰岛素应用不当。胰岛素剂量过大或病情好转时未及时减少胰岛素剂量;注射混合胰岛素时,长短效胰岛素剂量的比例不当,长效胰岛素比例过大,易出现夜间低血糖。

2. 注射胰岛素的部位对胰岛素的吸收不好,使吸收的胰岛素时多时少产生低血糖。

3. 注射胰岛素后没有按时进餐,或因食欲不好未能吃够正常的饮食量。

4. 临时性体力活动量过大,未事先减少胰岛素剂量或增加食量。

5. 脆性糖尿病患者,病情不稳定者,易出现低血糖。

6. 肾功能不全患者,在使用中、长效胰岛素时。

7. 酒精摄入,尤其是空腹饮酒。

三、临床表现

交感神经兴奋的表现包括心慌、出汗、饥饿、无力、手抖、视力模糊,面色苍白等。中枢神经系统症状包括头痛、头晕、定向力下降、吐词不清、精神失常、意识障碍,直至昏迷。部分患者在多次低血糖症发作后会出现无警觉性低血糖症,患者无心慌出汗、视力模糊、饥饿、无力等先兆,直接进入昏迷状态。持续时间长(一般认为>6h)且症状严重的低血糖可导致中枢神经系统损害,甚至不可逆转。

四、治疗原则

1. 补充葡萄糖:立即给予葡萄糖,轻者口服,重者静脉注射。如无葡萄糖,可予口服甜果汁、糖水,要观察到患者意识恢复。

2. 胰升糖素治疗:胰升糖素皮下、肌肉或静脉注射,由于其作用时间较短,且会再次出现低血糖,因此在注射后仍要补充葡萄糖或进食。

长效磺脲类药物(如格列本脲、氯磺丙脲等)导致的低血糖症往往较持久,给予葡萄糖在患者意识恢复后有可能再次陷入昏迷,需连续观察3d,以保证患者完全脱离危险期。

五、预防措施

1. 相关人员要掌握糖尿病的基本知识,提高对低血糖的认识,熟悉低血糖的症状及自我处理低血糖症状的方法。

2. 患者养成随身携带《患者信息卡》和高糖食品的习惯。

3. 胰岛素注射时剂量要准确,严格按操作程序执行。病情较重,无法预料患者餐前胰岛素用量时,可以先进餐,然后再注射胰岛素,以免患者用胰岛素后尚未进食而发生低血糖。

4. 对于强化治疗的患者,要随时监测血糖,4次/日,即空腹+三餐后。如空腹血糖高应加测凌晨2点或4点的血糖。空腹血糖控制在 4.4~6.1mmol/L 为宜,餐后血糖<8mmol/L,睡前血糖为5.6~7.8mmol/L,凌晨时血糖不低于4mmol/L。

5. 老年患者血糖控制不宜太严。空腹血糖不超过 7.8mmol/L,餐后血糖不超过11.1mmol/L。

6. 合并感染、畏食、呕吐、腹泻等,应积极治疗合并症。

7. 有备无患。遵从糖尿病治疗计划,并小心应付计划外的变化。

第十一章　糖尿病慢性并发症与伴发疾病

第一节　大血管病变

一、心血管疾病

冠状动脉性心脏病（coronary artery heart disease，CHD），简称冠心病，通常指由于冠状动脉粥样硬化斑块及（或）斑块破裂出血和血栓形成，引起心肌缺血与坏死的疾病。冠心病是糖尿病的主要大血管合并症，据报道糖尿病并发 CHD 者高达 72.3%，约 50% 的 2 型糖尿病患者在诊断时已经有 CHD。2001 年中华医学会糖尿病学分会组织对京、津、沪、渝 4 城市 10 家医院住院糖尿病患者并发症调查，约 80% 的糖尿病患者死于心血管并发症，其中 75% 死于冠心病，为非糖尿病患者的 2～4 倍。

1. 临床常见类型：慢性稳定型心绞痛（stable angina pectoris，SAP）和急性冠状动脉综合征（acute coronary syndrome，ACS）。后者又表现为不稳定型心绞痛（unstable angina，UA）、非 ST 段抬高心肌梗死（non-ST-segment elevation myocardial infarction，NSTEMI）、ST 段抬高心肌梗死（ST-segment elevation myocardial infarction，STEMI）或急性心肌梗死（acute myocardial infarction，AMI）几种亚型。

2. 预防措施：

（1）必须强化血糖及糖化血红蛋白的目标值。空腹和餐后血糖的升高都会增加心脏病等严重并发症的发病率，控制血糖可以降低心脏病的风险。

（2）加强心肌急性或慢性缺血的治疗：硝酸甘油、β-阻滞剂、血管紧张素转换酶抑制剂的使用。

（3）积极抗血小板与抗凝治疗：首选阿司匹林。

（4）有条件可以行经皮冠状动脉成形术与心脏搭桥手术。

二、脑血管病

糖尿病脑血管病的患病率高于非糖尿病患者群，其中脑梗死的患病率为非糖尿病患者群的 4 倍。糖尿病患者脑卒中的死亡率、病残率、复发率较非糖尿病患者高，病情恢复慢。严重损害患者生活质量，显著增加医疗经费的支出，对个人、家庭、社会都是很大的负担。

1．常见的临床表现。

（1）出血性脑血管病：多发生在剧烈运动、酗酒、情绪激动后，发病突然、急剧，经常有头痛、中枢和周围神经损伤症状，意识障碍的发生率较高，发病后2～3d内可逐渐稳定，如进行性加重，则预后较差。

（2）缺血性脑血管病：由于清晨血糖高、血液浓缩、血压偏高，所以多发生在上午4时到9时。初发病灶多较局限，所以症状较轻。首发症状多为某一肢体乏力，自主活动受限，肌力下降，由于颅内压多无明显升高，故头痛一般不严重或不明显。

2．预防措施：

（1）监测血糖，保持血压、血脂、血液流变学等指标在正常范围内。

（2）科学用药，积极行抗血小板治疗（阿司匹林）。

（3）保持合理饮食、良好的运动习惯，保持理想体重，戒烟，限酒。

（4）发病后的积极治疗及护理：①注意监测生命体征，保持呼吸道通畅，积极控制病因；②及早行溶栓治疗；③控制血压，但是要避免血压迅速下降；④调节血钠，使血钠保持在正常范围的低限以防止颅内压升高和血容量增加，诱发血压升高和心力衰竭。⑤加强血糖监测，及时调整胰岛素用量，避免血糖波动过大，防止低血糖发生。

第二节　微血管病变

一、糖尿病眼病

长期高血糖可导致白内障、青光眼、视网膜病变的发生，最终导致视力下降，甚至失明。

1．糖尿病视网膜病变分型。

（1）非增殖型糖尿病视网膜病变（nonproliferactive diabetic retinopathy，NPDR）：也称背景型病变，属早期病变。

轻度：眼底有出血点和微动脉瘤；

中度：棉毛斑和视网膜内微血管异常；

重度：静脉串珠样改变，视网膜局部毛细血管无灌注区累及多个象限。

（2）增殖型：眼底出现视网膜新生血管的增殖和纤维组织增生。

（3）糖尿病性黄斑水肿：由视网膜血管通透性异常所致，病变介于背景型和增殖型之间。黄斑区局部视网膜增厚，水肿区内有微动脉瘤，周围有硬性渗出，黄斑部可出现黄斑囊样水肿。

2．糖尿病眼病筛查与随诊：糖尿病患者每年需进行眼科检查，包括视力、眼压、眼底检查。出现视网膜病变后，需要制订随诊计划，并按视网膜病变程度制订随访计划。

二、糖尿病肾病

糖尿病肾病（diabetic nephropathy，DN）是糖尿病慢性微血管病变的一种重要表现，1型糖尿病患者中约有40％死于DN，2型糖尿病患者中DN发生率约为20％，其发病率仅次于心脑血管疾病。

1. 糖尿病肾病的临床分期(见表 11-1)。

表 11-1 糖尿病肾病的临床分期

分期	肾小球滤过率	病理变化	微量白蛋白尿或尿蛋白
肾小球高滤过期	增高	肾小球肥大	正常
无临床表现的肾损害期	较高或正常	系膜基质轻度增宽,肾小球基底膜轻度增厚	<30mg/d
早期糖尿病肾病期	大致正常	系膜基质增宽,肾小球基底膜增厚更明显	30～300mg/d
临床糖尿病肾病期	减低	肾小球硬化、肾小管萎缩及肾间质纤维化	蛋白尿>0.5g/d
肾衰竭期	严重减低	肾小球硬化、荒废,肾小管萎缩及肾间质广泛纤维化	大量蛋白尿

2. 预防措施。

(1)控制高血糖:空腹血糖<6.1mmol/L,餐后血糖<8.0mmol/L,HbA$_1$C<6.5%。

(2)控制高血压:无肾损害及尿白蛋白患者,血压控制目标<130/80mmHg,尿蛋白>1.0g/d 的患者,血压控制目标<125/75mmHg。

(3)控制血脂紊乱:TC<4.5mmol/L,LDL-Ch<2.6mmol/L,HDL-Ch>1.1mmol/L,TG<1.5mmol/L。

(4)应用血管紧张素转换酶抑制剂(ACEI)或血管紧张素Ⅱ受体阻滞剂(ARB),以减少尿白蛋白及延缓肾脏损害进展。

(5)糖尿病肾病治疗要点:限制蛋白摄入量 0.8g/kg/d,透析疗法排除体内代谢毒物,纠正水、电解质及酸碱紊乱,纠正肾性贫血,终末期肾衰开始透析治疗(Scr>530μmol/L)。

(6)糖尿病肾病时的用药指导:口服磺脲类(除格列喹酮)和双胍类药物禁用,格列奈类和噻唑烷二酮类在轻、中度肾功能不全时仍可应用。α-糖苷酶抑制剂仅 2% 吸收入血,其余均从肠道排除,故肾功能不全时仍可应用。胰岛素用量通过密切监测血糖来调节。

(7)糖尿病肾病的早期筛查:每年监测尿微量白蛋白。

三、糖尿病足

详见第十六章"糖尿病足的护理"。

第三节 其他并发症

一、糖尿病与高血压、血脂紊乱

高血压和糖尿病并存时,动脉粥样硬化的发生率大大增加,患心血管疾病的概率估计达 50%;血脂异常可致动脉粥样硬化。

1. 糖尿病患者血压控制目标。

(1)一般控制目标:<130/80mmHg。

(2)老年人:<140/90mmHg。

(3)若 24h 尿蛋白>1g,血压应<125/75mmHg。

(4)糖尿病患者应当从血压>130/80mmHg 开始干预,开始治疗后应密切监测血压控制情况,以确保控制达标。

2. 糖尿病血脂异常的表现。

(1)三酰甘油(TG)升高。

(2)高密度脂蛋白胆固醇(HDL-C)降低。

(3)小而密的极低密度脂蛋白胆固醇(VLDL-C)和(或)低密度脂蛋白胆固醇(LDL-C)增高。

3. 预防措施。

(1)血脂异常的管理:① 控制血糖;② 饮食、运动调节;③ 减轻体重;④ 戒烟,限酒;⑤ 应用调脂药物:常用调脂药物有他汀类、贝特类、胆酸结合树脂、烟酸衍生物及其他调脂药物;⑥ 监测与随访:饮食、运动治疗后 3 个月复查,药物治疗期间每 6~8 周复查血脂水平,达到治疗目标后改为每 4~6 个月复查一次或更长。糖尿病患者每年至少应该检查血脂一次。随访内容评价调脂效果和副作用,随访有助于患者坚持服药。

(2)高血压的管理:① 当血压处于 130~139/80~89mmHg 水平,主张进行非药物干预(3 个月仍无效者,需加用药物治疗)。有戒烟、减重、节制饮酒、限制钠盐摄入,每日氯化钠摄入≤6g,优化饮食结构,加强体力活动,每周 5 次,每次 30min,缓解心理压力,保持乐观心态。② 常见六大类降压药:利尿剂、β 受体阻滞剂、钙离子拮抗剂(CCB)、血管紧张素转换酶抑制剂(ACEI)、血管紧张素Ⅱ受体阻滞剂(ARB)、α 受体阻滞剂。主张小剂量单药治疗,如无效采取联合用药,常用方案如下:ACEI 或 ARB＋利尿剂、CCB＋β 受体阻滞剂、ACEI＋CCB、利尿药＋β 受体阻滞剂。③ 血压监测频率:糖尿病患者 3 个月一次,对血压升高和接受降压治疗者,宜鼓励患者至少每周监测一次血压。

二、糖尿病与胃肠病

糖尿病胃肠病变的临床表现。

(1)咽下困难和胃灼热:常见的食管症状,与周围神经病变和自主神经病变相关。

(2)恶心、呕吐:常伴随体重下降和早饱。

(3)腹泻:多为慢性,多发生在夜间,可伴随失禁。① 继发于糖尿病的自主神经病变,导致小肠动力异常;② 小肠细菌过度生长导致胆盐的解离、脂肪吸收不良和腹泻;③ 胰腺外分泌功能异常。

(4)便秘:糖尿病神经病变患者 60％存在便秘,通常是间歇性的,可以与腹泻交替出现。

(5)慢性上腹痛:胆囊结石或由于广泛性动脉硬化造成的肠缺血。

三、糖尿病与性功能障碍

1. 糖尿病勃起功能障碍的致病原因。

（1）糖尿病自主神经病变。

（2）血管因素。

（3）血糖因素。

（4）抑郁和焦虑。

（5）其他因素。

2. 糖尿病勃起障碍的防治。

（1）树立乐观积极的思想，戒断烟酒。

（2）控制血糖、血压、血脂。

（3）监测动脉粥样硬化和自主神经病变的发生和发展。

（4）性心理治疗：伴有心理障碍者需要接受心理治疗。

（5）雄激素补充治疗：对于血清睾酮水平降低的患者，可以用睾酮补充治疗。

（6）口服药物：西地那非、曲唑酮、阿扑吗啡等。

（7）局部应用药物：前列腺素 E_1、罂粟碱和（或）酚妥拉明。

（8）真空负压装置与阴茎假体植入。

四、糖尿病与感染（包括口腔、呼吸系统、皮肤、泌尿系统等）

患糖尿病时机体对细菌抵抗力下降，机体容易发生口腔、呼吸系统、皮肤、泌尿系统等炎症。炎症可以加重糖尿病病情，严重的感染可以使全身情况突然恶化，治疗不及时可引起死亡。

1. 常见感染。

（1）口腔感染：常见牙龈炎、牙结石、牙周病、龋齿和牙周组织感染与口腔干燥症。发生化脓性炎症时可以迅速蔓延，出现皮肤红肿，局部剧烈疼痛，开口受限，高热，白细胞计数升高，可诱发糖尿病酮症酸中毒。

（2）呼吸、泌尿系统感染：糖尿病患者常常罹患上呼吸道感染、支气管炎、肺炎、肺结核、泌尿系统感染等。炎症使原先控制稳定的血糖出现波动，严重的感染可能诱发酮症酸中毒。治疗时要两者兼顾，协同治疗。糖尿病患者要积极控制病情，合理营养，注意体格锻炼，养成良好的个人卫生习惯，预防各类感染的发生。

（3）糖尿病常见皮肤问题：血糖水平持续较高会出现干燥、瘙痒、皲裂、皮疹、疖子、丘疹等问题。血糖越高，越容易发生皮肤感染。其中酵母菌感染易发生在皮肤潮湿的部位，比如口腔、腋下、乳房下方及腹股沟两侧。细菌感染会导致皮肤脓疱、脓肿、蜂窝织炎和其他病变。真菌感染则容易发生于腹股沟、脚趾间、手掌及指甲下方。

2. 如何保持皮肤健康？

（1）有效清洁：使用温和的肥皂和清洁剂，使用温水。彻底清洁皮肤上的肥皂和清洁剂。清洁后用软毛巾轻轻拍干，保持皮肤皱褶处如腋窝、乳房下方等处的干燥。

（2）保湿：每天饮 8 杯水以保持身体中有足够的水分。涂抹保湿乳液，不要在皮肤皱褶处如趾间或腋下使用乳膏。不要使用含有香精和染料的洗液和乳膏。

（3）防止损伤：避免阳光和风的伤害。使用防晒霜，通过穿衣来保护皮肤，以免受到阳光、冷空气和风的伤害。

（4）保护损伤皮肤：用抗菌香皂和水清洗皮肤上的小伤口。无菌敷料覆盖伤口。不要破坏皮肤上的水泡，因为它是天然的无菌保护层。每天观察伤口，确定它在愈合过程中。如伤口长时间不愈合，需要及时就医。

五、糖尿病与骨关节

糖尿病骨关节病易受累关节依次为：跖趾关节，跗趾关节，跗骨，踝关节，趾间关节。糖尿病骨关节病的临床症状可较轻微，而 X 线检查发现病情已很严重。糖尿病骨关节病可分为四类：神经病变、有软组织溃疡的皮肤病变、关节脱位、关节肿胀和畸形。

第四节　糖尿病慢性并发症的综合管理

针对糖尿病慢性并发症患者，主要采取以下综合管理措施：

1. 加强相关人员的知识普及，对各系统出现的临床症状加以识别。

2. 按照复诊的时间，有计划地进行并发症的监测。

3. 控制血糖、血压、血脂、体重等目标值。

4. 保持愉快的心情，生活规律，使饮食、运动、药物达到统一。

5. 戒烟、限酒。

6. 糖尿病患者的饮食指导：无论 1 型还是 2 型糖尿病患者，饮食控制和适当运动都是治疗的基础，是糖尿病自然病程中任何阶段的预防和控制所不可缺少的措施。有些 2 型糖尿病患者，如能早期诊断，病情轻微者仅通过饮食和运动调节即可取得显著疗效。

第十二章　糖尿病血糖监测

　　血糖监测是糖尿病管理中的重要组成部分,其结果有助于评估糖尿病患者糖代谢紊乱的程度,制订合理的降糖方案,同时反映降糖治疗的效果并指导治疗方案的调整。随着科技的进步,血糖监测技术也有了飞速发展,使得血糖监测越来越准确、全面、方便,痛苦少。

　　目前临床上血糖监测方法包括患者利用血糖仪进行的自我血糖监测(SMBG)、连续监测 3d 血糖的动态血糖监测(CGM)、反映 2～3 周平均血糖水平的糖化血清白蛋白(GA)和 2～3 个月平均血糖水平的糖化血红蛋白(HbA_1c)的测定。其中患者进行 SMBG 是血糖监测的基本形式,HbA_1c 是反映长期血糖控制水平的金标准,而 CGM 和 GA 是上述监测方法的有效补充。

第一节　自我血糖监测

　　自我血糖监测(SMBG)是最基本的评价血糖控制水平的手段。SMBG 能反映实时血糖水平,评估餐前和餐后高血糖以及生活事件(锻炼、用餐、运动及情绪应激等)和降糖药物对血糖的影响,发现低血糖;有助于为患者制订个体化生活方式干预和优化药物干预方案,提高治疗的有效性和安全性。另一方面,SMBG 作为糖尿病自我管理的一部分,可以帮助糖尿病患者更好地了解自己的疾病状态,并提供一种积极参与糖尿病管理、按需调整行为及药物干预、及时向医务工作者咨询的手段,从而提高治疗的依从性。

一、自我血糖监测的频率和时间点

　　SMBG 的监测频率和时间点要根据患者病情的实际需要来决定。SMBG 的监测可选择一天中不同的时间点,包括餐前、餐后 2h、睡前及夜间(一般为凌晨 2～3 时)。各类指南建议的监测频率和各时间点血糖监测的适用范围见表 12-1 和 12-2。

表 12-1　各类指南对 SMBG 监测频率的建议

治疗方案	指南	未达标(或治疗开始时)	已达标
胰岛素治疗	CDS (2010)	≥5 次/天	2～4 次/天
	ADA (2010)	多次注射或胰岛素泵治疗≥ 3 次/天	
		1～2 次注射:SMBG 有助于血糖达标,为使餐后血糖达标应进行餐后血糖监测	

续表

治疗方案	指南	未达标(或治疗开始时)	已达标
非胰岛素治疗	IDF（2009）	每周 1～3 天,5～7 次/天(适用于短期强化监测)	每周检测 2～3 次餐前和餐后血糖
	CDS（2010）	4～7 次/天	2～4 次/周
	ADA（2010）	(包括医学营养治疗者)SMBG 有助于血糖达标,为使餐后血糖达标应进行餐后血糖监测	

注:CDS 即中华医学会糖尿病学分会;ADA 即美国糖尿病学会;IDF 即国际糖尿病联盟。

表 12-2　各时间点血糖的适用范围

时间点	适用范围
餐前血糖	血糖水平很高,或有低血糖风险时(老年人、血糖控制较好者)
餐后 2h 血糖	空腹血糖已获良好控制,但仍不能达标者
睡前血糖	注射胰岛素患者,特别是注射中长效胰岛素患者
夜间血糖	胰岛素治疗已接近达标,但空腹血糖仍高者;或疑有夜间低血糖者
其他	出现低血糖症状时应及时监测血糖 剧烈运动前后宜监测血糖

1. 胰岛素治疗患者的 SMBG 方案。

目前大多数指南均推荐,胰岛素治疗的患者需要每日至少 3 次的 SMBG。《中国 2 型糖尿病防治指南》指出,使用胰岛素治疗者在治疗开始阶段每日至少测血糖 5 次,达到治疗目标后每日自我监测血糖 2～4 次。

（1）多次胰岛素注射治疗或胰岛素泵治疗（胰岛素强化治疗）患者的 SMBG 方案:接受多次胰岛素注射或胰岛素泵治疗的患者在治疗开始阶段应每天监测 5～7 次,建议涵盖空腹、三餐前后、睡前。如有低血糖表现可随时测血糖。如出现不可解释的空腹高血糖或夜间低血糖,应监测夜间血糖。达到治疗目标后每日自我监测血糖 2～4 次。多次胰岛素注射治疗的血糖监测方案举例如下(见表 12-3):

表 12-3　多次胰岛素注射治疗的血糖监测方案举例

	空腹	早餐后	午餐前	午餐后	晚餐前	晚餐后	睡前
未达标	√	√	(√)	√	(√)	√	√
已达标	√					√	√

（2）基础胰岛素治疗患者的 SMBG 方案:使用基础胰岛素的患者在血糖达标前每周监测 3d 空腹血糖,每两周复诊 1 次,复诊前一天加测 5 点血糖谱;血糖达标后每周监测 3 次血糖,即空腹、早餐后和晚餐后,每月复诊 1 次,复诊前一天加测 5 点血糖谱(空腹、三餐后、睡前)。基础胰岛素治疗的血糖监测方案举例如下(见表 12-4):

表 12-4　基础胰岛素治疗的血糖监测方案举例

		空腹	早餐后	午餐前	午餐后	晚餐前	晚餐后	睡前
未达标	每周 3 天	√						
	复诊前 1 天	√	√		√		√	√
已达标	每周 3 次							
	复诊前 1 天							

（3）每日两次预混胰岛素治疗患者的 SMBG 方案：使用预混胰岛素者在血糖达标前每周监测 3d 空腹血糖和 3 次晚餐前血糖，每两周复诊 1 次，复诊前一天加测 5 点血糖谱；血糖达标后每周监测 3 次血糖，即空腹、晚餐前和晚餐后，每月复诊 1 次，复诊前一天加测 5 点血糖谱。每日两次预混胰岛素注射患者的血糖监测方案举例如下（见表 12-5）：

表 12-5　每日两次预混胰岛素注射患者的血糖监测方案举例

		空腹	早餐后	午餐前	午餐后	晚餐前	晚餐后	睡前
未达标	每周 3 天	√				√		
	复诊前 1 天	√	√		√		√	√
已达标	每周 3 次	√				√	√	
	复诊前 1 天	√	√		√			

2.非胰岛素治疗患者的 SMBG 方案

在非胰岛素治疗的 2 型糖尿病患者，应根据治疗方案和血糖控制水平决定 SMBG 频率和方案。一般来说，可每周监测血糖 2～4 次，但在特殊情况下需要短期强化监测。

（1）非胰岛素治疗患者的短期强化监测方案：短期集中 SMBG 适用于有低血糖症状时；感染、旅途中或应激状态下；对疾病性质和（或）治疗对血糖控制的影响不清楚或者是需要获得更多的信息；正在对用药、饮食或运动方案进行调整；糖化血红蛋白水平恶化；刚进入一个新的生活环境，如入学、开始新的工作或改变工作时间。

监测方案：每周 3d，每天监测 5～7 点血糖，包括餐前、餐后及睡前，以此建立有代表性的血糖谱。在获得充分的血糖数据并采取了相应的治疗措施后，可以将 SMBG 减少到每周 2～3 次餐前和餐后配对监测，或者应用交替方案可获取 2～3 周内交替的餐前和餐后血糖水平。非胰岛素治疗患者的短期强化血糖监测方案见表 12-6 和 12-7。

表 12-6　5～7 点方案

	空腹	早餐后	午餐前	午餐后	晚餐前	晚餐后	睡前
周一							
周二							
周三	√	√	（√）	√	√	√	（√）
周四	√	√	（√）	√	√	√	（√）
周五	√	√	（√）	√	√	√	（√）
周六							
周日							

表 12-7 交替 SMBG 方案

	空腹	早餐后	午餐前	午餐后	晚餐前	晚餐后	睡前
周一	√	√					
周二			√	√			
周三					√	√	
周四	√	√					
周五			√	√			
周六					√	√	
周日	√	√					

(2)非胰岛素治疗患者的餐时配对方案:餐时配对方案适用于所有非胰岛素治疗患者,建议每周 3d,分别配对监测早餐、午餐和晚餐前后的血糖水平,帮助患者了解饮食和相关治疗措施对血糖水平的影响,同时发现餐后高血糖或餐前低血糖,以指导治疗方案的调整。

胰岛素治疗患者的餐时配对血糖监测方案见表 12-8。

表 12-8 以进餐为基础的 SMBG

	空腹	早餐后	午餐前	午餐后	晚餐前	晚餐后	睡前
周一	√	√					
周二							
周三			√	√			
周四							
周五							
周六					√		
周日							

(3)生活方式治疗患者的 SMBG 方案:生活方式治疗患者无论血糖是否达标,为发挥 SMBG 指导营养和运动的作用,并在血糖持续不达标时尽早起始药物治疗,需要每周一个 5～7 点血糖谱。

二、自我血糖监测指导治疗

在 SMBG 临床应用过程中,医务人员应与患者充分讨论个体化的血糖控制目标、监测的目的,指导患者如何解释监测结果,如何参考结果采取行动。同时,医务人员应认真审查血糖记录,并根据 SMBG 监测结果调整治疗方案。

1. SMBG 与胰岛素治疗方案。

(1)基础胰岛素治疗:根据患者空腹血糖水平调整胰岛素用量,通常每 3～4 天调整一次,根据血糖水平每次调整 1～4U 直至空腹血糖达标。

(2)每日两次预混胰岛素治疗:根据空腹血糖、早餐后血糖和晚餐前后血糖分别调整早餐前和晚餐前的胰岛素用量,每 3～5 天调整一次,根据前三天的餐前血糖的最低值来调整剂量,每次只调整一餐的注射剂量,首先调整晚餐前剂量,然后是早餐前剂量。根据血糖水平每次调整的剂量为 1～4U,直到血糖达标。

（3）多次胰岛素注射治疗:根据空腹血糖和三餐后血糖的水平分别调整睡前和三餐前的胰岛素用量,每 3～5 天调整一次,根据血糖水平每次调整的剂量为 1～4U,直到血糖达标。

2. SMBG 与口服降糖药治疗方案:通常根据 SMBG 监测结果每 2～4 周调整口服降糖药剂量,如果经过 2～3 个月仍未达到控制目标,则需要增加剂量或联合另一种类药物治疗,需要在 6 个月内达到目标值,必要时可加用胰岛素治疗。

3. SMBG 与生活方式改善:SMBG 监测的有利作用在于促使患者坚持健康的生活方式,根据 SMBG 结果回顾进餐及运动情况,进行相应调整,避免高血糖及低血糖的发生。

4. SMBG 与高血糖对策。

（1）空腹高血糖的处理建议:监测夜间(尤其是凌晨 2～3 时)血糖,确认夜间有无低血糖发生,明确空腹高血糖的原因为"Somogyi 现象"或"黎明现象",根据不同的情况合理调整晚餐前或睡前的降糖药物或胰岛素剂量。可增加睡前血糖监测,指导睡前加餐,防治夜间低血糖发生。

（2）餐后高血糖的处理建议:建议开始记饮食日记,测量碳水化合物摄入量;适当控制热量摄入,科学搭配主食和副食,合理分餐;配对监测餐前与餐后血糖,了解某些饮食对血糖的特殊影响,指导饮食种类和数量选择;餐后 1h 左右参加运动;合理选择或增加餐时降糖药物或胰岛素剂量。

三、SMBG 的准确性和影响因素

自我血糖监测的实施需要患者选择一款足够精准、操作简便、易学易用且有良好售后服务保障的血糖仪。血糖仪的主要功能是通过一定的化学反应将血液中的葡萄糖转化成可测量的物质,最终显示在仪器屏幕上供人们识读。目前国内市场上的血糖仪品种繁多,按照血糖仪测量原理可以分成光化学血糖仪和电化学血糖仪,根据血糖试纸条中使用的酶又可以分为葡萄糖氧化酶和葡萄糖脱氢酶。

1. SMBG 的准确性。

通常所说的 SMBG 的准确性包含两个方面:准确性和精确性。准确性是指血糖仪的测量结果与患者真实血糖值之间的一致程度;精确性是指同一样本多次重复测量后的一致程度。

（1）准确性的标准:在空腹状态下,采集静脉血用生化仪进行血糖测试的同时,采用毛细血管血使用血糖仪进行测试,血糖仪的测试结果和生化仪的测试结果之间的偏差应控制在如下范围:与生化仪相比,当血糖浓度＜4.2mmol/L 时,95％的测试结果应在±0.83mmol/L 偏差范围内;当血糖浓度≥4.2mmol/L 时,95％的测试结果应在±20％范围内。

（2）精确性的标准:血糖浓度＜5.5mmol/L 时,SD＜0.42mmol/L;血糖浓度≥5.5mmol/L,CV＜7.5％。

国际和国内标准还要求在 5～7 个不同的血糖浓度条件下(有一定比例的血糖浓度要求)评价血糖仪产品在整个测试浓度范围内的准确性和精确性。

血糖测试值的校正:按照现行的国际标准,血糖仪的测试结果必须校正为血浆血糖值。如未将全血血糖值校正成血浆血糖值,其测试结果比通用的血浆血糖值偏低约 12％。

2. SMBG 的影响因素。

有许多因素可能干扰血糖仪的血糖测试结果而使血糖值产生偏差。常见的可能使血糖测定值假性升高的干扰物质包括非葡萄糖的其他糖类物质、维生素 C、高胆红素、低红细胞压积率;常见的可能使血糖测定值假性降低的干扰物质包括高尿酸、高红细胞压积率;其他干扰因素尚有胆固醇、三酰甘油、对乙酰氨基酚等。具体干扰因素对血糖测定值的影响可以参考所使用血糖仪产品的说明书。

四、患者教育

SMBG 的患者教育包括规范化的血糖测试和记录、SMBG 结果的解读及如何应用 SMBG 结果和医护人员一起调整治疗方案。

1. 血糖测试和记录。

在实际的患者自我监测过程中,使用者的操作技术也是影响血糖测量结果精准性的关键因素,可以通过以下三个步骤来规范患者的操作。

(1)测试前的准备:准备采血工具、血糖仪和血糖试纸,应在血糖仪产品的操作温度范围内进行测量;清洁采血部位(如指腹侧面),可用肥皂和温水彻底将手(尤其是采血部位)洗干净,并用棉球擦干;清洁后将采血部位所在的手臂下垂片刻,轻轻甩几下,然后按摩采血部位并使用适当的采血器获得足量的血样,切勿以挤压采血部位获得血样,否则组织间隙液进入会稀释血样而干扰血糖测试结果。

(2)测试中的要求:建议一次性吸取好足量的血样量;在测试中不要按压或移动血糖试纸、血糖仪等。

(3)测试后的要求:记录血糖测试结果,如果测试结果可疑,则建议重新测试一次。若仍有疑问,则应咨询医护人员或与血糖仪产品厂家联系排查原因。在确定原因和咨询医护人员前,请务必不要更改当前的糖尿病治疗方案;取下测试用的血糖试纸,并与针头一起丢弃在适当的容器中;将血糖测试用品(血糖仪、血糖试纸、采血器等)存放在干燥清洁处。

质量控制:新买的血糖仪、启用新的试纸条及血糖仪更换电池后需要用随机所带的模拟液或模拟试条进行仪器校正,当自我血糖监测结果与糖化血红蛋白或临床情况不符时,或怀疑血糖仪不准确时,应随时进行仪器校准。

(4)SMBG 血糖数据管理:血糖日志应包含血糖、饮食、运动等多方面信息,有条件可进行计算机化的数据管理,利用有线的 USB 或无线传输技术将血糖仪与电脑连接,借助血糖管理软件将血糖数据下载,可显示血糖记录册、血糖趋势图、14 天图谱等,能更好地用以评价血糖控制趋势及药物、饮食和运动对血糖控制的影响,指导治疗方案的优化。

2. 指导患者将 SMBG 用于自我糖尿病管理。

通过糖尿病教育使糖尿病患者认识到,SMBG 结果本身对疾病的改善作用不大,只有医护人员和(或)患者共同回顾讨论 SMBG 的结果并采取措施积极改变行为和调整治疗,才能使 SMBG 成为有效的糖尿病自我管理工具。

第二节　糖化血红蛋白

糖化血红蛋白(HbA_1c)是反映既往 2～3 个月平均血糖水平的指标,在临床上已作为评估长期血糖控制状况的金标准,也是临床决定是否需要调整治疗的重要依据。

糖化血红蛋白的临床应用主要体现在以下两方面:

1.评估糖尿病患者的血糖控制状况。

根据《中国 2 型糖尿病防治指南》的建议,在治疗之初至少每 3 个月检测一次,一旦达到治疗目标可每 6 个月检查一次。2 型糖尿病的 HbA_1c 的控制目标详见第二十八章"血糖控制目标"。

2.诊断糖尿病。

以往由于 HbA_1c 的检测不够标准化,故不推荐用于诊断糖尿病。近年,HbA_1c 的标准化检测在全球不断完善,尤其是在 2003 年建立了一种新的更特异的检测参照,促进了对 HbA_1c 作为糖尿病筛查和诊断方法的重新评估。

2010 年 ADA 已将 $HbA_1c \geqslant 6.5\%$ 纳入糖尿病的诊断标准。但我国 HbA_1c 检测方法的标准化程度不够,测定的仪器和质量控制尚不能符合目前糖尿病诊断标准的要求,因此目前暂不推荐应用 HbA_1c 诊断糖尿病。

第三节　糖化血清白蛋白

糖化血清白蛋白(GA)检测是利用血清糖化白蛋白与血清白蛋白的百分比来表示 GA 的水平,由于白蛋白在体内的半衰期较短,约 17～19d,所以糖化血清白蛋白水平能反映糖尿病患者检测前 2～3 周的平均血糖水平,是对 HbA_1c 的有效补充。

第四节　动态血糖监测

动态血糖监测(CGM)是指通过葡萄糖感应器监测皮下组织间液的葡萄糖浓度而反映血糖水平的监测技术,可以提供连续、全面、可靠的全天血糖信息,了解血糖波动的趋势,发现不易被传统监测方法所探测的高血糖和低血糖。因此,动态血糖监测可成为传统血糖监测方法的一种有效补充。

动态血糖监测的临床应用及适应证:动态血糖监测主要适用于以下患者或情况。

1.1 型糖尿病。

2.需要胰岛素强化治疗(例如:每日 3 次以上皮下胰岛素注射治疗或胰岛素泵强化治疗)的 2 型糖尿病患者。

3.在自我血糖监测指导下使用降糖治疗的 2 型糖尿病患者,仍出现无法解释的严重低血糖或反复低血糖,无症状性低血糖、夜间低血糖,无法解释的高血糖,特别是空腹高血糖,血糖波动大,出于对低血糖的恐惧,刻意保持高血糖状态的患者。

4. 妊娠期糖尿病或糖尿病合并妊娠。

5. 患者教育:进行动态血糖监测可以促使患者选择健康的生活方式,提高患者依从性,促进医患双方更有效地沟通。

6. 其他糖尿病患者如病情需要也可进行动态血糖监测,以了解其血糖谱的特点及变化规律。

7. 其他伴有血糖变化的内分泌代谢疾病,如胰岛素瘤等,也可应用动态血糖监测了解血糖变化的特征。其中1型糖尿病、胰岛素强化治疗的2型糖尿病以及血糖波动大的患者是首先推荐进行动态血糖监测的人群。

第十三章　糖尿病药物治疗

第一节　口服降糖药物

降糖药物包括口服降糖药、胰岛素和胰岛素类似物。目前批准使用的口服降糖药包括促胰岛素分泌剂（磺脲类药物、格列奈类药物）和非促胰岛素分泌剂（α-糖苷酶抑制剂、双胍类药物和格列酮类药物）。上述药物降糖的机制各不相同。促胰岛素分泌剂刺激胰岛素分泌胰岛素，提高体内胰岛素的水平。双胍类药物主要抑制肝脏葡萄糖的产生，还可能有延缓肠道吸收葡萄糖和增强胰岛素敏感性的作用。α-糖苷酶抑制剂延缓和减少肠道对淀粉和果糖的吸收。格列酮类药物属胰岛素增敏剂，可通过减少胰岛素抵抗而增强胰岛素的作用。常用的口服降糖药的种类和常规剂量及不良反应详见第二十一、二十二章。

第二节　注射胰岛素

一、概述

胰岛素是 1 型糖尿病患者维持生命和控制血糖所必需的药物。2 型糖尿病患者虽然不需要胰岛素来维持生命，但多数患者在糖尿病的晚期却需要使用胰岛素来控制血糖的水平以减少糖尿病急、慢性并发症的危险性。以往，人们担心在 2 型糖尿病患者中使用胰岛素会加重动脉粥样硬化，但在英国前瞻性糖尿病研究（UKPDS）中，使用胰岛素或促胰岛素分泌剂治疗的患者组与其他药物治疗组和主要以饮食控制的对照组相比，大血管病变发生的危险性并没有增加。因此，胰岛素目前仍被当作使 2 型糖尿病患者达到良好血糖控制的重要手段。目前通过皮下注射速效或长效的胰岛素尚不能模拟体内胰岛素分泌的生理学曲线。尽管如此，通过适当的饮食控制，运动和调理及自我血糖水平监测，至少一日两次用各种长短效胰岛素混合注射或便携式胰岛素泵输注可以获得满意的血糖控制效果。常用胰岛素制剂和作用特点详见第二十一、二十二章。

二、胰岛素的使用方法

正常人胰岛素的生理性分泌可分为基础胰岛素分泌和餐时胰岛素分泌。基础胰岛素分泌占全部胰岛素分泌的 40%～50%,其主要的生理作用是调节肝脏的葡萄糖输出速度以达到与大脑及其他器官对葡萄糖需要间的平衡。餐时胰岛素的主要生理作用为抑制肝脏葡萄糖的输出和促进进餐时吸收的葡萄糖的利用和储存。

1. 1 型糖尿病患者的胰岛素替代治疗:1 型糖尿病患者因体内自身胰岛素分泌的绝对缺乏,基本或完全需要靠外源性胰岛素替代来维持体内血糖的代谢和其他体内需要胰岛素的生命活动。因此,无论是采用多次的胰岛素注射还是连续皮下胰岛素输注来补充,均要模拟体内生理的胰岛素分泌方式。目前,常采用中效或长效胰岛素制剂提供基础胰岛素(睡前和早晨注射中效胰岛素或每日注射 1～2 次长效胰岛素),采用短效或速效胰岛素来提供餐时胰岛素。如无其他的伴随疾病,1 型糖尿病患者每日的胰岛素需要量约为 0.5～1.0U/kg 体重。在出现其他的伴随疾病时(如感染等),胰岛素的用量要相应增加。儿童在生长发育期对胰岛素的需要量相对增加。1 型糖尿病常用的胰岛素替代治疗方案见表 13-1。

2. 2 型糖尿病的胰岛素补充治疗:2 型糖尿病患者的基本病因之一为胰岛 β 细胞功能的缺陷且进行性减退。在 2 型糖尿病病程的早期,因高血糖导致的葡萄糖毒性可抑制 β 细胞的胰岛素分泌,体内可出现严重的胰岛素缺乏。如患者对饮食的控制和药物治疗效果不佳,可采用短期的胰岛素强化治疗使血糖得到控制并减少葡萄糖对 β 细胞的毒性作用。随后,多数 2 型糖尿病患者仍可改用饮食控制和口服药物治疗。但是,随着病程的进展,大多数的 2 型糖尿病患者需要补充胰岛素来使血糖得到良好的控制。在口服降糖药效果逐渐降低的时候,可采用口服降糖药和中效或长效胰岛素的联合治疗。当上述联合治疗效果仍较差时,可完全停用口服药,而改用每日多次胰岛素注射治疗或连续皮下胰岛素输注治疗(胰岛素泵治疗)。此时胰岛素的治疗方案同 1 型糖尿病。有些患者因较严重的胰岛素抵抗需要使用较大量的胰岛素(如每日 1U/kg 体重),为避免体重明显增加和加强血糖的控制,可加用二甲双胍、格列酮类或 α-糖苷酶抑制剂药物。

表 13-1 1 型糖尿病常用的胰岛素替代治疗方案

胰岛素注射时间	早餐前	午餐前	晚餐前	睡前(10 p.m.)
方案 1	RI 或 IA＋NPH	RI 或 IA	RI 或 IA	NPH
方案 2	RI 或 IA＋NPH		RI 或 IA＋NPH	
方案 3	*RI 或 IA＋Glargine 或 PZI	RI 或 IA	RI 或 IA	

注:RI＝普通(常规,短效)胰岛素;IA＝胰岛素类似物(超短效,速效胰岛素);NPH＝中效胰岛素;PZI＝精蛋白锌胰岛素(长效胰岛素)。

*RI 或 IA 与长效胰岛素(Glargine 或 PZI)合用时应分开注射,且不能注射在同一部位。

三、胰岛素注射方式与注射装置

1. 临床常用胰岛素注射工具:胰岛素专用注射器、胰岛素笔、胰岛素泵。

2. 注射方式:皮下注射,但短效胰岛素可以静脉注射。

3. 注射部位:上臂侧面及稍向后面—大腿前侧及外侧—臀部—腹部(有硬结、瘢痕、脐周 5cm 内不能注射)胰岛素注射部位应多处轮换(采取大轮转、网格划分的小轮转间距 2.5cm,约两手指宽)。

4. 不同注射装置的注射方法(见糖尿病相关技能操作流程)：①胰岛素专用注射器；②胰岛素注射笔；③胰岛素泵注射。

四、胰岛素的副作用

胰岛素的副作用包括：①低血糖(详见第十章第四节"低血糖")；②增加体重；③水肿；④过敏；⑤皮下脂肪营养不良,局部脂肪萎缩或增生。

五、胰岛素的储存

未启封的胰岛素,储存温度为 2～8℃,冷藏保存(不得冷冻),超过标签上有效期的胰岛素不可使用。启封的瓶装胰岛素、胰岛素笔芯(注射针头刺穿橡胶塞后),应放在冰箱或室温环境(25℃以下),可保存 28d(不同生产厂商胰岛素的储存参看厂商说明书),应避免光和热,存放在阴凉干燥的地方。

六、胰岛素使用注意事项

1. 患病期间,不可随意停止注射胰岛素,并做好个体化血糖监测。

2. 去餐馆进餐,最好把胰岛素带到餐馆,在进餐前注射,以防在餐馆等待的时间过长,引起低血糖。

3. 外出旅游携带胰岛素应避免冷、热及反复震荡,不可将胰岛素托运,应随身携带。

4. 自我注射胰岛素的患者应根据胰岛素的起效时间按时进餐。

5. 注射部位选择应考虑运动,注射时避开运动所涉及的部位。

6. 胰岛素专用注射器及针头应一次性使用,注射装置与胰岛素剂型应相匹配,切忌混用。

7. 使用过的注射器和针头禁忌复帽,应弃于专门盛放尖锐物的容器中；容器放在儿童不易触及的地方；容器装满后,盖上瓶盖,密封后贴好标签,放到指定地点。

第十四章　糖尿病患者的医学营养治疗

医学营养治疗是所有糖尿病治疗的基础,是糖尿病自然病程中任何阶段预防和控制糖尿病必不可少的措施。不良的饮食结构和习惯还可导致相关的心血管危险因素,如高血压、血脂异常和肥胖。

第一节　医学营养治疗的目标和原则

医学营养治疗糖尿病的目标和原则有:

1. 将体重控制在正常范围内。

2. 单独或配合药物治疗来获得理想的代谢控制(包括血糖、血脂、血压),有利于对糖尿病慢性并发症的预防。

3. 饮食治疗应个体化,即在制订饮食计划时,除了要考虑到饮食治疗的一般原则外,还要考虑到糖尿病的类型、生活方式、文化背景、社会经济地位、是否肥胖、治疗情况、并发症和个人饮食的喜好。

(1)对于年轻的 1 型糖尿病患者,供应合适的能量和营养来确保正常的生长和发育,并使饮食治疗和胰岛素治疗得到良好的配合。

(2)对于年轻的 2 型糖尿病患者,供应合适的能量和营养来确保正常的生长和发育,减少胰岛素抵抗,帮助患者养成良好的饮食习惯,并使饮食治疗和药物治疗、运动得到良好的配合。

(3)对于妊娠期和哺乳期妇女,供应合适的能量和营养来确保胎儿正常的生长和发育并使代谢得到良好的控制。

(4)对于老年糖尿病患者,供应合适的能量和营养并要考虑到心理社会因素。

(5)对于使用胰岛素和促胰岛素分泌剂者,通过教育患者掌握糖尿病自我管理的技巧,减少或防止低血糖(包括运动后低血糖)发生的危险性。

4. 膳食总热量的 $20\%\sim30\%$ 应来自脂肪和油料,其中少于 1/3 的热量来自于饱和脂肪,单不饱和脂肪酸和多不饱和脂肪酸之间要达到平衡。如患者的低密度脂蛋白胆固醇水平$\geqslant2.6mmol/L(100mg/dL)$,应使饱和脂肪酸的摄入量少于总热量的 10%。食物中的胆固醇含量应$<300mg/d$。如患者的低密度脂蛋白胆固醇水平$\geqslant2.6mmol/L(100mg/dL)$,食物中的胆固醇含量应减少至$<200mg/d$。

5. 碳水化合物所提供的热量应占总热量的 $55\%\sim65\%$,应鼓励患者多摄入复合碳水化合物及富含可溶性食物纤维素的碳水化合物和富含纤维的蔬菜。对碳水化合物总热量的控制比对种类的控制更重要。在碳水化合物总热量得到控制的前提下,不必严格限制蔗糖的摄入量。

6. 蛋白质不应超过需要量，即不多于总热量的 15％。有微量白蛋白尿的患者，蛋白质的摄入量应限制为低于 0.8～1.0g/kg 体重之内。有显性蛋白尿的患者，蛋白质的摄入量应限制为低于 0.8g/kg 体重。

7. 限制饮酒，特别是肥胖、高血压和（或）高三酰甘油血症的患者。酒精可引起应用促胰岛素分泌剂或胰岛素治疗的患者出现低血糖。为防止酒精引起的低血糖，饮酒的同时应摄入适量的碳水化合物。

8. 可用无热量非营养性甜味剂。

9. 食盐限量在 6g/d 以内，尤其是高血压患者。

10. 妊娠糖尿病患者应注意叶酸的补充以防止新生儿缺陷。钙的摄入量应保证 1000～1500mg/d，以减少发生骨质疏松的危险性。

（切记：调整饮食并不意味着让患者完全放弃所喜爱的食物，而是制订合理的饮食计划，并努力执行。）

第二节　饮食计划的制订

1. 理想体重的计算：

理想体重（kg）＝身高（cm）－105。在此值±10％以内均属正常范围，低于此值 20％ 为消瘦，超过 20％ 为肥胖。

目前国际上多用体重指数（BMI）来评估患者的体重是否合理，以鉴别患者属于肥胖、消瘦或正常。

WHO 建议 BMI 以 18.5～22.9 为正常，＜18.5 属于消瘦，≥23 属于超重。

体重指数的计算方法：BMI＝体重（kg）÷〔身高（m）〕^{2}，其单位为 kg/m^2。

2. 根据理想体重和参与体力劳动的情况，便可计算出每日需要从食物中摄入的总热量。

每日所需要的总热量＝理想体重×每千克体重需要的热量

3. 不同体力劳动的热量需求表（见表 14-1）。

表 14-1　不同体力劳动的热量需求表

劳动强度	举　例	千卡/千克理想体重/日		
		消瘦	正常	肥胖
卧床休息		20～25	15～20	15
轻体力劳动	办公室职员、教师、售货员、简单家务，或与其相当的活动量	35	30	20～25
中体力劳动	学生、司机、外科医生、体育教师、一般农活，或与其相当的活动量	40	35	30
重体力劳动	建筑工、搬运工、冶炼工、重的农活、运动员、舞蹈者，或与其相当的活动量	45	40	35

4.三大营养素的分配：

(1)三大营养物质每日所提供的热能在总热量中所占的百分比(见表14-2)。

表14-2　三大营养物质每日所提供的热能在总热量中所占的百分比

名　称	提供的能量应占全日总热量比例	来　源
碳水化合物	50%～60%	谷类、薯类、豆类等
蛋白质	15%～20%	动物性蛋白(各种瘦肉、鱼、虾等) 植物性蛋白(黄豆及其制品、谷类)
脂肪	≤30%	饱和脂肪酸、多不饱和脂肪酸、单不饱和脂肪酸

(2)三大营养物质及酒精所提供的热量。

1g 碳水化合物：4kcal　　　　1g 蛋白质：4kcal

1g 脂肪：9kcal　　　　　　　1g 酒精：7kcal

(3)每日应进食三大营养素的量。

以张女士为例,她每日需要从食物中摄入的总热量为 1800kcal。

其中:碳水化合物占 50%～60%,即 1800×(50%～60%)＝900～1080(kcal);蛋白质占 15%～20%,即 1800×(15%～20%)＝270～360(kcal);脂肪占 30%,即 1800×30%＝540 (kcal)。

将以上三大营养素的热量换算成以 g 为单位的量,即张女士每日需要摄入量。

碳水化合物:(900～1080)÷4＝225～270(g)

蛋白质:(270～360)÷4＝68～90(g)(近似值)

脂肪:540÷9＝60(g)

第三节　饮食估算法

一、略估法一

1.主食:根据体力活动量来确定,每日至少三餐(见表14-3)。

表14-3　根据体力活动量确定主食量

休息	轻体力劳动	中体力劳动	重体力劳动
200～250g	250～300g	300～350g	350～400g

2.副食(见表14-4)。

表14-4　副食量

新鲜蔬菜	牛奶	鸡蛋	瘦肉	豆制品	烹调油	盐
500～1000g	250mL	1个	50～100g	50～100g	2～3汤匙	6g

二、略估法二

1. 普通膳食:适用于体重大致正常,一般状况较好的患者。每日主食200～250g。轻体力活动者250g,中体力活动者300g,消瘦或重体力活动者350～400g,动物性蛋白质100～200g,油1～2勺(1勺=10g),蔬菜1～1.5kg。

2. 低热量膳食:适用于肥胖者。主食及副食按上述减少10%以上,同时加强体育锻炼。

3. 高蛋白膳食:适用于儿童、妊娠期妇女、哺乳期妇女、营养不良、消耗性疾病者,主食可比普通膳食增加10%以上,动物性蛋白质增加20%以上。

第四节 合理安排餐次

1. 糖尿病患者一日至少三餐,使主食及蛋白质等较均匀地分布在三餐中,并定时定量,一般按1/5、2/5、2/5分配或1/3、1/3、1/3分配。

2. 注射胰岛素或口服降糖药易出现低血糖者,可在正餐中匀出小部分主食作为两正餐之间的加餐。

3. 睡前加餐除主食外,可选用牛奶、鸡蛋、豆腐干等蛋白质食品,因蛋白质转化成葡萄糖的速度较慢,对预防夜间低血糖有利。

第五节 限制饮酒

1. 酒精可提供热量,一个酒精单位可提供90kcal的热量,相当于360mL啤酒或150mL果酒,或40度白酒45mL。

2. 酒精可使血糖控制不稳定,饮酒初期可引起使用磺脲类降糖药或胰岛素治疗的患者出现低血糖,随后血糖又会升高。大量饮酒,尤其是空腹饮酒时,可使低血糖不能及时纠正。糖尿病患者应有节制地选择酒类,避免甜酒和烈酒,在饮酒的同时应适当减少摄入碳水化合物。

3. 肥胖、高三酰甘油血症、肾病、妊娠糖尿病等患者不应饮酒。

第六节 科学选择水果

1. 水果中含碳水化合物约为6%～20%。

2. 水果中主要含葡萄糖、果糖、蔗糖、淀粉、果胶等。

3. 当空腹血糖控制在7.0mmol/L以下,餐后2h血糖小于10mmol/L,糖化血红蛋白小于7.5%,且血糖没有较大波动时,就可以选择水果,但需代替部分主食。食用最好在两餐之间,病情控制不满意者暂不食用,可吃少量生黄瓜和生西红柿。

4. 进食水果要减少主食的摄入量,少食25g的主食可换苹果、橘子、桃子150g,梨100g,

西瓜 500g 等。葡萄干、桂圆、枣、板栗等含糖量较高,应少食用。

第七节 医学营养治疗的注意事项

糖尿病患者应在以下方面注意控制和调节。

1. 碳水化合物:红薯、土豆、山药、芋头、藕等根茎类蔬菜的淀粉含量很高,不能随意进食,需与粮食交换。严格限制白糖、红糖、蜂蜜、果酱、巧克力、各种糖果、含糖饮料、冰激凌,以及各种甜点心的摄入。

2. 蛋白质:对于有肾功能损害者,蛋白质的摄入为每日每千克理想体重 0.6~0.8g,并以优质动物蛋白为主,限制主食、豆类及豆制品中植物蛋白。

3. 脂肪和胆固醇:糖尿病患者少吃煎炸食物,宜多采用清蒸、白灼、烩、炖、煮、凉拌等烹调方法。坚果类食物脂肪含量高,应少食用。每日胆固醇的摄入量应少于 300mg。

4. 膳食纤维:膳食纤维具有降低餐后血糖、降血脂、改善葡萄糖耐量的作用。糖尿病患者每日可摄入 20~30g。粗粮富含膳食纤维,故每日在饮食定量范围内,可适当进食。

5. 维生素、矿物质:糖尿病患者可多吃含糖量低的新鲜蔬菜,能生吃的尽量生吃,以保证维生素 C 等营养素的充分吸收。对于无高胆固醇血症的患者,可适量进食动物肝脏或蛋类,以保证维生素 A 的供应。糖尿病患者应尽量从天然食品中补充钙、硒、铜、铁、锌、锰、镁等矿物质,以及维生素 B、维生素 E、维生素 C、β-胡萝卜素等维生素。食盐的摄入每日应限制在 6g 以内。

6. 制订食谱时以糖尿病治疗原则为基础,各类食物灵活互换,但切记同类食物之间可选择互换,非同类食物之间不得互换。部分蔬菜、水果可与主食(谷薯类)互换。

饮食金字塔如图 14-1 所示。

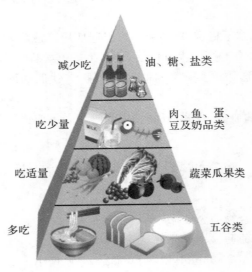

图 14-1 饮食金字塔

第十五章　糖尿病运动治疗

第一节　运动的益处

运动对糖尿病患者有如下益处：

1. 控制血糖。
2. 增强胰岛素的作用。
3. 预防心血管疾病。
4. 调整血脂代谢。
5. 降低血压。
6. 控制体重。
7. 活血。
8. 改善心肺功能。
9. 防治骨质疏松。
10. 增强身体灵活度。
11. 缓解紧张情绪。

第二节　运动疗法的适应证

运动疗法的适应证有如下四类：

1. 病情控制稳定的 2 型糖尿病。
2. 体重超重的 2 型糖尿病。
3. 稳定的 1 型糖尿病。
4. 稳定期的妊娠糖尿病。

第三节　运动前的准备

糖尿病患者在运动前最好做好以下准备：

1. 全面体检。

患者在执行任何运动计划之前，都应该彻底地筛查任何潜在的并发症，排除潜在的疾病或损伤，排除危险因素，以确保运动安全。检查内容包括：血糖、糖化血红蛋白、血酮、血脂、血压、心率、心电图或运动试验、肺功能检查、肝功能检查、胸片、眼底、尿常规或尿微量白蛋白、下肢血管彩超、足部和关节，以及神经系统等。

2. 制订运动计划。

与医生或专职糖尿病教育者讨论其身体状况是否适合做运动，并确定运动方式和运动量。应选择合脚、舒适的运动鞋和袜，要注意鞋的密闭性和透气性。运动场地要平整、安全，空气新鲜。

3. 运动前的代谢控制。

空腹血糖大于 13.9mmol/L，且出现酮体，应避免运动。如果血糖大于 16.7mmol/L，但未出现酮体，应谨慎运动。如果血糖小于 5.6mmol/L，应摄入额外的碳水化合物后，方可运动。

4. 其他。

携带糖果及糖尿病卡，以便自救。

第四节　运动的类型

适宜糖尿病患者的运动有以下几类：

1. 有氧运动：指大肌肉群的运动，是一种有节奏、连续性的运动，可消耗葡萄糖，动员脂肪，刺激心肺。常见的运动形式有步行、慢跑、游泳、爬楼梯、骑车、打球、跳舞、打太极拳等。

2. 无氧运动：指对特定肌肉的力量训练，是突然产生爆发力的运动，如举重、摔跤、铅球或百米赛跑，可增加局部肌肉的强度，但无法促进心肺系统的功能，反而可引起血氧不足，乳酸生成增多，引起气急、气喘、肌肉酸痛等。糖尿病患者可进行中低强度的有氧运动，不宜进行无氧运动。

第五节　运动方式、强度、时间和频率

一、运动方式与强度

1. 一般来说，糖尿病患者所选择的运动强度应是最大运动强度的 $60\% \sim 70\%$。通常用心率来衡量运动强度（见表 15-1）。

糖尿病患者运动强度应保持心率（次/分钟）＝（220－年龄）×$60\% \sim 70\%$。

表 15-1　运动强度和心率

强度	最大心率(%)
非常轻	<35
轻	35～54
中等	55～69
强	78～89
非常强	>90
最强	100

2. 运动强度还可根据自身感觉来掌握,即周身发热、出汗,但不是大汗淋漓。

3. 糖尿病患者可选择中低强度的有氧运动方式(见表 15-2)。

表 15-2　中低强度的有氧运动方式

轻度运动	中度运动	稍强度运动
购物、散步、做操、打太极拳、练气功等	快走、慢跑、骑车、爬楼梯、做健身操等	跳绳、爬山、游泳、打球、跳舞等

二、运动时间

1. 运动时间的选择。

应从吃第一口饭算起,在饭后 1～2h 左右开始运动,因为此时血糖较高,运动时不易发生低血糖。

2. 每次运动持续的时间。

每次运动持续的时间约为 30～60min,包括运动前做准备活动的时间和运动后做恢复整理运动的时间。注意在达到应有的运动强度后应坚持 20～30min,这样才能起到降低血糖的作用。

3. 运动的频率。

糖尿病患者每周至少应坚持 3～4 次中低强度的运动。

第六节　运动治疗的禁忌证

通过运动治疗糖尿病有以下禁忌证:

1. 合并各种急性感染。

2. 伴有心功能不全、心律失常,且活动后加重。

3. 严重糖尿病肾病。

4. 严重糖尿病足。

5. 严重的眼底病变。

6. 新近发生的血栓。

7. 有明显酮症或酮症酸中毒。

8. 血糖控制不佳。

9. 严重的糖尿病神经病变。

10. 频繁发生脑供血不足。

11. 频繁发生低血糖。

第七节　慢性合并症者运动前应注意的问题

慢性合并症者运动前应注意以下问题：

1. 有潜在心血管疾病高风险的患者，应先做分级运动试验。

2. 评估有无外周动脉疾病（PAD）的症状和体征，包括间歇性跛行、足凉、下肢动脉搏动减弱或消失、皮下组织萎缩、汗毛脱落等。

3. 有活动性的增殖性糖尿病视网膜病变（PDR）的患者，若进行大强度运动，可能诱发玻璃体出血，或牵扯性视网膜脱离。这类患者应避免无氧运动及用力、剧烈震动等。

4. 对早期或临床糖尿病肾病的患者，可适当从事低、中等强度的运动。

5. 糖尿病周围神经病变的患者出现保护性感觉丧失时应避免负重运动和需要足部反复活动的运动项目，并注意运动时鞋子的舒适性，在运动前后常规检查足部。自主神经病变的糖尿病患者可由于自主神经病变而发生猝死和无症状性心肌缺血。在剧烈运动后更容易发生低血压或高血压。此外，由于这些患者在体温调节方面存在障碍，故应建议他们避免在过冷或过热的环境中运动，并注意多饮水。

6. 糖尿病足时的运动选择：糖尿病足患者在不妨碍糖尿病足预防和治疗的同时，采取力所能及的运动方式进行活动，有利于血糖的控制。以健侧肢体活动为主，患侧肢体不要承重吃力，或以坐位或床上运动为主，站立时间不宜过长。

第八节　运动的注意事项

一、糖尿病患者在运动中的注意事项

1. 在正式运动前应先做低强度热身运动 5~10min。

2. 运动过程中注意心率变化及感觉，如轻微喘息、出汗等，以掌握运动强度。

3. 若出现乏力、头晕、心慌、胸闷、憋气、出虚汗，以及腿痛等不适症状，应立即停止运动，原地休息。若休息后仍不能缓解，应及时到附近医院就诊。

4. 运动时要注意饮一些白开水，以补充汗液的丢失和氧的消耗。

5. 运动即将结束时，再做 5~10min 的恢复整理运动，并逐渐使心率降至运动前水平，而不要突然停止运动。

二、其他注意事项

1. 运动的选择应简单、安全。运动的时间、强度相对固定，切忌运动量忽大忽小。

2. 注射胰岛素的患者,运动前最好将胰岛素注射在非运动区,因为肢体的活动使胰岛素吸收加快、作用加强,易发生低血糖。

3. 有条件者最好在运动前和运动后各测一次血糖,以掌握运动强度与血糖变化的规律,还应重视运动后的迟发低血糖。

4. 运动后仔细检查双脚,发现红肿、青紫、水疱、血疱、感染等,应及时请专业人员协助处理。

5. 充分了解当日身体状况如睡眠、疲劳、疾病等,如身体不舒服可暂停运动。

6. 冬季注意保暖。

第十六章 糖尿病足的护理

教育是预防糖尿病足最重要的措施。对于糖尿病专业医务人员,一个目标是让糖尿病患者增加对糖尿病足发病和防治的了解;另一个目标则是针对糖尿病足溃疡发病的危险人群,建立教育规划。糖尿病足患者的评估应该作为整个糖尿病治疗的一部分。对于有发生足溃疡危险因素的患者,及时提出防治措施,给予具体指导。

第一节 糖尿病足的危险因素

有下列危险因素者要加强筛查和随访,以采取有效的防治措施:

1. 足溃疡的既往史;

2. 神经病变的症状(足的麻木、感觉触觉或痛觉减退或消失)和(或)缺血性血管病变(运动引起的腓肠肌疼痛或足发凉);

3. 神经病变的体征(足发热、皮肤不出汗、肌肉萎缩、鹰爪样趾、压力点的皮肤增厚、脉搏很好、血液充盈良好)和(或)周围血管病变的体征(足发凉、皮肤发亮变薄、脉搏消失和皮下组织萎缩);

4. 糖尿病的其他慢性并发症(严重肾衰竭或肾移植、明显的视网膜病变);

5. 神经和(或)血管病变并不严重,但有严重的足畸形;

6. 其他的危险因素,如视力下降,影响了足功能的骨科问题,如膝、髋或脊柱关节炎、鞋袜不合适等;

7. 个人的因素,如社会经济条件差、老年或独自生活、拒绝治疗和护理等。

第二节 糖尿病足病变的分类和分级

糖尿病足溃疡和坏疽的原因主要是在神经病变和血管病变的基础上合并感染。根据病因,可将糖尿病足溃疡与坏疽分为神经性、缺血性和混合性三类。根据病情的严重程度进行分级。常用的分级方法为 Wagner 分级法(见表 16-1)。

表 16-1　糖尿病足的 Wagner 分级法

分级	临床表现
0 级	有发生足溃疡的危险因素,目前无溃疡
1 级	表面溃疡,临床上无感染
2 级	较深的溃疡,常合并软组织炎(cellulitis),无脓肿或骨的感染
3 级	深度感染,伴有骨组织病变或脓肿
4 级	局限性坏疽(趾、足跟或前足背)
5 级	全足坏疽

第三节　糖尿病足病变的有关检查

糖尿病足病变的有关检查见表 16-2。

表 16-2　糖尿病足病变的有关检查

	临床检查	客观实验
形态和畸形	足趾的畸形,Charcot 畸形	足的 X 线检查
	跖骨头的突起	足的压力检查
	胼胝	
感觉功能	音叉振动觉	Biothesiometer
	温度觉	温度阈值测试
	触觉检查	尼龙丝触觉检查
运动功能	肌萎缩,肌无力	电生理检查
	踝反射	
自主功能	出汗减少,胼胝	定量发汗试验
	足温暖、足背静脉膨胀	皮温图,皮肤表面温度测定
血管状态	足背动脉搏动缺失,皮肤苍白	非创伤性多普勒超声检查
	足凉,水肿	$TcPO_2$

第四节　糖尿病足的预防教育

一、足部的日常护理方法

足部的日常护理方法包括:洗脚用温水(不超过 37℃),不要泡脚;用中性香皂洗净足部;用浅色、柔软、吸水性强的毛巾轻轻擦干,特别注意趾缝间的皮肤不要擦破;干燥的皮肤应使用润滑乳液或营养霜;修剪趾甲应选在洗脚后,要学会剪趾甲的正确方法;切忌赤脚行走和赤脚穿凉鞋、拖鞋；冬天不要用电热毯、热水袋及加热器烘脚,防止烫伤。

二、进行自我足部检查

养成每天检查足部的习惯。检查内容包括色泽、温度、有无鸡眼、胼胝、趾甲内陷、水疱或皲裂；有无擦伤、裂伤、抓伤及水疱等异常情况,趾缝间是否有破溃。

三、选择合适的鞋袜

选择鞋头宽大、不挤压脚趾、透气性好,能够系带的平跟厚底鞋；选择吸水性强、透气性好、松软暖和、浅色的纯羊毛或棉制袜子。

四、足部伤口的护理

对于小水疱、小面积擦伤,应先用中性肥皂和水彻底地清洗受伤处,然后用无菌纱布包扎。若伤口在 2～3d 内无愈合或者局部皮肤有淤血、肿胀、发红、发热,应尽早就医。

五、定期医院随访

糖尿病患者每年至少行足部检查一次,高危人群每次随诊或每 3 个月检查一次。足底有溃疡者可以每 1～3 周复查一次或根据病情随时就诊。

第十七章　糖尿病特殊时期的血糖管理

第一节　糖尿病围手术期的血糖管理

糖尿病患者需进行外科手术治疗的机会比一般人多,例如人工晶体置换白内障、脓肿切开引流、胆石症手术或肢端干性坏疽截肢等。因脑血管意外行颅内手术、冠状动脉搭桥手术者也不少见。而糖尿病患者本身潜在的大、小血管并发症可显著增加手术风险。一方面,高血糖可造成感染发生率增加及伤口愈合延迟:血浆葡萄糖大于 11.1mmol/L 时,组织修复能力减弱,切口愈合延迟,结缔组织强度低,切口容易裂开。因高血糖抑制白细胞和吞噬细胞的吞噬异物能力和趋化性,故较普通人群更易感染。蛋白质合成能力的降低导致细胞免疫和体液免疫功能下降,结果是切口及全身易继发感染,不易愈合。另一方面,手术应激可使血糖急剧升高,造成糖尿病急性并发症发生率增加:手术的应激、术后的不适和禁食,使患者处于高度应激状态,伴随升糖激素的明显增加,血糖显著升高。因此,需要手术的糖尿病患者要密切配合医生做好手术前、手术中和手术后的血糖处理。这就是医生们常说的围手术期处理。主要包括以下几个方面。

一、术前准备及评估

1. 对择期手术的糖尿病患者,应对血糖控制以及可能影响手术预后的糖尿病并发症进行全面的评估,包括有无心血管疾病、自主神经病变及糖尿病肾病,并有充裕的时间调整血糖的治疗措施,术前空腹血糖水平应控制在 8mmol/L 以下,餐后不超过 10mmol/L,不低于 6.7mmol/L。对于口服降糖药血糖控制不佳的患者,应及时调整为胰岛素治疗。口服降糖药控制良好的患者手术前当夜或手术当天停用口服降糖药,大中手术应术前 3 天停用口服降糖药,改为短效胰岛素治疗。

2. 需要急诊手术的糖尿病患者,主要评估血糖水平以及有无酸碱、水电解质平衡紊乱,如有,应及时纠正。有酮症酸中毒或高渗昏迷的患者,需纠正脱水,恢复血容量,纠正酸中毒或高渗状态,适当补充电解质。用生理盐水和血浆或代血浆恢复血容量,改善微循环。调节液体输入速度和胰岛素的用量,使血糖控制在 7.8～10mmol/L 左右,以保证手术的安全和术后的恢复。

二、术中处理

1. 平时仅需单纯饮食治疗或小剂量口服降糖药即可使血糖控制良好的 2 型糖尿病患

者,在接受小手术时(小型手术的处理指0.5～1h左右完成,且术后饮食不受影响的手术),术中不需要使用胰岛素。

2. 在大型手术术中(大中型手术的处理指持续1～2h以上,影响进食和糖代谢的手术,例如胸、腹腔内的手术,开颅手术,截肢,骨折内固定手术等),需静脉应用胰岛素,并加强血糖监测,血糖控制目标为7.8～10mmol/L。术中可输注5％葡萄糖液100～125mL/h,减少体内脂肪和蛋白质分解供能,防止酮症酸中毒和低血糖。葡萄糖－胰岛素－氯化钾联合输入是代替分别输入胰岛素和葡萄糖的简单方法,并根据血糖变化及时调整葡萄糖和胰岛素的比例。

三、术后处理

1. 在大中型手术后的禁食期间,肝、肌肉等主要利用储存糖的器官功能差,胰岛素分泌少,应激激素分泌亢进,糖原异生增加,不能饮水更易引起血浓缩,因此手术后易发生高血糖高渗性脱水或昏迷,或酮症酸中毒。但糖摄入量不足又会发生低血糖、饥饿性酮症。电解质的不足导致的低钠血症引起食欲不振、全身无力,甚至意识模糊,低钾血症引起心律紊乱。故术后更应密切观察血和尿糖、血压、心律、心率和血电解质。在经口进食之前,继续用葡萄糖－胰岛素－氯化钾混合液治疗,每日提供葡萄糖150～200g(600～800kcal热量),糖与普通胰岛素的比例是3～5g为1U,使血糖不超过10mmol/L。如果禁食期超过48h,要补充维生素、钠盐、蛋白质或氨基酸。脂肪乳可补充高能量,但对高脂血症、脂代谢障碍的糖尿病患者会出现酮血症,要慎用。禁食解除后,停用葡萄糖－胰岛素－氯化钾混合液,改用每日三餐前皮下注射普通胰岛素,剂量参考静脉注射时的每日总量。手术前不需胰岛素治疗者也不应骤停胰岛素,根据血糖测定值逐渐减量,到每日所需胰岛素低于20U、血糖水平控制仍好时,可恢复原来的非胰岛素治疗。总之,患者恢复正常饮食以前仍用胰岛素静脉输注,恢复正常饮食后可以行胰岛素皮下注射。

2. 对于术后需要重症监护或机械通气的糖尿病患者,通过持续静脉胰岛素输注而尽可能将血糖控制在7.8～10mmol/L范围内,可改善预后。

第二节 激素使用时期的血糖管理

糖尿病或非糖尿病患者常由于某些疾病需用超生理量的糖皮质激素(如强的松、氢化可的松、地塞米松等)来抗感染、抗过敏和抑制免疫反应等,如长期应用或单次应用均可促使或加重糖尿病,这种作用通常是剂量依赖性的。当停用糖皮质激素后,糖代谢通常会恢复至用药以前的状态。但是,如果用药时间过长,则有可能不能恢复,可引起多种不良反应和并发症,如感染的诱发和加重,消化道症状,精神、神经系统症状,尤其是可以造成血糖升高,甚至引发糖尿病。故非糖尿病患者在使用糖皮质激素以前或疗程中应每隔一段时间进行一次血糖监测。

糖尿病患者因需要使用糖皮质激素,应严密监测血糖,血糖升高的特点为相对正常的空腹血糖及逐渐升高的餐后血糖。因此,不能只检测空腹血糖。其次,在使用糖皮质激素的同时,应加强降糖治疗。随着糖皮质激素剂量的改变,降糖治疗应及时调整,常需胰岛素治疗。

第十八章　糖尿病患者的心理障碍与应对

对糖尿病患者心理障碍的调查显示糖尿病心理障碍发病率高达 30％～50％。多数糖尿病患者存在心理障碍。

第一节　导致心理障碍的因素

许多心理研究表明,糖尿病患者的心理状态、自我管理能力与患者所处的环境、治疗的结果之间互相制约、互相影响,详见图 18-1。

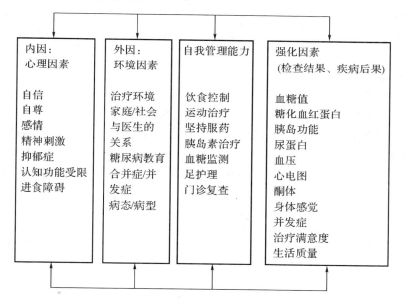

图 18-1　导致心理障碍的因素

其中重要的是患者掌握糖尿病知识的多少以及对糖尿病的理解和认识,患者对糖尿病的态度和患者的感情状态,患者与医生、家庭及社会的关系。

第二节　糖尿病患者心理障碍的临床特点

糖尿病患者的心理障碍具有以下临床特点:

1. 糖尿病患者特有的恐惧心理(精神应激)。

患者常常对以下情况感到恐惧:①确诊患有糖尿病;②需要改变生活模式(饮食、运动调整);③糖尿病的治疗繁琐,包括规律服药、注射胰岛素、定期门诊、血糖监测等;④会出现并发症;⑤可能发生低血糖反应;⑥因为糖尿病而调整工作;⑦可能影响家庭关系;等等。

2. 糖尿病患者的焦虑。

糖尿病焦虑的种类:①对糖尿病缺乏了解而焦虑;②对焦虑状态习以为常,否认焦虑存在;③担心血糖控制不佳;④害怕并发症;⑤恐惧胰岛素注射;⑥疏远感、自罪感。

3. 糖尿病患者的抑郁。

约占糖尿病患者的 1/5,心理、社会原因复杂,与糖尿病互为因果,诊断要慎重,复发率高。

第三节　综合治疗要点

糖尿病患者心理障碍的综合治疗要点如下:

1. 严格控制血糖,预防及治疗低血糖及合并症。

2. 正确评价患者的身体状况及心理状况,提高患者自我管理的能力。运动有助于患者降低血糖,提高生活情趣,积极配合治疗。引导的方法是树立运动促进健康的观念,安排时间运动,培养运动兴趣。

3. 尊重患者,帮助他们保持自尊。

4. 建立良好的社会关系。

5. 建立良好的医患关系。医生、护士要尊重患者,倾听患者心声,想尽一切办法帮助患者提高认识,配合治疗(饮食、运动、药物),使其对生活的满意度提高。帮助患者树立信心,遵守医嘱,自强不息。依赖医生是患者常见的行为。不少患者认为治疗是医生的事,缺少主动性,消极配合。对这样的患者,医生、护士应当帮助其建立自尊、自爱、自强和自信心。

6. 建立良好的家庭关系。

7. 必要时请心理医生诊治。

第十九章　糖尿病患者出院指导

　　出院后遵医嘱定期到内分泌科随访,有利于评估血糖控制情况、评价药物治疗效果、及时调整用药、进行并发症筛查、接受糖尿病教育。定期随访项目见表 19-1。

表 19-1　定期随访项目

检验项目	初访	随访	每季度随访	年访
眼:视力及眼底	√			√
脚:足背动脉搏动,神经病变	√		√	√
体重	√	√	√	√
BMI	√			√
血压	√	√	√	√
空腹/餐后血糖	√	√	√	√
糖化血红蛋白	√		√	√
胆固醇/高/低密度脂蛋白胆固醇	√			√
三酰甘油	√			√
尿白蛋白(尿微量白蛋白)	√			√
肌酐/BUN	√			√
肝功能	√			√
心电图	√			√
尿常规	√	√	√	√

第二十章　糖尿病相关检查及注意事项 （不包括胰岛素）

第一节　口服葡萄糖耐量试验及馒头餐试验

一、口服葡萄糖耐量试验（OGTT）

【目的】

主要用于疑似糖尿病的确诊和排除、糖尿病高危人群的筛选，以早期发现糖代谢异常，早期诊断糖尿病。

【方法】

空腹抽血后，将 75g 葡萄糖溶于 300mL 水中，5min 内服完，从服糖水第一口开始计时，2h 再抽一次静脉血测血糖。

【注意事项】

1.试验前一天晚上晚饭后不再进食（空腹 10～14h）。

2.由于 OGTT 试验需要进行 2h，服完糖水后，在试验过程中受试者不要进食，尤其不要喝茶及咖啡，不要吸烟，不要做剧烈运动。

3.试验前 3 天内，保持日常生活规律，每日碳水化合物摄入量不少于 150g。

4.试验前 3～7 天，停用可能影响糖耐量的药物，如避孕药、利尿药、苯妥英钠等。

5. 空腹血糖≥7.0mmol/L，临床已诊断糖尿病，则不再做 OGTT，改用馒头餐试验。

【备注】

1.试验用无水葡萄糖粉 75g，如用 1 分子水葡萄糖则为 82.5g。

2. 若以间接了解胰岛 B 细胞的储备功能，推测胰岛分泌功能为目的，也可采用抽取 0h、0.5h、1h、2h、3h 的血标本方法。

【结果判断】(见表 20-1)

表 20-1　OGTT 结果判断(WHO，1999)

糖代谢分类	静脉血浆葡萄糖(mmol/L)	
	空腹血糖(FBG)	糖负荷后 2 小时血糖(2h PPG)
正常血糖(NGR)	<6.1	<7.8
空腹血糖受损(IFG)	6.1~<7.0	<7.8
糖耐量减低(IGT)	<7.0	≥7.8~<11.1
糖尿病(DM)	≥7.0	≥11.1

注:IFG 或 IGT 统称为糖调节受损(IGR),即糖尿病前期。

二、馒头餐试验

【目的】

已诊断的糖尿病患者不宜做口服葡萄糖耐量试验,可代之以馒头 100g(干面粉重)兴奋胰岛 B 细胞,了解胰岛 B 细胞储备功能。

【方法】

基本同 OGTT,将口服葡萄糖改为 100g 馒头,5min 内吃完,其余方法相同。

第二节　胰岛素 C 肽释放试验

一、胰岛素释放试验

【目的】

用于了解胰岛功能,鉴别 1 型或 2 型糖尿病,或诊断胰岛 B 细胞瘤。做法同 OGTT。

【方法】

同 OGTT。

【意义】

1.1 型糖尿病患者进糖后胰岛素释放曲线低平,无明显峰值出现。

2.2 型糖尿病患者的胰岛素释放曲线在肥胖者偏高,在非肥胖者大都偏低,但高峰值常延迟至 120min 以后,3h 仍高于空腹值。

【备注】

如患者使用胰岛素治疗或口服胰岛素促泌剂(磺脲类或格列奈类),建议选择 C 肽释放试验。

【正常参考值】

空腹胰岛素 17.8～173.0pmol/L,餐后 1h 达高峰,可比空腹胰岛素浓度高数倍至 10 倍,3h 后降至接近正常水平。

二、C 肽释放试验

【目的】

胰岛素释放试验不能区分外源性和内源性胰岛素,而 C 肽是与内源性胰岛素等量分泌的,对于接受胰岛素治疗的患者,测定 C 肽更能精确地判断 B 细胞的分泌功能,指导治疗方面。

【方法】

同 OGTT。

【正常参考值】

空腹 C 肽 0.37～1.47nmol/L,餐后 1h 达高峰,可比空腹 C 肽浓度高 3～5 倍,3h 后接近正常水平。

第二十一章　医院常用降糖药种类及注意事项（不包括胰岛素）

分类	主要药理作用	主要不良反应	通用名	常用商品名	规格 mg/片（支）	服用方法	注意事项	
磺脲类	刺激胰岛 B 细胞分泌胰岛素，降低血糖	低血糖 胃肠道紊乱	格列齐特	达美康	80	2～3 次/天；餐前半小时	对于其他磺脲或磺胺过敏者禁忌	严重肝肾功能不全者均禁用口服降糖药
				达美康缓释片	30	1 次/天；早餐前半小时	整片吞服，不能嚼碎、分开或碾碎	
			格列吡嗪	美吡哒	5	2～3 次/天；餐前半小时	对磺胺类过敏者禁忌	
				瑞易宁控释片	5	1 次/天；餐前半小时	整片吞服，不能嚼碎、分开或碾碎	
				唐贝克缓释胶囊	10			
			格列喹酮	糖适平	30	1～3 次/天；餐前半小时	对磺胺类药物过敏者禁忌	
			格列美脲	亚莫利	1；2	1 次/天；早餐前即刻服用	如不吃早餐，建议在第一次正餐之前即刻服用	
				伊瑞	2			
双胍类	抑制肝糖输出为主的胰岛素增敏剂	胃肠道反应 乳酸性酸中毒	二甲双胍	二甲双胍	250	2～3 次/天；餐中或餐后口服	严重感染、大手术时禁用；注射碘化造影剂前停用	
				格华止	500			
α-糖苷酶抑制剂	延缓碳水化合物的降解，减慢肠道葡萄糖的吸收速度	腹胀 排气	阿卡波糖	拜唐苹；卡博平	50	3 次/天；餐中嚼服	如不吃主食则不服药	
			伏格列波糖	倍欣	0.2			
噻唑烷二酮类	促进靶细胞对胰岛素的反应而改善胰岛素敏感性	浮肿 肝功能损害	马来酸罗格列酮	文迪雅	4	1～2 次/天；空腹服用	心功能不全者慎用或禁用	
			盐酸吡格列酮	艾可拓；卡司平	15	1 次/天；空腹服用		
格列奈类	非磺脲类的胰岛素促泌剂	低血糖	瑞格列奈	诺和龙；孚来迪	1；0.5	3 次/日；餐时或餐前 15min 内口服	不进餐不服药	
			那格列奈	唐力	120			

续表

分类	主要药理作用	主要不良反应	通用名	常用商品名	规格 mg/片（支）	服用方法	注意事项
二肽基肽酶 4（DPP-4)抑制剂	通过阻断体内胰高血糖素样肽-1（GLP-1）的分解来控制血糖	超敏反应、上呼吸道感染、鼻窦炎	磷酸西格列汀	捷诺维	100	1 次/日；饭前或饭中服用	不建议使用于中重度肾功能不全的患者
胰高血糖素样肽-1（GLP-1）受体激动剂	增强葡萄糖依赖性胰岛素分泌，延缓胃排空；通过中枢性的食物抑制来减少进食量	恶心、低血糖、腹泻	艾塞那肽注射液	百泌达	0.3/1.2mL	每次 5μg 或 10μg，餐前 30min 皮下注射	餐后不给药；储藏及有效期同胰岛素
			利拉鲁肽	诺和力	18mg/3mL	起始剂量 0.6mg/d，皮下注射，至少一周后应增加至 1.2～1.8mg	与进餐时间无关；储藏及有效期同胰岛素

第二十二章　医院常用胰岛素种类及注意事项

分类	常用商品名	通用名	胰岛素类型	起效时间	峰值时间	持续时间	注射时间	注射工具	备注
超短效	优泌乐	赖脯胰岛素注射液	胰岛素类似物	10～15min	1～1.5h	4～5h	餐前即刻	优伴笔	澄清液体
	诺和锐®	门冬胰岛素注射液	胰岛素类似物	10～15min	1～2h	4～6h		特充已配备一次性笔；笔芯（环龙药店有）使用诺和笔	澄清液体
短效	优泌林R	重组人胰岛素注射液	人胰岛素	15～60min	2～4h	5～8h	餐前30min	W瓶装（400U）用B-D针筒；笔芯用优伴笔	澄清液体
	诺和灵R	生物合成人胰岛素注射液	人胰岛素					笔芯用诺和笔	澄清液体
中效	诺和灵N	中性低精蛋白锌人胰岛素	人胰岛素	2.5～3h	5～7h	13～16h	一般睡前	笔芯用诺和笔	混悬液，使用前充分摇匀
	优泌林N	精蛋白锌重组人胰岛素注射液	人胰岛素					笔芯用优伴笔	混悬液，使用前充分摇匀
长效	来得时	甘精胰岛素注射液	胰岛素类似物	2～3h	无峰	24～36h	每天固定时间	已配备一次性笔	澄清液体
预混	诺和灵30R	精蛋白生物合成人胰岛素注射液（预混30R）（30%短效＋70%中效）	人胰岛素	0.5h	2～12h	14～24h	餐前30min	诺和笔	混悬液，使用前充分摇匀
	诺和灵50R	50-50混合人胰岛素注射液（50%短效＋50%中效）	人胰岛素				餐前30min	诺和笔	混悬液，使用前充分摇匀
	混合优泌林70/30	精蛋白锌重组人胰岛素混合注射液（30%短效＋70%中效）	人胰岛素				餐前30min	优伴笔	混悬液，使用前充分摇匀
	优泌乐25	精蛋白锌重组赖脯胰岛素混合注射液（25%速效＋75%中效）	胰岛素类似物	15min	1.5～3h	16～24h	餐前即刻	优伴笔	混悬液，使用前充分摇匀
	诺和锐®30	门冬胰岛素30注射液（30%速效＋70%中效）	胰岛素类似物	10～20min	1～4h	14～24h	餐前即刻	特充已配备一次性笔；笔芯（环龙药店有）使用诺和笔	混悬液，使用前充分摇匀

第二十三章　糖尿病相关技能操作流程

第一节　毛细血管血糖检测技术

【适用范围】

糖尿病患者及需要了解血糖波动情况的患者。

【目的】

监测患者血糖水平,评价代谢指标,为临床治疗提供依据。

【操作重点强调】

1. 保证血糖仪工作正常。

2. 试纸符合要求。

3. 避免血样误差。

【操作前准备】

1. 洗手。

2. 用物准备:治疗盘、血糖仪、血糖试纸、一次性采血针、无菌消毒棉签、75％酒精、笔、记录本。常见的血糖仪见图 23-1。

【血糖检测操作流程】

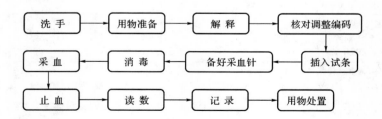

【操作步骤】

1. 携用物至床旁,解释。

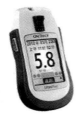
强生稳豪倍优型血糖仪

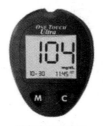
强生稳豪血糖仪

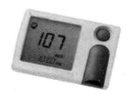
美国强生稳步倍加型血糖仪

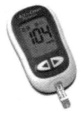
罗氏卓越血糖仪

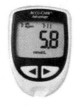
罗氏血糖仪优越电感型

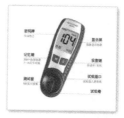
罗氏血糖仪活力型

拜耳拜安捷血糖仪

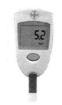
拜耳拜安易血糖仪试纸

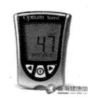
雅培安妥血糖仪

图 23-1　常见的血糖仪

2. 询问是否进餐和(或)进餐时间。

3. 准备好一次性采血针头。

4. 插入试纸自动开机/或开机插入试纸。

5. 核对并调整血糖仪编码,使之与试纸编码一致(免调码血糖仪无需核对与调整)。

6. 用75%酒精棉签消毒皮肤,待干。

7. 采血,滴或吸血于试纸合适的需血量。

8. 采血部位的止血。

9. 读数,记录结果并告知患者。

10. 用物处置。

【操作观察要点】

1. 检查试纸的有效期,取出试纸后立即盖上瓶盖。

2. 拿取试纸时避免发生污染。

3. 核对血糖仪与试纸编码是否一致。

4. 采血部位待酒精干后实施采血。

5. 不要反复用力挤压采血部位。

6. 滴/吸血量于试纸后观察血量是否合适。

7. 按不同血糖仪的要求,定期对仪器进行清洁与校正。

【风险防范流程】

毛细血管血糖检测时存在血糖检测结果不准确的风险,其防范流程如下:

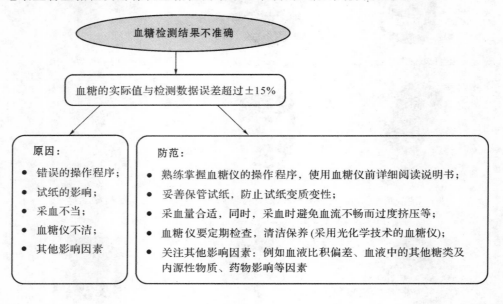

第二节　动态血糖测定技术(以美敦力动态血糖监测仪为例)

【适用范围】

适用于各种类型的糖尿病患者,主要有:

1. 难治性的糖尿病患者;

2. 易发生严重酮症酸中毒的患者;

3. 易发生低血糖的患者;

4. 需要制订、开始或评价某种糖尿病治疗方案时:从胰岛素注射改用泵治疗前;评价药物、运动和饮食的效果;口服药和起始泵治疗的效果;新患者的诊断获得关血糖控制情况的更全面的信息。

【目的】

协助分析个性化或规律性的血糖波动特点,为各类糖尿病患者调整、确定最佳的治疗方案以达到最有效的血糖控制,同时,为医疗专业人员提供一种用于糖尿病教育的可视化手段。

【操作重点强调】

1. 确保动态血糖记录器和探头处于正常工作状态。

2. 应用无菌技术进行探头的皮下安置。

3. 操作前清除前一次的所有记录。

【操作前准备】

1. 设备：记录器/电缆/腰带夹、备用电缆、备用 7 号电池、探头/注针器、酒精棉球、灭菌透气薄膜、防水袋、患者日志、废针处理器、软布和中性洗涤剂用于清洁记录器的外壳、指血血糖仪。

2. 记录器：检查探头的有效期和温度指示，记录记录器的序列号和探头的批号，清洁记录器和附件，确认电池更换的时间不超过 1 个月，连接腰带夹，将记录器装入皮套中并打开电源，检查记录器的日期和时间，清除上一个患者的记录，输入新患者的 ID 码，确认电缆和记录器连接良好。

动态血糖监测仪（CGMS GOLD）系统的组成见图 23-2。

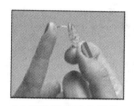 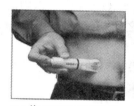 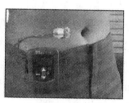 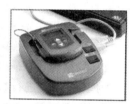

(a) CGMS GOLD 探头　　(b) 将CGMS GOLD 探　　(c) 连接血糖记录　　(d) 用信息提取器将血糖信息
　　　　　　　　　　　　　头插入皮下　　　　　器佩带3d　　　　　下载到电脑，作出血糖图

图 23-2　动态血糖监测仪（CGMS GOLD）系统的组成

【操作流程】

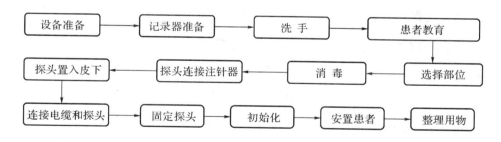

【操作步骤】

1. 洗手。

2. 携用物至床旁。

3. 向患者解释并作相关的教育：教会患者向记录器中至少输入 4 次毛细血管血糖值；向记录器中输入事件标记；于监测期间详细记录服药、进餐、运动等日常事件并保存；正确佩戴和保护血糖监测系统；日常生活状态下对仪器的防护；对报警作出反应。

4. 选择部位，消毒。

5. 准备探头和注针器。

6. 将探头插入皮下，拔掉引导针。

7. 连接电缆和探头；观察信号屏（signal）中的 ISIG 信号，如果没有大幅波动，则继续。

8. 用胶布固定探头。

9. 确认电流在可接收的范围内，开始初始化（初始化 60min 后，输入毛细血管血糖值）。

10. 安置患者，佩戴好血糖记录器。

11. 处置用物。

【操作观察要点】

1. 确保仪器处于正常工作状态。每月更换 2 节 7 号碱性电池。

2. 保证探头的有效性。当从冰箱取出探头后应放置 10min 后使用。

3. 观察与评估注射部位皮肤情况，下腹部及臀部外上象限是最常见的部位，确保选择部位皮下脂肪丰富；避免选择过度使用的注射部位或胰岛素泵输入部位，避免选择腰带或腰带区；避开脐周 5cm 及衣服易摩擦或压倒的部位；避开存在瘢痕或萎缩的部位；避开锻炼或活动时受力的部位，避开胰岛素泵输入部位 5～8cm（2～3inch）以内的区域。

4. 检查探头信号，电流信号在 10～200nA 之间，确保探头能正常工作。

5. 固定和保护好探头。

6. 初始化 60min 期间，不要按任何键。如果错误地按下某个键，注意时间，等到 60min 结束时输入指血进行校准。统一探头不得进行重复初始化。

7. 出现报警，及时查找原因并处理。

8. 注意日常生活状态下仪器的防护：防损害、防探头脱落、防潮湿；勿在距离探头 8cm（3inch）以内的部位注射胰岛素，也不要在 5cm（2inch）以内的位置安装胰岛素泵。

9. 毛细血糖值输入（每日至少输入 4 次血糖值），同时采用同一台血糖仪和同一批号试纸。

10. 按时向 CGMS 输入事件代码。

【风险防范流程】

动态血糖监测存在探头滑脱的风险，其防范流程如下：

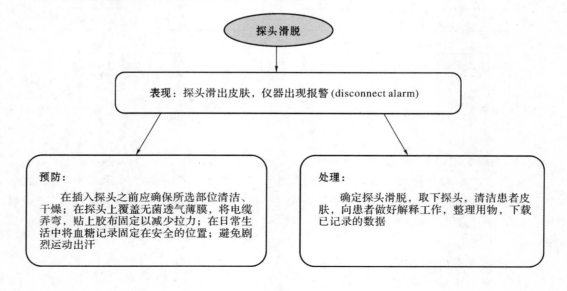

第三节　笔式胰岛素注射器使用技术

【适用范围】

使用胰岛素的患者。

【目的】

纠正胰岛素绝对或相对不足,控制血糖水平。

【操作重点强调】

1. 针头一次一换。
2. 正确的胰岛素剂型、准确的剂量、正确的注射时间。

【操作前准备】

1. 护士:洗手。
2. 用物:一次性胰岛素注射笔(或笔型注射器、笔芯胰岛素)、注射用针头、75％酒精、无菌消毒棉签、胰岛素注射执行单,必要时准备血糖检测物品。常见的笔式胰岛素注射器见图23-3,一次性的笔式胰岛素注射器见图23-4。

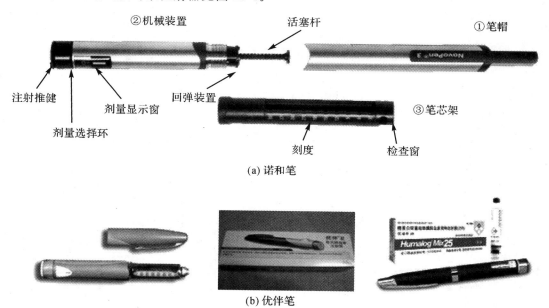

图23-3　常见的笔式胰岛素注射器

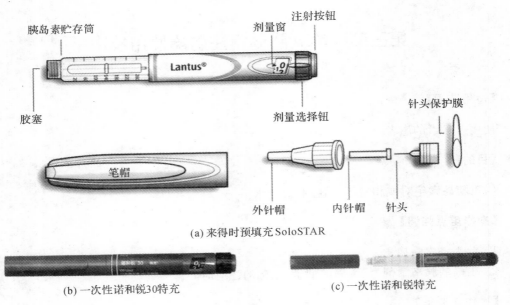

图 23-4　常见的笔式胰岛素注射器

【胰岛素笔注射的操作流程】

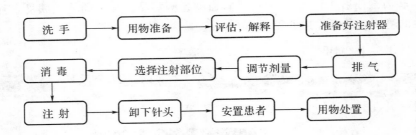

【操作步骤】

1. 携用物至床边,解释。

2. 核对医嘱,确定胰岛素剂型、剂量、注射时间。

3. 如非一次性胰岛素注射笔,将胰岛素笔芯装入注射笔。

4. 摇匀(如为预混及中效胰岛素),消毒橡皮膜,装入针头(垂直刺入,拧紧)。

5. 调节 2U 胰岛素剂量,针尖垂直向上,直至有一滴药液出现在针尖上。如无药液,重复上述排气操作。

6. 调好剂量。

7. 选择好注射部位(腹部、大腿外侧、上臂三角肌下缘、臀部外上 1/4),75％酒精消毒。常见的胰岛素注射部位见图 23-5。

8. 捏起皮肤(根据情况可不捏起),握笔式进针,90°或 45°斜插进针,缓慢推注胰岛素直至按键不能推动,停留 5～10s,拔出针头。胰岛素注射时捏起皮肤的正确方法及针头注入的深度见图 23-6。

9. 套上外针帽,卸下针头。

10. 安置患者。

11. 用物处置。

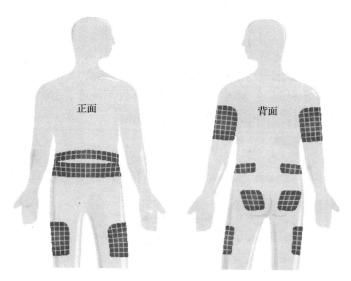

图 23-5 常见的胰岛素注射部位

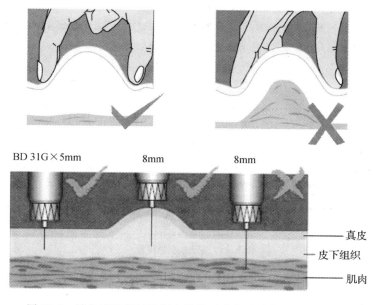

图 23-6 胰岛素注射时捏起皮肤的正确方法及针头注入的深度

【操作观察要点】

1. 用物准备时要检查一次性胰岛素笔或笔芯,确保未破裂或折断,检查胰岛素的剂型、失效期及外观。

2. 注射前必须排气,以确保注射通畅及剂量准确。

3. 观察与评估注射部位皮肤情况。

4. 注意注射部位的轮换。

5. 告知患者和家属胰岛素注射后的进餐时间：

(1)速效和预混速效（优泌乐、诺和锐、优泌乐 25、诺和锐® 30）：注射后即刻到注射后 15min 内。

(2)短效和预混短效（优泌林 R、混合优泌林、诺和灵 R、诺和灵 30R）：注射后 30min。

(3)中效胰岛素（诺和灵 N、优泌林 N）如果进食的话，则在注射后 45～60min。

(4)长效胰岛素（来得时）与进食时间无关，因其吸收无高峰。

6. 告知患者低血糖的症状和防范措施。

【风险防范流程】

笔式胰岛素注射时存在低血糖、注射部位皮肤问题、胰岛素过敏等风险，其防范流程如下：

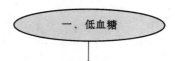

一、低血糖

临床表现：可表现为交感神经兴奋（如心悸、焦虑、出汗、饥饿感、皮肤感觉异常等）和中枢神经症状（如神志改变、认知障碍、抽搐和昏迷）。老年患者发生低血糖时可表现为行为异常或其他非典型症状。夜间低血糖常常难以发现和及时处理。有些患者屡发低血糖后，可表现为无先兆症状的低血糖昏迷。对非糖尿病的患者来说，低血糖的标准为小于 2.8mmol/L。而糖尿病患者只要血糖值≤3.9mmol/L就属低血糖范畴

预防：

1.告诉患者有关低血糖的症状，随身携带碳水化合物类食物及急救卡； 2.安排合适的进餐时间和内容，定时定量； 3.避免空腹饮酒和酗酒； 4.运动量增加：运动前后增加额外的碳水化合物摄入； 5.按需进行血糖监测，以调节胰岛素的剂量

处理：详见低血糖处理流程

二、注射部位皮肤问题

临床表现：注射部位皮肤有异常改变，出血、红肿、硬结、皮下脂肪营养不良

预防：

- 注意无菌操作；
- 选择合适的注射部位，确保注射在皮下；
- 有规律地轮换注射部位；
- 每次更换注射针头；
- 储存在冰箱内的胰岛素，回温后再使用

处理：

- 出血，注射后轻按压注射点；
- 红肿、硬结，局部湿热敷，再次注射避开红肿硬结3cm处，直至红肿硬结消退；
- 皮下脂肪营养不良，应用高纯度或人胰岛素有可能防止其发生，并有规律地更换注射部位

三、胰岛素过敏

临床表现：局部反应。注射部位出现红肿、瘙痒、水泡、硬结，常在注射后2~12 h发生，持续2 h后会逐渐消退。

全身反应。罕见，表现为面部和口腔黏膜水肿、呼吸困难、哮喘，重者可发休克，多发生于停用胰岛素数月后又恢复使用者

预防：

- 注意无菌操作；
- 选择合适的注射部位；
- 有规律地轮换注射部位；
- 每次更换注射针头；
- 储存在冰箱内的胰岛素，回温后再使用

处理：

- 局部过敏反应：注射胰岛素时要深一些，应达到皮下组织；经常变换注射部位；注射部位热(湿)敷；应用抗过敏药；
- 全身过敏反应：注意观察，及时报告医生，进行脱敏治疗及抗过敏治疗

第四节 胰岛素泵的使用

【适用范围】

需胰岛素治疗的患者均可使用,主要适应证如下:

1. 1型糖尿病患者。

2. 妊娠糖尿病患者或糖尿病合并妊娠者为稳定控制血糖，保证母、婴平安应首推带泵治疗。

3. 2型糖尿病患者合并下列情况者：急性并发症期；难以控制的高血糖；反复发生的高血糖和低血糖交替现象，如经常发生低血糖、清晨高血糖（黎明现象）等。使用每日多次胰岛素注射治疗难以达到治疗目标的患者。

4. 糖尿病患者做外科、妇科、眼科手术时，保证安全度过围手术期者。

5. 生活极不规律的各种职业的糖尿病患者。

【目的】

更好更安全地控制血糖，提高患者生活质量。

【操作重点强调】

1. 保证胰岛素泵处于正常工作状态。

2. 确保各时段基础率剂量等各设置的准确性。

3. 应用无菌技术进行皮下注射操作。

4. 保持输注管道的通畅。

【操作前准备】

1. 护士：洗手

2. 物品：治疗盘、胰岛素泵（见图23-7）、3mL贮药器、输液管、消毒液、短效或速效胰岛素、助针器、消毒薄膜、胶布、医嘱执行单、笔。

3. 检查调整胰岛素泵的基本设置：日期时间、胰岛素浓度、基础率方案、最大基础率上限、最大餐前剂量上限及需要的其他备选功能，确定胰岛素泵处于正常工作状态。

4. 润滑贮药器，按无菌操作技术抽取短效或超短效胰岛素。

5. 连接输注管道，排净管道内的空气，直到看见一滴胰岛素从输液管组的针头滴出。

6. 将贮药器置入泵内，设定泵输注5U的胰岛素，直到针头有液滴为止。

7. 将泵设置于暂停状态。

【胰岛素泵的操作流程】

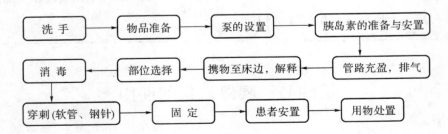

【操作步骤】

1. 携用物至患者床旁，解释，嘱其取平卧或坐位。

2. 选择合适的注射部位：首选腹壁，避开沿着腰带周围及经常受到摩擦的部位，距脐周

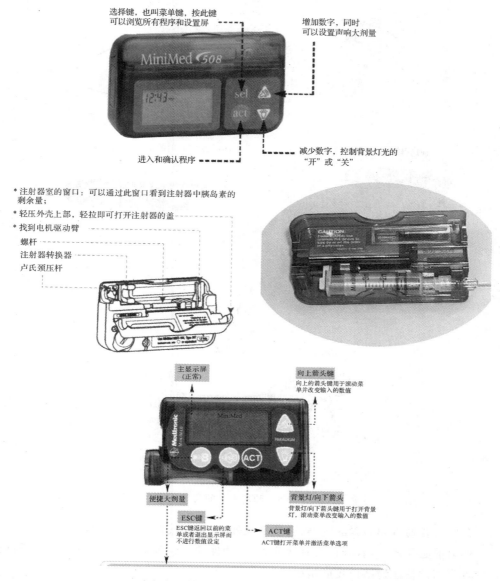

23-7 胰岛素泵(以美敦力508胰岛素泵为例)结构示意图

5cm外,距离瘢痕及妊娠纹至少3cm。其他可选择臀部外上象限、大腿外侧上部以及上臂三角肌下缘等部位,

3. 消毒皮肤,按皮下注射方法将针头注入皮下(必要时可使用助针器),固定好针头和输注管道,启动胰岛素泵。

4. 固定安置好胰岛素泵(见图23-8),观察输注管道有无漏液等情况。

5. 安置患者,整理、处置用物。

【操作观察要点】

1. 确保胰岛素泵处于正常工作状态。

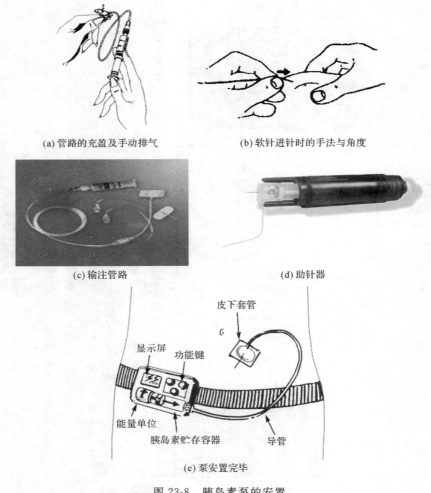

(a) 管路的充盈及手动排气　　　(b) 软针进针时的手法与角度

(c) 输注管路　　　　　　　　　　(d) 助针器

(e) 泵安置完毕

图 23-8　胰岛素泵的安置

2. 备物时要检查胰岛素的剂型、失效期及外观,是否按规定保存胰岛素。

3. 注射前必须排气,看到针头有滴液为止,确保胰岛素剂量准备好,输注管道通畅。

4. 观察与评估注射部位皮肤情况。

5. 注意注射部位的轮换。更换部位注射时,两次的注射部位间隔 3cm。

6. 告知患者低血糖的症状及防范措施。

7. 检查注射部位及管道的连接是否牢固,观察管道有无变形、阻塞,针头有无滑出,确认胰岛素无渗漏。

8. 不要在注射器和输液管中留下气泡,否则将导致输注药液剂量减少。

9. 药量是否充足。

10. 泵的携带是否安全。

11. 血糖控制情况。

12. 备用耗材(电池、输注管道等)准备充足。

13. 确保程序设置正确(见表 23-1)。

14. 使用氧化银电池。

15. 关注各种报警信息。

表 23-1　胰岛素泵程序设置(以美敦力 MiniMed 508 胰岛素泵简易功能卡为例)

屏幕显示	操　作	步　骤
12:Hr DISPLAY	改变时间显示方式(12/24h 制的选择)	1. 按 SEL 键 8 次,看到 SET UP Ⅱ 屏,按 ACT 键 1 次确认。 2. 按 SEL 键 9 次,进入时间显示方式屏,按 ACT 键 1 次确认。 3. 按▲▼选择 12h 或 24h 方式,按 ACT 键确认。 等待 15s 回到时间屏
15:06 SET TIME	设置时间和日期	1. 按 SEL 键 7 次,进入 SET UP Ⅰ 屏,按 ACT 键 2 次确认。 2. 按▲▼设置小时,按 ACT 键确认。 　 按▲▼设置分钟,按 ACT 键确认。 　 按▲▼设置年,按 ACT 键确认。按▲▼设置月,按 ACT 键确认。 　 按▲▼设置日,按 ACT 键确认。 等待 15s 回到时间屏
U 100 INSULIN	调节胰岛素浓度(出厂设置为 U—100)	1. 按 SEL 键 8 次,看到 SET UP Ⅱ 屏,按 ACT 键 1 次确认。 2. 按 SEL 键 10 次,进入胰岛素浓度屏,按 ACT 键 1 次确认。 3. 按▲▼选择胰岛素浓度。按 ACT 键确认。 等待 15s 回到时间屏
HIST: — PRIME	管路冲盈	1. 按 SEL 键 6 次,到管路充盈屏,按 ACT 键确认。 2. 用▲▼增减值,按 ACT 键确认。 3. 泵进入胰岛素剩余量屏,屏幕显示"PROG PRIME",虚线闪烁。 如果需要,用▲▼键输入注射器内胰岛素的量。 如果不使用本功能,不设置任何参数,进入步骤 4。 4. 按 ACT 键确认。泵开始输注充盈量
00:00 6.0ᵁ BOLUS HIST: I N LAST	常规大剂量	1. 按 SEL 键 1 次进入大剂量屏,按 ACT 键确认。用▲▼增减大剂量值,按 ACT 键确认,泵进入输注状态。 2. 直接按 SEL 键 1 次进入大剂量屏,用▲▼来回顾大剂量的历史记录
0.0ᵁ BASAL PROF: I NOW	设置基础率分段(最多可分 48 段)	1. 直接按 SEL 键 3 次,到基础率屏,按▲▼回顾基础率。 2. 要重新设置基础率则需按 ACT 键。 3. 按▲▼设置基础率(第一段基础率的起始时间默认为 0 点)。 4. 按▲▼设置时间,下一段基础率。重复步骤 3~4 增加分段。 设置完毕,按 ACT 键 1 次,屏幕显示 24h 基础率总量,表示设置完成,等待 15s 回到时间屏
PROG —5— SUSPEND	暂停输注/重新启动	1. 按 SEL 键 2 次,到暂停输注屏,按 ACT 键,泵即停止输注。 2. 若需重新启动泵,按 SEL 键 1 次,按 ACT 键
PROG SELFTEST	设置自检	1. 按 SEL 键 7 次,看到 SET UP Ⅰ 屏,按 ACT 键 1 次确认。 2. 按 SEL 键 3 次,进入自检屏,按 ACT 键 1 次确认。 3. 泵进行自检,注意观察和听。 (1)泵自检完毕后,显示 TEST OK,表示正常; (2)泵显示错误代码,请与经销商联络

储药器简介如图 23-9 所示。

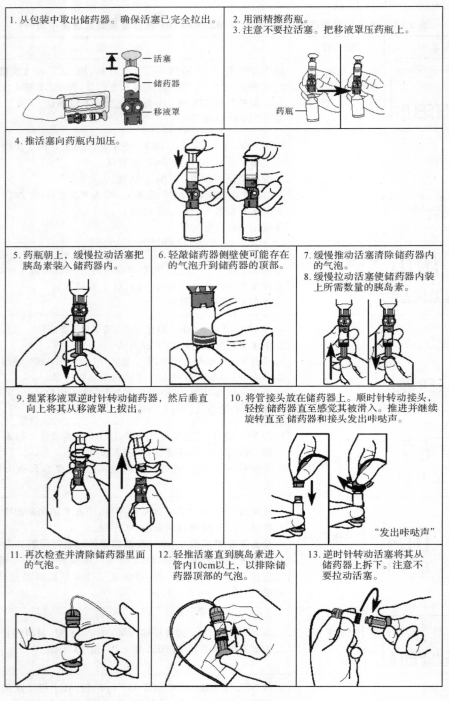

1. 从包装中取出储药器。确保活塞已完全拉出。

2. 用酒精擦药瓶。
3. 注意不要拉活塞。把移液罩压药瓶上。

4. 推活塞向药瓶内加压。

5. 药瓶朝上，缓慢拉动活塞把胰岛素装入储药器内。

6. 轻敲储药器侧壁使可能存在的气泡升到储药器的顶部。

7. 缓慢推动活塞清除储药器内的气泡。
8. 缓慢拉动活塞使储药器内装上所需数量的胰岛素。

9. 握紧移液罩逆时针转动储药器，然后垂直向上将其从移液罩上拔出。

10. 将管接头放在储药器上。顺时针转动接头，轻按 储药器直至感觉其被滑入。推进并继续旋转直至 储药器和接头发出咔哒声。

"发出咔哒声"

11. 再次检查并清除储药器里面的气泡。

12. 轻推活塞直到胰岛素进入管内10cm以上，以排除储药器顶部的气泡。

13. 逆时针转动活塞将其从储药器上拆下。注意不要拉活塞。

注释：每次取出储药器并更换时，都必须将泵的马达复位。

警示：确保书主管路从身体上断开，再进行马达复位或充盈操作。

图 23-9 储药器简介

【风险防范流程】

使用胰岛素泵存在低血糖、高血糖、输注部位出现感染等风险,其防范流程如下:

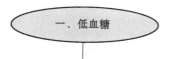

临床表现:　可表现为交感神经兴奋(如心悸、焦虑、出汗、饥饿感、皮肤感觉异常等)和中枢神经症状(如神志改变、认知障碍、抽搐和昏迷);老年患者发生低血糖时可表现为行为异常或其他非典型症状;夜间低血糖常常难以发现和及时处理。有些患者屡发低血糖后,可表现为无先兆症状的低血糖昏迷。对非糖尿病的患者来说,低血糖的标准为小于2.8mmol/L,而糖尿病患者只要血糖值≤3.9mmol/L就属于低血糖范畴

预防:

- 按说明书正确执行泵的操作规程,正确设置基础率,保证输注时间及剂量的准确,排除因泵原因造成的胰岛素输注过量;
- 告诉患者有关低血糖的症状,随身携带碳水化合物类食物及急救卡;
- 安排合适的进餐时间和内容,定时定量;
- 避免空腹饮酒和酗酒;
- 运动量增加:运动前后增加额外的碳水化合物摄入;
- 每天查4~6次血糖,警惕无症状性低血糖

处理:排除因泵原因造成的胰岛素输注剂量的过多,其余同低血糖的处理流程

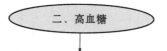

高血糖的症状:患者可能感觉不舒服,例如极度口渴、多尿、疲劳、视力模糊,但有时即使血糖增高,患者可能还会感觉良好

- **与泵有关的可能原因**:忘记输注餐前量,胰岛素泄漏,输注时间错误,输注剂量错误,注射器位置不当,注射管路阻塞、注射部位感染影响吸收、输液管路使用时间过长;
- **其他原因**:进餐量增加、胰岛素失活、生病期间、压力增大、其他药物的影响等

每天至少测4~6次血糖,特别是在:入睡前、清晨起床、有眩晕感时。若重复测血糖都高于14mmol/L时,马上用注射器注射短效胰岛素;1~2h后再次检查血糖,若重复测血糖高于14mmol/L或头晕恶心时,检查尿酮体,如果为阳性,立即通知医生;若重复测血糖都高于14mmol/L,用注射器输注胰岛素后马上更换输液管

三、输注部位感染

临床表现：输注部位皮肤有异常改变，如红肿、皮温增高、疼痛、出血、皮下硬结、针眼周围可见脓性分泌物等

预防：

- 选择合适的穿刺部位，并注意无菌操作倾听患者的主诉，有无输注部位的不适感，定期观察穿刺部位皮肤的情况；
- 按时更换输注装置和部位 (2~3d)；
- 不要重复使用注射器及输注管路；
- 对于胶布过敏者及时更换胶布品牌，并及时处理局部皮肤

处理：

- 如果出现红肿，更换输注部位直到红肿消失才能再次使用该部位。如果红肿部位的直径超过2cm就应请示医生，对于急性感染应以口服抗菌素治疗；
- 早期局部应用抗菌霜才能延缓或预防感染的扩大；
- 根据医生处方在每个部位更换后，常规局部使用抗菌霜是一种好的预防措施；
- 对于服药依从性好的患者，在感染早期可使用广谱抗菌素；如果目前感染存在，储液器和输注设备必须去除。把输注设备于机体的另一部位 (如果腹部有感染，可置于大腿下)，或者在清除感染后再重新使用胰岛素泵

第二十四章 糖尿病低血糖诊治流程

糖尿病低血糖诊治流程如下：

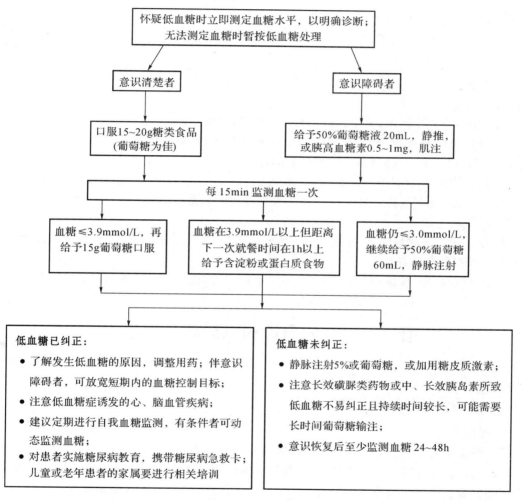

怀疑低血糖时立即测定血糖水平，以明确诊断；
无法测定血糖时暂按低血糖处理

意识清楚者　　　　　　　意识障碍者

口服15~20g糖类食品
（葡萄糖为佳）

给予50%葡萄糖液 20mL，静推，
或胰高血糖素0.5~1mg，肌注

每15min监测血糖一次

血糖≤3.9mmol/L，再
给予15g葡萄糖口服

血糖在3.9mmol/L以上但距离
下一次就餐时间在1h以上
给予含淀粉或蛋白质食物

血糖仍≤3.0mmol/L，
继续给予50%葡萄糖
60mL，静脉注射

低血糖已纠正：
- 了解发生低血糖的原因，调整用药；伴意识障碍者，可放宽短期内的血糖控制目标；
- 注意低血糖症诱发的心、脑血管疾病；
- 建议定期进行自我血糖监测，有条件者可动态监测血糖；
- 对患者实施糖尿病教育，携带糖尿病急救卡；儿童或老年患者的家属要进行相关培训

低血糖未纠正：
- 静脉注射5%或葡萄糖，或加用糖皮质激素；
- 注意长效磺脲类药物或中、长效胰岛素所致低血糖不易纠正且持续时间较长，可能需要长时间葡萄糖输注；
- 意识恢复后至少监测血糖24~48h

碳水化合物来源：以下每一种物品均含有约15g的碳水化合物。

(1)2~5个葡萄糖片，视不同商品标识而定（这是最好的治疗物品）。

(2)半杯橘子汁。

(3)两大块方糖。

(4)一大汤勺的蜂蜜或玉米汁。

(5)一杯脱脂牛奶。

第二十五章 非内分泌科住院糖尿病患者血糖管理规范

第一节 筛 查

筛查中出现以下情况,将由内分泌科门诊或会诊制订处理方案。

1. 既往史中有糖尿病者:常规毛细血管血糖监测,如果空腹血糖≥10mmol/L,或者任何时候血糖≥14mmol/L,请内分泌科会诊制订住院期间的治疗方案。

2. 既往史中无糖尿病者:空腹血糖≥7.0mmol/L,次日复查静脉法空腹血糖仍≥7.0mmol/L者,进入血糖监测流程(5次);如果任何时候血糖≥14mmol/L,请内分泌科会诊决定处理方案。

3. 既往史中无糖尿病者:空腹血糖≤10mmol/L,或任何时候血糖≤14mmol/L,请糖尿病专科护士指导生活方式干预。

4. 有糖尿病者,建议在出院后一周内至内分泌科门诊作系统筛查与评估。

第二节 非内分泌科糖尿病会诊流程

一、非内分泌科糖尿病会诊指征

1. 普通会诊:

(1)空腹血糖10~14mmol/L或任何时候血糖14~22mmol/L。

(2)会诊目的:控制血糖,制订术中、术后血糖调整方案,评估并发症风险。

(3)普通会诊24h内完成。每天下午18:00前收到的会诊单当天完成会诊;18:00后发出的会诊单,如有特殊需求可拨打内分泌科值班医生手机,与值班医生联系。

2. 急会诊:

(1)空腹血糖>14mmol/L,或任何时候血糖>22mmol/L。

(2)会诊目的:尽快稳定血糖以防糖尿病急性代谢紊乱

(3)急会诊可通过电话或电子会诊单与内分泌科值班医生联系,会诊医生将在10min内到达申请科室进行会诊。

3.特殊情况,个别联系。

二、内分泌科会诊流程

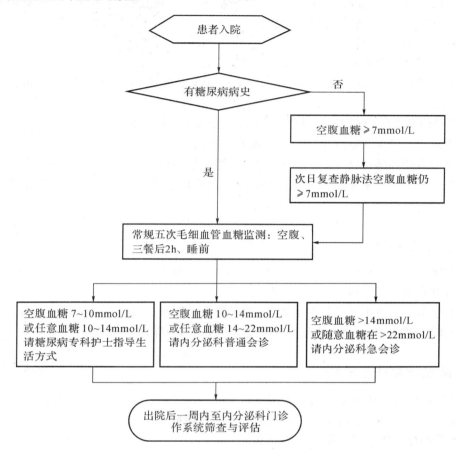

第三节　围手术期血糖管理规范

一、术前管理

1.血糖控制水平。

择期手术前应尽量将空腹血糖控制在 7.8mmol/L 以下,餐后血糖控制在 10mmol/L 以下。如非择期手术在术前检查发现 $HbA_1c>9\%$,或空腹血糖$>10mmol/L$ 或餐后 2h 血糖$>14mmol/L$,应尽量推迟手术的时间并加强血糖的控制。

2.并发症的筛查。

评估与糖尿病相关的重要脏器并发症风险:建议测心电图/心超/尿素氮、肌酐。

二、血糖控制

1. 饮食或口服降糖药的患者，空腹血糖控制在 7.8mmol/L 以下，餐后血糖控制在 10mmol/L 以下，可接受小手术治疗。建议：

(1)停止手术当日早晨的治疗。

(2)恢复进食后再恢复原治疗，用二甲双胍者要先检查肾功能。

(3)避免静脉输入含葡萄糖的液体。可采用含葡萄糖-胰岛素-钾（GIK）的液体静脉输液。

2. 接受胰岛素治疗或者血糖控制不佳或者接受大手术的患者：

(1)手术当天停用餐前皮下注射胰岛素和口服药。

(2)采用含葡萄糖-胰岛素-钾（GIK）的液体静脉输液（按 4g 糖一个单位短效胰岛素）。

(3)手术前一天和手术当天根据血糖情况仍可使用基础胰岛素，直到恢复半流饮食开始使用餐前胰岛素。

三、血糖的监测

1. 术前常规监测毛细血管血糖：空腹、三餐后 2h、睡前。

2. 术中毛细血管血糖监测：Q1-2H。

3. 术后不进餐使用基础胰岛素者，毛细血管血糖监测：Q4H。

4. 外周血循环差者，避免毛细血管血糖监测，改用静脉血糖测定。

四、血糖调整注意事项

1.以空腹血糖值调整基础胰岛素用量。

2.以当天的餐后血糖值调整第 2 天同餐次的餐前胰岛素用量。

3.术后进食流质患者不用餐前胰岛素。

4.加入液体中的胰岛素必须是普通胰岛素。

五、围手术期血糖管理流程

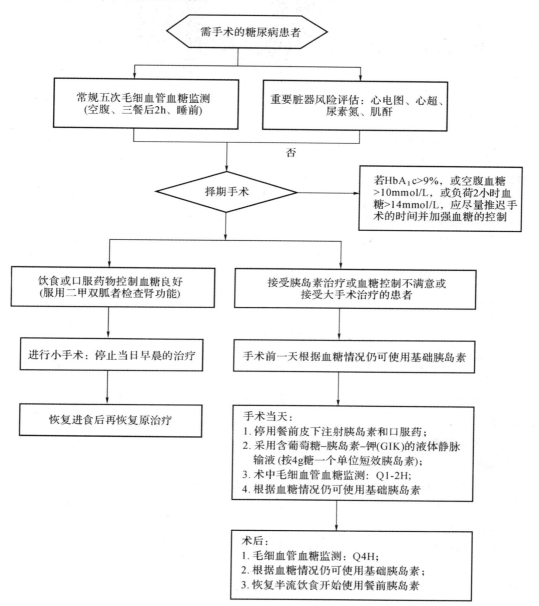

第二十六章　合并糖尿病手术患者糖尿病教育路径

合并糖尿病手术患者糖尿病教育路径

病区_____　床号_____　姓名_____　住院号_____　诊断_____

入院时

　　□1.术前控制血糖的重要性:包括血糖对手术的影响,风险增加、易感染、伤口愈合困难、并发症增加等;手术对血糖的影响,应激、禁食、麻醉、失血、用药等加重糖代谢紊乱。

　　□2.血糖控制的目标:空腹 5.6～7.8mmol/L、随机＜10mmol/L 。

　　□3.血糖监测的重要性:掌握血糖水平、衡量饮食情况、指导用药。

　　　　　　　　　　　　　　　　　　　时间_____　　签名_____

入院 2～3 天

　　□1.如何控制血糖:需通过饮食控制、适量运动、药物治疗、血糖监测、心理干预等综合治疗方案。

　　□2.饮食治疗的原则:健康饮食,控制总热量、均衡营养、规律进餐(定时定量)、清淡少油、戒烟限酒。

　　□3.口服降糖药的用法及注意事项:口服降糖药有 5 大类,各自作用机理不同,用法也有所不同。

　　□4.使用胰岛素的目的、注意事项:更好地控制血糖、减少并发症、促进伤口愈合等,须预防低血糖。

　　□5.低血糖的防治:血糖≤3.9mmol/L,症状有头晕、乏力、饥饿感、心慌、手脚发抖、出冷汗、意识障碍等,部分可无症状;原因有胰岛素或口服降糖药过量、未按时进食或进食过少、运动量增加及空腹饮酒等;清醒者立即进食含 15g 葡萄糖的饮料或点心,如 3 颗糖、3 块饼干、半杯果汁、1 杯牛奶等;15min 复测血糖直至纠正;外出时随身携带糖果、饼干等。

　　　　　　　　　　　　　　　　　　　时间_____　　签名_____

术前 1 天

　　□1.肠道准备及禁食的注意事项:防止低血糖。

　　□2.心理支持:紧张、焦虑、恐惧等情绪会导致血糖升高,要获得家人的支持,树立信心,保持乐观情绪。

　　　　　　　　　　　　　　　　　　　时间_____　　签名_____

术后 6～24 小时

　　□1.饮食:由禁食到流质、半流质、普食;恢复半流质后恢复口服药及餐前胰岛素;控制总热量,适当增加蛋白质比例。

　　□2.营养支持治疗对血糖的影响:静脉营养治疗与肠内营养支持治疗容易导致血糖不

稳定,加强血糖监测,及时调整。

　　□3.术后胃肠道常见反应的注意事项:麻醉、疼痛等导致食欲差、呕吐、腹泻,容易导致糖代谢紊乱。

时间_____　　签名_____

出院前 2～3 天

　　□1.运动指导:饭后 1h 开始,持续 45min 左右的轻中度运动,注意因人而异,循序渐进,贵在坚持。

　　□2.指导饮食方案的制订:根据身高、体重、劳动强度等计算总热量,合理搭配碳水化合物、蛋白质、脂肪,做好饮食日记,控制体重。

　　□3.糖尿病足部护理:重在预防,应每日自我检查,选择合适的鞋袜,有伤口及时就诊,定期去医院做足部检查。

　　□4.戒烟、限酒的重要性:吸烟降低胰岛素敏感性,导致冠心病等;酒精只有热量没有营养,损害肝脏使血糖不稳定。

时间_____　　签名_____

出院前 1 天

　　□1.胰岛素的注射方法指导:实践指导,直至本人或家人能独立完成注射 1 次。

　　□2.自我血糖监测的重要性:评估饮食情况,指导用药,预防低血糖;时间可选空腹、三餐前后及睡前、运动前后等;做好记录。

　　□3.内分泌科随访的重要性及时间:出院后按医嘱定期随访;有利于评估疗效,调整用药,筛查并发症等。

时间_____　　签名_____

第二十七章　糖尿病患者饮食教育单

医学营养治疗是糖尿病综合治疗的重要组成部分,是糖尿病的基础治疗。

一、控制总热量

1. 根据年龄、体重、劳动消耗选择总热量。

标准体重(kg)＝身高(cm)－105

2. 饮食估算。

(1) 主食(为未烹饪的生重,1 天的量)(见表 27-1)。

表 27-1　主食量

休息	轻体力劳动	中体力劳动	重体力劳动
200～250g	250～300g	300～350g	350～400g

(2)副食(见表 27-2)。

表 27-2　副食量

新鲜蔬菜	牛奶	鸡蛋	瘦肉	豆制品	烹调油	盐
500～1000g	250mL	1 个	50～100g	50～100g	2～3 汤匙	6g

二、均衡营养,合理搭配

健康的糖尿病饮食需要碳水化合物、蛋白质和脂肪这三种营养成分提供身体需要的能量。碳水化合物占 50％～60％,蛋白质占 15％～20％,脂肪占 25％～30％,维生素、无机盐要充足。

1. 碳水化合物的种类:面食、大米和五谷杂粮;葡萄糖、白砂糖、水果糖等;水果类;部分蔬菜;豆类菜、淀粉类菜。

2. 蛋白质的种类:蛋类;奶类;鱼虾类;部分瘦肉;黄豆类;豆腐、豆浆等。

3. 脂肪的种类:动植物油;动物内脏;肥肉、动物的皮;干果类;花生、瓜子、核桃仁等。

三、少食多餐,规律进餐

一日至少 3 餐,定时定量。一般按 1/5、2/5、2/5 或 1/3、1/3、1/3 分配主食。对于注射胰岛素或者经常出现低血糖的患者除 3 顿正餐外,最好有 2～3 次加餐。少食多餐不仅可以预防低血糖的发生,而且可以减轻胰岛 B 细胞的负担。但应注意加餐应从 3 顿正餐中匀出

1/4 或 1/5 作为两餐间的加餐,总热量不变。

四、饮食清淡,低脂少油,低盐低糖

少吃富含胆固醇和饱和脂肪的食物;减少食盐的摄入量,每日食盐最好控制在 6g 以内。

五、高纤维饮食

尽量增加膳食纤维的摄入量,每日饮食中最好要有富含膳食纤维的食品。

六、适量饮酒,坚决戒烟

酒精只有热量没有营养,饮酒会损害肝脏功能使血糖不稳定;空腹饮酒容易出现低血糖。限制饮酒量,不超过 1～2 份标准量/日(一份标准量为:啤酒 350mL,红酒 150mL 或低度白酒 45mL,各约含酒精 15g)。吸烟降低胰岛素敏感性,显著增加心、脑血管疾病的风险。

七、水果的选择

虽然水果含有丰富的维生素、无机盐和膳食纤维,但水果也含碳水化合物,如果糖等。这些糖类消化、吸收较快,升高血糖的作用比粮食要快,因此:

(1)对于血糖较高的患者来说最好不要食用。血糖稳定的情况下(空腹血糖7.2mmol/L,餐后血糖小于 10mmol/L)可以食用。

(2)食用水果要定量。一般来说,糖尿病患者一天可以食用水果 150～200g,但适当减少主食。

(3)食用水果的时间宜安排在两顿正餐之间,而不要在餐后马上食用水果。

做好饮食日记,记录摄入的每种食物量和摄食经过。

附表　食物交换份表

表1　食品交换的四大组(八大类)内容和营养价值(表内所写重量皆为生重)

组别	类别	每份重量(g)	热量(kcal)	蛋白质(g)	脂肪(g)	碳水化合物(g)	主要营养素
谷薯组	谷薯类	25	90	2	—	20	碳水化合物、维生素
蔬果组	蔬菜类	500	90	5	—	17	无机盐、维生素 膳食纤维
	水果类	200	90	1	—	21	
肉蛋组	大豆类	25	90	9	4	4	蛋白质
	奶类	160	90	5	5	6	
	肉蛋类	50	90	9	6	—	
油脂组	硬果类	15	90	4	7	2	脂肪
	油脂类	10	90	—	10		

表2 等值谷薯类交换表

每份谷薯类提供蛋白质 2g、碳水化合物 20g，热能 90kcal

食品	重量(g)	食品	重量(g)
大米、小米、糯米	25	绿豆、红豆、干豌豆	25
高粱米、玉米渣	25	干粉条、干莲子	25
面粉、玉米面	25	油条、油饼、苏打饼	25
混合面	25	烧饼、烙饼、馒头	35
燕麦片、荞麦面	25	咸面包、窝窝头	35
各种挂面、龙须面	25	生面条、磨芋生面条	35
马铃薯	100	鲜玉米	200

表3 等值蔬菜交换表

每份蔬菜类提供蛋白质 5g、碳水化合物 17g，热能 90kcal

食品	重量(g)	食品	重量(g)
大白菜、圆白菜、菠菜	500	胡萝卜	200
韭菜、茴香	500	倭瓜、南瓜、花菜	350
芹菜、莴苣、油菜	500	扁豆、洋葱、蒜苗	250
葫芦、西红柿、冬瓜、苦菜	500	白萝卜、青椒、茭白、冬笋	400
黄瓜、茄子、丝瓜	500	山药、荸荠、藕	150
芥蓝菜、瓢菜	500	次菇、百合、芋头	100
苋菜、雪里蕻	500	毛豆、鲜豌豆	70
绿豆芽、鲜蘑菇	500		

表4 等值水果交换表

每份水果类提供蛋白质 1g、碳水化合物 21g，热能 90kcal

食品	重量(g)	食品	重量(g)
柿、香蕉、鲜荔枝	150	李子、杏	200
梨、桃、苹果(带皮)	200	葡萄(带皮)	200
橘子、橙子、柚子	200	草莓	300
猕猴桃(带皮)	200	西瓜	500

表5 等值大豆交换表

每份大豆类提供蛋白质 9g、脂肪 4g、碳水化合物 4g，热能 90kcal

食品	重量(g)	食品	重量(g)
腐竹	20	北豆腐	100
大豆	25	南豆腐	150
大豆粉	25	豆浆	400
豆腐丝、豆腐干	50		

表 6　等值肉蛋类交换表

每份肉蛋类提供蛋白质 9g、脂肪 6g,热能 90kcal

食品	重量（g）	食品	重量（g）
熟火腿、香肠	20	鸡蛋（1 个带壳）	60
半肥半瘦猪肉	25	鸭蛋、松花蛋（1 个带壳）	60
熟叉烧肉（无糖）午餐肉	35	鹌鹑蛋（6 个带壳）	60
瘦猪、牛、羊肉	50	鸡蛋清	150
带骨排骨	50	带鱼	80
鸭肉	50	鹅肉	50
草鱼、鲤鱼甲鱼、比目鱼	80	大黄鱼、鳝鱼黑鲢、鲫鱼	100
兔肉	100	虾、清虾、鲜贝	100
熟酱牛肉、熟酱鸭	35	蟹肉、水浸鱿鱼	100
鸡蛋粉	15	水浸海参	350

表 7　等值奶制品交换表

每份奶制品类提供蛋白质 5g、脂肪 5g、碳水化合物 6g,热能 90kcal

食品	重量（g）	食品	重量（g）
奶粉	20	牛奶	160
脱脂奶粉	25	羊奶	160
奶酪	25	无糖酸奶	130

表 8　等值油脂交换表

每份油脂类提供脂肪 10g,热能 90kcal

食品	重量（g）	食品	重量（g）
花生油、香油（1 汤勺）	10	猪油（1 汤勺）	10
玉米油、菜籽油（1 汤勺）	10	牛油（1 汤勺）	10
豆油（1 汤勺）	10	羊油（1 汤勺）	10
红花油（1 汤勺）	10	黄油（1 汤勺）	10
核桃、杏仁、花生米	15	葵花籽（带壳）	25
西瓜子（带壳）	40		

第二十八章　血糖控制目标

中国 2 型糖尿病的控制目标(引自《中国 2 型糖尿病防治指南》(2010 版)):

指　　标	目标值
血糖(mmol/L):空腹 非空腹	3.9~7.2(70~130mg/dL) ≤10(180mg/dL)
HbA$_1$C (%)	< 7.0
血压(mmHg)	< 130/80
BMI(kg/m^2)	< 24
高密度脂蛋白 HDL-C(mmol/L) 　男性 　女性	>1.0(40mg/dL) >1.3(50mg/dL)
三酰甘油 TG(mmol/L)	<1.7(150mg/dL)
低密度脂蛋白 LDL-C(mmol/L) 　未合并冠心病 　合并冠心病	<2.6(100mg/dL) <1.8(70mg/dL)
尿白蛋白/肌酐比值(mg/ mmol) 　男性 　女性	<2.5(22mg/g) <3.5(31mg/g)
主动有氧活动(分钟/周)	≥150

第二十九章　糖尿病专科护理质量评估单

糖尿病专科护理质量评估单

评估科室：_____　评估人：_____　评估时间：___月___日　第___周　得分：_____

评估对象	评估内容	分值	得分	评估关键点及存在问题	备注
护士评估（80分）	胰岛素的存放符合要求	5			
	血糖仪及试纸的存放符合要求	5			
	笔式胰岛素注射技术操作规范	10			
	毛细血管血糖检测技术操作	10			
	掌握血糖监测的目的、影响血糖监测结果准确性的因素	5			
	掌握血糖控制目标	10			
	熟悉口服降糖药及胰岛素的种类及注意事项	10			
	熟悉运动治疗的方法、注意事项	5			
	熟悉饮食治疗的原则	10			
	掌握低血糖处理流程	10			

评估对象	询问患者：护士有无做过糖尿病教育，做过以下哪几个内容的教育，一处得1分，总分10分	有否宣教		掌握程度		根据教育过的内容评价掌握程度，能说出80%以上得1分，50%以上得0.5分，总计10分	备注
		分值	得分	分值	得分		
患者评估（20分）	1.糖尿病的危害及血糖影响因素	1		1			
	2.血糖控制目标	1		1			
	3.口服降糖药的服用方法、注意事项	1		1			
	4.胰岛素使用注意事项	1		1			
	5.糖尿病饮食的原则	1		1			
	6.低血糖的表现及处理方法	1		1			
	7.糖尿病足部护理的方法	1		1			
	8.独立完成胰岛素注射	1		1			
	9.糖尿病自我管理的内容	1		1			
	10.出院后随诊的要求	1		1			

患者评估说明：住院两天以上，确诊为糖尿病，排除病重、沟通障碍的患者；如无上述患者，总分为护士评估得分×1.25。

（本篇由糖尿病专科护士何晓雯、单燕敏整理）

第三篇

压疮专科护理
临床实践指南

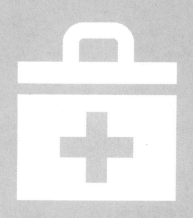

第三十章　压疮的概述

第一节　压疮的流行病学

压疮(见图 30-1),又称压力性溃疡、褥疮,一直是临床护理工作的重点和难点,压疮的发生率已成为衡量医院护理质量的一项主要指标。目前,从全球范围来看,压疮的发病率与15年前相比并没有下降的趋势。压疮的预防和护理在护理领域仍是难题。压疮已经成为全球普遍关注的健康问题。

压疮的易患因素依次为运动性减退、皮肤改变和年龄增加。因此,长期卧床患者、脊髓损伤患者及老年人特别是老年卧床患者成为发生压疮的高危人群。

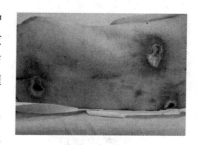

图 30-1　压疮

压疮发生率表示在某一特定时期内,在可能发生压疮的特定人群中查出的新的病例数;压疮患病率(现患率)指某时点检查时可能发生压疮的特定人群中现患病的病例总数。现患率反映了压疮的流行趋势,也称为"流行率"。发生率则反映了某一时间点干预与否和干预是否有效的结果,常被用来检验医护质量。

计算公式:

$$压疮发生率=\frac{特定时期压疮新发病例数}{特定人群病例数}\times100\%$$

$$压疮现患率=\frac{特定时期压疮现患病例总数}{特定人群病例数}\times100\%$$

文献资料显示,综合性医院压疮的发生率为 3%～14%;脊髓损伤患者的压疮发生率为25%～85%,且 8% 与死亡有关;神经疾病患者的压疮发生率为 30%～60%;住院老人的压疮发生率为 10%～25%,发生压疮的老年人较未发生压疮的老年人病死率增加 4 倍,伤口未愈合者比伤口愈合者病死率增加 6 倍。

文献报道 23% 的院内压疮与手术有关,手术患者的压疮发生率随着手术时间的延长而增加,手术时间超过 2.5h 是压疮发生的危险因素,手术时间超过 4h 的患者中,术后压疮发生率为 21.2%。

据研究表明英国每年用近 20 亿英镑来预防、治疗和监测压疮;美国有关部门统计表明以治疗压疮为主的住院老年患者占到了 53.2 万例,每年可因压疮并发症导致约 6000 例患者死亡,美国每年用于压疮的医疗费用大约为 85 亿美元。在荷兰,压疮是排在癌症、心血管疾病之后的第 3 位耗费最多的疾病。

第二节　压疮的定义及特征

一、压疮的定义

美国压疮顾问小组（National Pressure Ulcer Advisory Panel，NPUAP）于 1898 年提出压力性溃疡（pressure ulcer，PU）的定义为由于局部组织长期受压，引起血液循环障碍，组织营养缺乏，致使皮肤失去正常功能而引起的组织破损和坏死。2007 年 NPUAP 将压疮的定义更新为：压疮指皮肤或皮下组织由于压力、剪切力或摩擦力而导致的皮肤、肌肉和皮下组织的局限性损伤，常发生在骨隆突处。有很多相关因素或影响因素与压疮有关，但这些因素对压疮发生的重要性仍有待探索。

分析更新的定义，压力、剪切力或摩擦力的联合作用是形成压疮的主要原因，这已得到确认，即所谓的"三力合说"。主要受累部位是骨隆突处，发生的损伤是"局限性的"。近年新的观点认为，压力、剪切力或摩擦力的直接作用联合其他内因、外因共同导致了压疮的发生。

压疮的英文名字很多，如：pressure sores，decubitus ulcers， bed sores， pressure necrosis or ischaemic ulcers。

二、压疮的特征

压疮具有以下特征：

1. 多发生在骨隆突部位；

2. 可发生于任何的压力源；

3. 可以在数小时内发生；

4. 深浅不一；

5. 边缘硬而干燥，轮廓常呈圆形或火山口状（见图

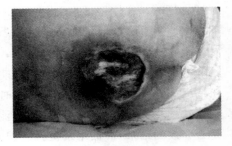

图 30-2　压疮的轮廓及边缘

30-2）；

6. 分布于溃疡床的肉芽组织，常呈白色，伴继发感染时有恶臭分泌物或脓性分泌物流出，穿入深部组织，使肌腱和骨膜出现炎性改变、增厚、硬化，并可破坏其骨质及关节；

7. 患者往往伴有营养不良。

三、压疮的分期

2007 年 NPUAP 参照欧洲压疮顾问小组（European Pressure Ulcer Advisory Panel，EPUAP）的压疮分级系统，将压疮的分期进行更新，并作进一步描述。

一、可疑深部组织损伤

1. 表现（见图 30-3）。

皮下软组织受到剪切力或摩擦力的损害，局部皮肤完整但可出现颜色改变如紫色或褐红色，或导致充血的水疱。与周围组织比较，这些受损区域的软组织可能有疼痛、硬块、黏糊

状的渗出、潮湿、发热或冰冷。

2. 进一步描述。

（1）在肤色较深的个体中，深部组织损伤可能难以检测。

（2）厚壁水疱覆盖下的组织损伤情况会更严重，可能进一步发展形成薄的焦痂覆盖，这时即使辅以最适合的治疗，病变也仍然会迅速发展，暴露多层皮下组织。

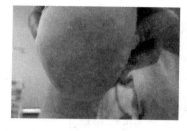

图 30-3　可疑深部组织损伤压疮

二、Ⅰ期

1. 表现（见图 30-4）。

在骨隆突处皮肤出现压之不褪色的局限性红斑，但皮肤完整。深色皮肤可能没有明显的苍白改变，但其颜色可能和周围的皮肤不同。

2. 进一步描述。

（1）受损部位与周围相邻组织比较，有疼痛、硬块、表面变软、发热或者冰凉。

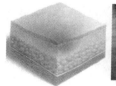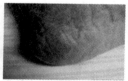

图 30-4　Ⅰ期压疮

（2）表明个体处于压疮发生的危险之中。

特别说明：连续受压后，当压力解除，局部会出现反应性毛细血管充血而发红，在解除压力 15min 后发红区会恢复正常，此情况应与Ⅰ期压疮鉴别。

三、Ⅱ期

1. 表现（见图 30-5）。

真皮部分缺失，表现为一个浅的开放性溃疡，伴有粉红色的伤口床，无腐肉，也可能表现为一个完整的或破裂的血清性水疱。

2. 进一步描述。

（1）表现为发亮的或干燥的浅表溃疡，无腐肉或瘀伤。

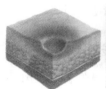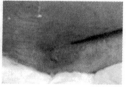

图 30-5　Ⅱ期压疮

（2）瘀伤表明有可疑的深部组织损伤。

四、Ⅲ期

1. 表现（见图 30-6）。

全层皮肤组织缺失，可见皮下脂肪暴露，但骨头、肌腱、肌肉未外露，有腐肉存在，但组织缺失的深度不明确，可能包含有潜行和窦道。

2. 进一步描述。

（1）此阶段压疮的深度因解剖位置不同而不同。

（2）鼻梁、耳朵、枕骨处、踝部因无皮下组织，可能表现为表浅溃疡。

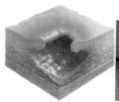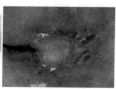

图 30-6　Ⅲ期压疮

五、Ⅳ期

1. 表现（见图 30-7）。

全层皮肤组织缺失，伴有骨、肌腱或肌肉外露。局部可出现坏死组织或焦痂。通常有潜行或窦道。

2. 进一步描述。

(1)深度随解剖位置的不同而不同。

(2)鼻梁、耳朵、枕骨处、踝部因无皮下组织，可能是表浅溃疡。

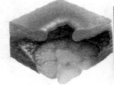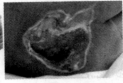

图 30-7　Ⅳ期压疮

(3)可延伸到肌肉和（或）支撑结构（如筋膜、肌腱或关节囊），可导致骨髓炎。

六、不可分期

1. 表现（见图 30-8）。

全层皮肤组织缺失，溃疡底部有腐肉覆盖（黄色、黄褐色、灰色、绿色或褐色）和（或）有焦痂（黄褐色、褐色或黑色）覆盖。

2. 进一步描述。

(1)只有腐肉或焦痂充分去除，才能确定真正的深度和分期。

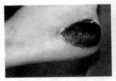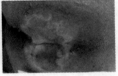

图 30-8　不可分期压疮

(2)踝部或足跟部的稳定的焦痂（干燥、黏附牢固、完整，且皮肤无发红或波动），可以作为身体自然的屏障，不应去除。

四、压疮的好发部位

压疮好发于无肌肉包裹或肌肉层较薄、缺乏脂肪组织保护又经常受压的骨隆突处。会随患者卧位不同、受压点不同而有所不同。

如图 30-9 所示，临床上 95％的压疮发生在下半身的骨隆突上，比较典型的压疮发生部位为骶尾部、足跟、坐骨结节及外踝，其他部位如枕部也是临床中比较常见的发生部位。平卧位时，足跟所受压力为 50～94mmHg；侧卧位 90°时，股骨大转子压力为 55～95mmHg；坐在没有座垫的椅子上，坐骨结节所受的压力为 300～500mmHg。因此，这些部位成了压疮的好发部位。

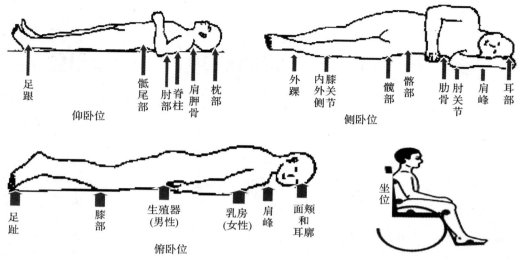

足跟　　骶尾部　肘部　脊柱　肩胛骨　枕部

仰卧位

外踝　内膝外侧关节　髋部　髂部　肋骨　肘关节　肩峰　耳部

侧卧位

足趾　　膝部　　生殖器(男性)　乳房(女性)　肩峰　面颊和耳廓

俯卧位

坐位

图 30-9　压疮的好发部位

第三十一章　压疮的病理生理及原因

第一节　压疮的病理生理

　　压疮早期皮肤发红,当手指按压发红部位时红色可消退,手指放开时红色重新出现。其病理生理学的机制为受压部位的毛细血管及微静脉扩张,并伴有轻微的血管周围淋巴细胞浸润及轻中度的真皮水肿。

　　当压疮发生时,肌肉比皮下组织受损更为严重,这是因为柔软组织(如肌肉)和骨的连接点处所受压力最高。这种锥形压力致使压疮最先在骨和柔软的组织表面形成,而不是在皮肤表面或皮下组织形成。皮肤表面的损伤往往只是压疮的一角,因为可能在骨和组织连接处有大面积的坏死组织和缺血改变(见图 31-1)。受到压力时,供应肌肉和皮肤血供的交通支首先被阻断,导致肌肉和皮肤缺血,但是皮肤仍然有一部分血供来自皮肤供血支,因此,压疮发生时,往往深部组织损伤比较严重。

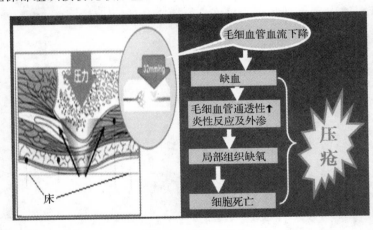

图 31-1　压疮的形成

第二节 压疮的原因

一、压疮发生的外在因素

压力、剪切力、摩擦力和潮湿是目前公认的压疮的四种外源性因素(见图31-2)。压力和剪切力并存时,压疮发生的危险会更大。

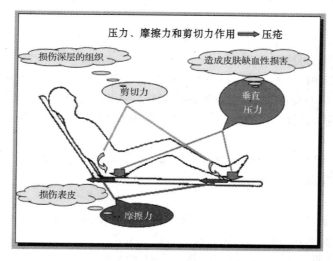

图31-2 压疮的外在因素对组织的影响

1. 压力:压力是来自于身体自身的体重和附加于身体的力。

(1)压疮发生的首位原因,与持续的时间长短有关。压力经皮肤由浅入深扩散,呈圆锥样递减分布,最大压力在骨突处部位周围。当外界压力超过毛细血管压力(32mmHg)时可致毛细血管闭合、萎缩,血液被阻断导致组织缺血和坏死,造成压疮。

(2)高压力比低压力引起压疮所需的时间短;反复短时间的低压也可形成压疮,这是由于组织再灌注损伤所致。

(3)肌肉及脂肪组织比皮肤对压力更敏感,肌肉因其代谢活跃而最先受累,最早出现变性坏死。

(4)只要施加足够的压力并持续足够长的时间,任何部位都有可能发生压疮。

2. 剪切力:剪切力是引起压疮的第二原因。它作用于相邻物体表面,引起相向平行滑动。体位固定时身体因重力作用而发生倾斜,深筋膜和骨骼肌趋向下滑,而椅子或床单的摩擦力使皮肤和浅筋膜保持原位,从而产生剪切力。

(1)当身体的同一部位受到不同方向的力时,就会产生剪切力。

(2)作用于深部组织,引起组织的相对移位,能切断较大区域的血液供应,比垂直方向的压力危害性更大,可引发深部组织坏死。

(3)剪切力与体位关系密切,如床头抬高使身体有下滑倾向,或坐轮椅身体前倾时,都能在骶尾及坐骨结节部位产生较大的剪切力。

（4）剪切力只要持续存在超过30min，就可造成深部组织的不可逆损害。

（5）剪切力可显著增加垂直压力的危害，因为扭曲的血管在较小压力下即发生血流阻断。

如果将受压部位的血管比喻为水管的话，压力是将水管挤扁，而剪切力是将水管折弯，因此，剪切力更容易阻断血流。

3. 摩擦力。

（1）危害：去除了皮肤外层的保护性角质层，增加了皮肤的敏感性。

（2）来源：搬动患者时的拖、拉动作，床铺不平整，床单皱褶或有渣屑，皮肤表面多汗潮湿的状态等。

（3）摩擦力的大小可被皮肤的潮湿度所改变，少量出汗的皮肤摩擦力大于干燥皮肤的摩擦力，而大量出汗则可降低摩擦力。

（4）在汗液的作用下，爽身粉的细微粉末可结合粗大颗粒，使皮肤的表面摩擦系数增大，同时堵塞毛孔，阻碍皮肤呼吸，加重摩擦力对皮肤的损伤。

（5）可破坏皮肤角质层，使表皮的浅层细胞与基底层细胞分离，发生充血、水肿、出血、炎性细胞集聚及真皮坏死。

（6）可使皮肤屏障作用受损，病原微生物易于入侵，组织更易受压力所伤。

（7）可使体温升高，促成代谢障碍的出现及压疮形成。

4. 潮湿。

（1）浸渍状态下皮肤松软，弹性和光泽度下降，易受压力、剪切力和摩擦力所伤。

（2）失禁患者发生压疮的机会是一般患者的5.5倍。

（3）来源：大小便失禁、大汗或多汗、伤口大量渗液等。

（4）过度潮湿或过度干燥都可促使压疮的发生，但潮湿皮肤的压疮发生率比干燥皮肤高出5倍。

（5）正常皮肤偏酸性，pH在4.0～5.5之间。尿和粪便均为碱性，可引起皮肤刺激和疼痛。

（6）大便失禁时由于有更多的细菌及毒素，比尿失禁更危险。

二、压疮发生的内在因素

1. 年龄。

老年人心血管功能减退，毛细血管弹性减弱，末梢循环功能不良，局部受压后更易发生皮肤及皮下组织缺血缺氧。40岁以上患者较40岁以下患者压疮发生率高6～7倍。

2. 活动度和移动度。

活动或移动受限使患者局部受压时间延长，压疮发生机会增加。临床上脊髓损伤、年老体弱、骨折制动、外科手术等活动受限患者是发生压疮的高危人群。

3. 感觉。

感觉受损可造成机体对伤害性刺激无反应。肌肉和血管失去神经支配后舒缩功能丧失，局部组织循环障碍，纤维蛋白溶解下降，诱发血栓形成乃至组织坏死，最终出现压疮。感觉受损合并移动度下降是截瘫患者发生压疮的主要原因。

4. 营养。

营养不良可造成皮下脂肪减少、肌肉萎缩、组织器官应激代谢的调节能力减弱。脂肪组织菲薄处受压更易发生血液循环障碍，增加了压疮发生的危险。研究证实，营养不良与压疮的发生关系密切，血白蛋白低于 35g/dL 的患者中 75% 发生压疮，而血白蛋白高于 35g/dL 患者中只有 16.6% 发生压疮。

5. 伴发疾病。

如血容量不足、贫血、瘫痪、心血管疾病、肾功能衰竭、糖尿病、恶性肿瘤、脊柱损伤、镇静和发热。其中糖尿病、营养不良是发生压疮的主要危险因素。

6. 组织灌注状态。

组织血流灌注不足引起组织缺氧，影响组织的营养供应，皮肤抵抗力下降。心肺功能差、使用麻醉药、吸烟、外周血管病、贫血、糖尿病等均影响组织灌注状态。

7. 温度。

体温每升高 1℃，组织代谢需氧量增加 10%。外科手术患者尤其是开胸患者多在术后出现迟发性压疮，原因在于患者术后体温恢复过程中局部受压组织出现"再灌注损伤"，局部缺血合并高代谢状态加速了组织坏死的进展。

8. 体重。

体重下降、消瘦的人，皮下脂肪变薄，骨突部位没有缓冲垫，易发生压疮。体重过高、肥胖的患者，由于脂肪组织的血液供应相对较少，影响局部血液循环，再加上活动困难，在更换体位时容易受牵拉或摩擦而造成组织损伤。

9. 精神心理因素。

精神压抑、情绪打击可引起淋巴管阻塞，导致无氧代谢产物聚集而诱发组织损伤。

三、其他因素

引发压疮的其他因素包括社会支持、家庭经济条件、照顾者人群、知识了解程度、医疗服务机构、精神压力、吸烟及其员工等。

第三十二章　压疮的形成机制

压疮是生理学、病理学、组织学、形态学等多学科共同的关注焦点,因不同研究存在学科侧重和研究方向等差异而导致压疮形成机制呈现多学说争鸣的局面。根据近年国内外文献查证结果,主要有如下机理学说。

第一节　经典学说

一、缺血性损伤学说

该学说认为,压疮的实质是组织受压变形后毛细血管血流被阻断而导致局部缺血。当外加压力大于外周血管内压力,或皮肤受牵拉阻断血流均可产生缺血;同时皮肤磨损和微小损害可促使外周血管血栓形成,也可导致缺血。研究发现,动物缺血 2 小时后产生的反应性充血常伴有动静脉出血、间隙水肿和血管内改变,形态学变化如同炎症早期的可逆性改变。缺血 4 小时后血液浓缩、血黏度增加、血栓形成而出现水肿。解除压迫后血管再通十分缓慢,此时产生组织创伤不可逆。

二、代谢障碍学说

病理生理研究发现,毛细血管受压后血管完全或部分闭塞,血流灌注状态改变,使组织的氧和营养供应不足;水和大分子物质的输入输出平衡遭破坏,血浆胶体渗透压和组织液的流体静水压改变,最终产生细胞损伤。同时局部缺血阻碍了组织间液和淋巴液的流动,废物在受伤区域堆积,导致液体流向组织间隙产生水肿,最终出现压疮。

三、再灌注损伤学说

Mawson 等(1998)研究收缩压和压疮的关系时发现,收缩压降低后组织灌注量减少、组织对压力的耐受性下降,因此收缩压偏低的患者更易发生压疮。Michel(1989)经同类研究后建立了组织受压的再灌注损伤理论。Sundin 等(2000)对猪和人的组织研究发现,缺血再灌注产生的自由基与细胞损伤乃至压疮的发生有关。

四、细胞变形学说

多数压疮病因研究局限于真皮层,强调血管和血流因素。但表皮层无血管分布又能适应无氧环境,无法用血管学说解释压疮的发生。近年细胞持续变形对组织损害的作用机制渐成焦点。Bouten 等(2001)首先提出细胞变形、细胞损伤与压疮产生有关。Breuls 等(2002)对骨骼肌压疮模型的研究也进一步验证了该理论。

压力是"缺血性损伤学说"和"代谢障碍学说"中的直接始动因素。当外在压力大于毛细血管压时,毛细血管和淋巴管内血流减慢,导致氧和营养供应不足,代谢废物排泄不畅。剪切力对组织的损害作用在"缺血性损伤学说"中最为明显。

第二节　研究分歧

一、组织损伤机制

主要存在 2 种观点:"深部组织损伤理论",即缺血性损伤和组织损害由深及浅发展最后到达表皮。Daniel 等(1981)发现,压力损害最早发生在附着于骨隆突部位的肌肉组织,并随压力增加和时间延长,由深部向浅层组织发展。如经高压短期(500mmHg,4h)或低压长期(100mmHg,10h)压迫,虽皮肤仍完整而深部肌肉损害已出现。不同组织缺血时间和深部组织的超声检查可支持该理论。而"由表及里模型"正好相反,认为完整皮肤出现可消退的红斑是压疮损伤的初始信号。该理论缺乏依据支持,但与临床压疮分期一致。

二、因素间的相互关系

随着压疮病因学研究的不断深入,剪切力和压力已不能完全解释压疮的形成。近年研究发现了众多压疮危险因素,但其可靠性和相互关系缺乏科学验证。现在的主流观点认为,压疮是压力、剪切力和摩擦力三者与机体多种内、外因素共同作用的结果。但三种外力的相互作用及其对压疮发生的整体效应机制还不明确。根据"剪切力独立作用观点",Gossens(1994)认为剪切力的危害比垂直压力更大,$100g/cm^2$ 剪切力可使血管完全闭塞所需压力降低 500%,从而诱发压疮。另一方面,"压力主导观点"认为压力的物理性破坏是发生压疮的决定性因素。

Bennett 等(1985)认为压力是首要因素,因为单位压力对血流的阻碍作用大于单位剪切力的阻碍作用,且没有压力就不会产生剪切力。

三、因素的可靠性

石兰萍等(2004)比较压疮患者和压疮高危患者间的相关因素,包括年龄、神志、营养状态、肢体活动、有无潮湿、卧床时间和 Braden 评分,发现各项比较差异均无显著性意义。Olshansky(1998)也发现压疮评估量表中确定的高危因素并非与压疮发生呈正相关。一些不存在危险因素的患者发生了压疮,而有些确立的高危人群却没有发生。因此,压疮危险因素的可靠性还有待验证。

目前,随着国外生理、病理学界对压疮问题的关注及相关研究的深入,其他危险因素如皮肤感觉丧失、潮湿、肌张力下降等也相继成为研究热点。但压疮的产生机制至今仍未达成共识,各种危险因素的独立作用和因素间相互影响仍是临床研究的一大难题和热点。

第三十三章 压疮危险因素评估表

第一节 压疮危险因素评估表的应用

应用压疮危险因素评估表(risk assessment scale,RAS)对患者的状况进行客观评估是压疮预防关键性的一步。Braden 评分量表由美国的 Braden 和 Bergstrom 博士于 1984 年共同制定。1987 年美国健康保健政策研究机构(AH CPR)推荐使用的一种预测压疮危险的工具,是对压疮患者发生危险因素作定性定量分析。积极评估患者情况是预防压疮的关键环节,经评估对高危患者重点预防,合理地利用医疗资源。国内最常用的压疮危险因素评估表有 Braden 量表、Norton 量表和 Waterlow 量表三种。美国的《压疮预防与治疗指南》推荐应用前两种量表,尤其是 Braden 量表认为其敏感性及特异性较为平衡,Braden 评分的预测敏感度的范围在 70%～100%之间,预测特异性的范围在 64%～90%之间。适用于老年及内外科患者,被认为是适用较广的量表,是较理想的压疮危险因素评估工具,此表已被翻译成多种语言,在许多国家的医疗卫生部门应用,通过这一工具的使用,大大降低了压疮的发生率。

一、Braden 压疮评估表

Braden 压疮评估表(见表 33-1)将压疮发生的危险因素分为 6 类:感知觉、潮湿、活动能力(身体活动程度)、移动能力(改变控制体位的能力)、营养、摩擦力和剪切力。它是目前最广泛用于预测压疮发生的一种评估工具。评分标准:分数 6～23 分,分数越低越危险。轻度危险 15～18 分;中度危险:13～14 分;高度危险:10～12 分;极度危险:≤9 分。

表 33-1 Braden 压疮评估表(详表)

因素＼评分	1 分	2 分	3 分	4 分
1. 感觉	完全受限	非常受限	轻度受限	未受限
机体对压力所引起的不适感的反应能力	对疼痛刺激没有反应(没有呻吟、退缩或紧握)或者绝大部分机体对疼痛的感觉受限	只对疼痛刺激有反应,能通过呻吟和烦躁的方式表达机体不适。或者机体一半以上的部位对疼痛或不适感感觉障碍	对其讲话有反应,但不是所有时间都能用言语表达不适感。或者机体的一到两个肢体对疼痛或不适感感觉障碍	对其讲话有反应。机体没有对疼痛或不适的感觉缺失

评分 因素	1分	2分	3分	4分
2. 潮湿	持续潮湿	非常潮湿	偶尔潮湿	极少潮湿
皮肤处于潮湿状态的程度	由于出汗、小便等原因皮肤一直处于潮湿状态,每当移动患者或给患者翻身时就可发现患者的皮肤是湿的	皮肤经常但不是总是处于潮湿状态。床单每班至少换一次	每天大概需要额外换一次床单	通常皮肤是干的,只要按常规换床单即可
3. 活动能力	卧床不起	局限于椅	偶尔行走	经常行走
躯体活动的能力	限制在床上	行走能力严重受限或没有行走能力。不能承受自身的重量和(或)在帮助下坐椅或轮椅	白天在帮助或无需帮助的情况下偶尔可以走一段路。每班大部分时间在床上或椅子上度过	每天至少2次室外行走,白天醒着的时候至少每2h行走一次
4. 移动能力	完全无法移动	严重受限	轻度受限	不受限
改变/控制躯体位置的能力	没有帮助的情况下不能完成轻微的躯体或四肢的位置变动	偶尔能轻微地移动躯体或四肢,但不能独立完成经常的或显著的躯体位置变动	能经常独立地改变躯体或四肢的位置,但变动幅度不大	独立完成经常性的大幅度的体位改变
5. 营养	非常差	可能不足	足够	非常好
平常的食物摄入模式	从来不能吃完一餐饭,很少能摄入所给食物量的1/3。每天能摄入2份或以下的蛋白量(肉或者乳制品)。很少摄入液体。没有摄入流质饮食。或者禁食和(或)清流质或静脉输入>5d	很少吃完一餐饭,通常只能摄入所给食物量的1/2。每天蛋白摄入量是3份肉或者乳制品,偶尔能摄入规定食物量。或者可摄入略低于理想量的流质或者是管饲	可摄入供给量的一半以上,每天4份蛋白(肉或者乳制品)。偶尔会拒绝食物,如果供给食物通常会吃掉。或者管饲或TPN能达到绝大部分的营养所需	每餐能摄入绝大部分食物,从来不拒绝食物,通常吃4份或更多的肉类和乳制品,两餐间偶尔进食,不需要其他补充食物
6. 摩擦力和剪切力	已成为问题	有潜在问题	无明显问题	
	移动时需要中到大量的帮助。不可能做到完全抬空而不碰到床单。在床上或者椅子上时经常滑落,需要大力帮助下重新摆体位。痉挛、挛缩或躁动不安通常导致摩擦	躯体移动乏力,或者需要一些帮助。在移动过程中,皮肤在一定程度上会碰到床单、椅子约束带或其他措施。在床上或椅子上可保持相对好的位置,偶尔会滑落下来	能独立在床上或椅子上移动,并具有足够的肌肉力量在移动时完全抬空躯体,在床上或椅子上总能保持良好的位置	

二、如何使用 Braden 评分表进行压疮危险因素评估？

一般采用询问、观察和检查的方法进行评估。

一问：询问患者或家属其原发病持续时间及治疗结果，询问日常饮食结构、大小便排泄状况。

二看：观察患者对疼痛刺激的反应，观察二便控制情况，观察半卧位或坐轮椅时有无下滑现象。

三查：检查患者皮肤温度觉、痛觉及其弹性、潮湿度及肢体的活动能力和移动能力。

四论：分析讨论患者的主要问题及其 Braden 计分及患者的主要问题，落实措施。

五断：判断压疮发生的危险性。

六录：记录评估情况及措施落实情况。

七报：≤12 分者或压疮者进入院内压疮/高危压疮上报。

三、识别压疮的高危人群

通过压疮危险因素的探查，对有压疮危险存在的患者予以重点关注，采取有针对性的措施（见图 33-1）。

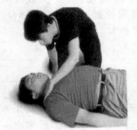

1. 神志不清；
2. 中风、脊髓损伤、肢体麻痹；
3. 长期卧床者：植物人；
4. 癌症晚期；

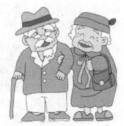

5. 高龄，年龄≥65岁；
6. 消瘦或肥胖；

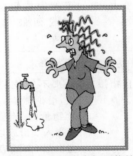

7. 潮湿：大便或小便不能控制，大量出汗；

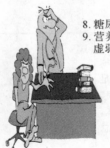

8. 糖尿病患者；
9. 营养不良，体质虚弱；

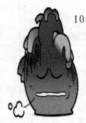

10. 心血管疾病：如心脏衰竭；

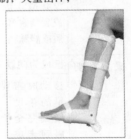

11. 骨折后外固定限制：如支具、牵引、石膏、夹板等

图 33-1　压疮的高危人群

我国护理学者根据英国皮肤及伤口护理中心和美国国家压疮顾问小组提供的资料，结合我国的临床护理实际情况，对具有压疮危险因素的高危人群进行了拟定：①意识不清，大

小便失禁,感觉、活动力及运动力减弱或消失;②危急重症、严重的慢性或终末期疾病;③营养失调严重、中度以上贫血,极度瘦弱;④严重脱水,严重水肿;⑤疼痛及其他原因所致固定:如骨折,上支架、石膏等;⑥心血管疾病:心力衰竭、糖尿病及其他疾病所致周围血管疾病;⑦腰以下手术,手术时间大于 2h 的手术;⑧组织创伤、烧伤、烫伤等;⑦长期使用镇静剂、类固醇、毒性药物导致机体抵抗力及活动能力下降;⑩入院时已有压疮、陈旧性压疮史(1 年内),年龄≥65 岁。

　　医院常见到的压疮患者,主要分为以下几类:①昏迷及瘫痪的;②卧床不起,体质虚弱的;③骨折后长期固定或卧床的,如石膏固定、皮肤牵引、颈托固定、丁字鞋;④强迫体位的;⑤合作性差的;⑥手术的。

第二节　Braden 评分表护理指引(参考)

轻度危险(15~18 分)护理指引	
经常翻身	足跟和踝部防护
最大限度的活动	潮湿管理
如果是卧床或依靠轮椅,要使用床面或椅面减压设备	营养管理
	摩擦力和剪切力的管理
如果有其他主要的危险因素存在(高龄、饮食量少影响蛋白质摄入、舒张压低于 60mmHg、血液动力学不稳定),可列入下一危险水平	
中度危险(13~14 分)护理指引	
定期翻身	足跟和踝部防护
使用楔形海绵垫,保证 30°侧卧位姿势	潮湿管理
使用床面或椅面减压设备	营养管理
最大限度的活动	摩擦力和剪切力的管理
如果有其他主要的危险因素存在,可列入下一危险水平	
高度危险(10~12 分)护理指引	
保证翻身频率	足跟和踝部防护
增加小幅度的移位	潮湿管理
使用楔形海绵垫,保证 30°侧卧位姿势	营养管理
最大限度的活动	摩擦力和剪切力的管理
极度危险(≤9 分)护理指引	
采取以上所有措施	
使用体表压力缓释设备:当患者有不可控制的疼痛时,或者翻身导致剧痛加重时,或者有其他额外出现的危险因素	
气垫床不能替代定期翻身	

一、潮湿管理

1.使用隔绝潮湿和保护皮肤的护理产品。

2.使用吸收垫或干燥垫控制潮湿。

3.如果可能,找出发生潮湿的原因并避免。

4.按照翻身计划表提供床上便盆/尿壶,以及饮用水。

二、营养管理

1.增加蛋白质的摄入。

2.增加热量的摄入。

3.补充多种维生素。

4.以上措施需迅速执行,以缓解营养缺乏。

5.咨询营养师。

三、摩擦力和剪切力的管理

1.床头抬高不得超过 30°。

2.必要时使用牵吊装置。

3.使用床单移动患者。

4.如果肘部和足跟易受摩擦,则需保护。

四、其他护理注意事项

1.不得按摩骨突压红的部位。

2.不得使用气圈类的装置。

3.维持足够的水分摄入。

4.避免皮肤干燥。

第三十四章　压疮的质量管理体系及流程

一、压疮的质量管理体系

压疮的质量管理体系如下：

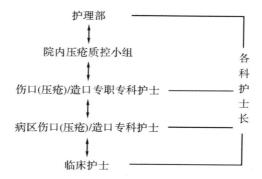

二、压疮/高危压疮患者的评估流程

新患者压疮及高危压疮患者的评估流程如下：

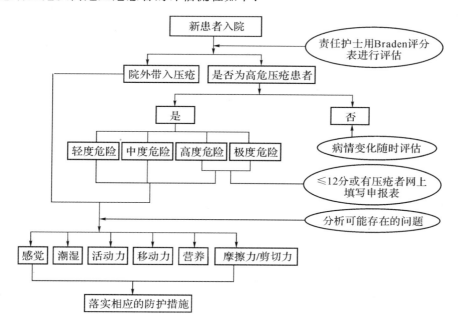

三、压疮/高危压疮患者的常规管理流程和会诊路径

1. 常规管理流程。

压疮/高危压疮患者的常规管理流程如下：

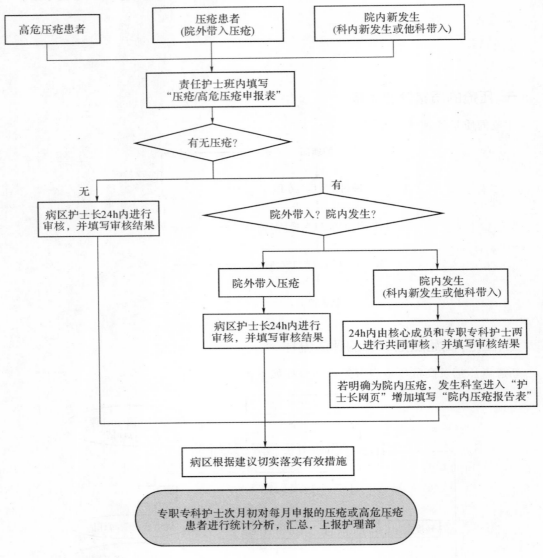

2. 会诊路径。

压疮/高危压疮患者的会诊路径如下：

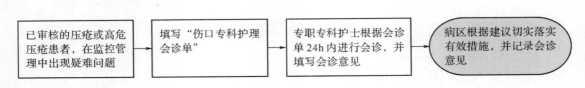

第三十五章　压疮的预防

压疮的预防措施主要有减轻局部压力、剪切力和摩擦力，保持皮肤干燥，营养支持，健康教育等。

第一节　压疮的预防措施

1. 适时变换体位：间歇性解除压力是有效预防压疮的关键。

（1）定时翻身，间隔时间为 1～2h。一般的患者翻身时间为 2h 变换一次体位，但长期卧床患者可通过评估其皮肤及全身情况来调整翻身的间隔时间：2h 翻身时如皮肤出现可见性充血反应在 15min 内消退则认为皮肤可以承受 2h 的压力；如 15min 内皮肤发红不消退，翻身时间应缩短至 1h。

（2）不同的体位，采取不同的防护方法。注意力学原理，患者侧卧时，使人体与床角成 30°，并垫予软枕避免髋部受压；平卧时背部、膝部、踝部垫薄软枕；俯卧位时胸部、膝部垫予软枕；当患者坐椅子或轮椅时让患者每隔 15min 变换体位，或每隔 1h 转换支撑点的压力。

（3）病情危重不宜翻身者，应每 1～2h 用软枕垫于其肩胛、腰骶、足跟部，减轻受压部位的压力。

2. 减压垫保护患者的骨隆突及支撑区。使用软枕、翻身垫、楔形垫、水垫、泡沫垫、果胶垫以及气垫床、悬浮床等来保护骨隆突部位，避免局部长期受压。

3. 避免出现剪切力：当床头抬高超过 30°时就会发生剪切力和骶尾部受压，因此，临床指导患者半卧位最好不超过 30°，并注意不超过 30min。如果患者因病情需要取半卧位，要在患者的臀下给予必要的支撑，以避免患者因向下滑行而产生剪切力。

4. 减轻摩擦力：保持床单位清洁、平整、无皱褶、无渣屑，减少其对局部的摩擦。

5. 保持皮肤清洁干燥：多汗者，定时用温水和中性清洁剂清洁皮肤，及时更换汗湿的被服，保持清洁干燥。清洁后予润肤霜或润肤膏外涂，不要用吸收性粉末来改善患者皮肤湿度，因为粉末聚集在皮肤皱襞，可以引起额外的损伤。尽量避免皮肤暴露在因汗液、失禁及伤口引流液引起的潮湿环境中。若患者有失禁，则需加强对会阴部及肛周皮肤的保护和护理，必要时可以使用皮肤保护膜、护肤粉、水胶体敷料或赛肤润来防护。

6. 营养：保持健康均衡的饮食和适当的液体摄入量，补充富含蛋白质、维生素、矿物质的食物，保证足够的营养，可以减少压疮的发生。

7. 健康教育：对长期卧床患者、脊髓损伤患者及老年人特别是老年卧床患者等压疮的高危人群，进行及时、准确的评估是预防压疮的必要条件。因此，对患者及家属的教育是成功预防压疮的关键。

(1)向患者及家属讲解皮肤损害的原因和危害性,讲解压疮的预防措施和方法。

(2)指导患者家属定时改变体位,翻身是最为简单有效的预防措施。指导患者间隔一定的时间改变体位,教导正确的翻身方法,避免发生拖拉、推等动作,以减轻局部的压力和摩擦力。

(3)根据病情使用合适的减压装置,如局部的减压垫或全身减压垫的气垫床。

(4)保护皮肤,避免盲目局部按摩,指导患者或家属如何观察皮肤的情况。如皮肤完整但发红,出现用手按压不会变白的红印,说明皮肤已经发出危险信号,及时采取减压措施。指导失禁患者正确使用失禁用品,避免皮肤受粪水和尿液刺激。

(5)增加营养,让患者及家属了解营养对于压疮预防的重要性。

(5)发现皮肤问题,及时就诊。

第二节 压疮预防护理的误区

1.使用消毒液消毒压疮创面:这样会把新生的脆弱的肉芽组织杀灭,只需用生理盐水冲洗或擦净即可。

2.使用紫药水等造成创面干性环境:"细胞只会游泳,不会飞"(见图35-1),所以一定要给细胞一个湿性环境。

3.使用橡胶圈:橡胶圈不透气,会加重圈内皮肤的缺血、缺氧(见图35-2)。

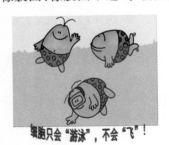

图35-1 细胞只会游泳,不会飞

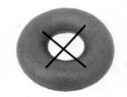

图35-2 避免使用橡胶圈

4.翻身时给患者最大的侧卧位:这样受压部位承受的压力是全部体重,最好采取侧卧30°体位,这样受压部位的压力仅为体重的1/2。

5.对某些临床问题视而不见:如电极片、血压袖带压迫造成的皮肤破损,引流管及导联线的压迫性溃疡,气管插管造成的压疮性口炎,无创面罩压迫导致颜面压疮等(见图35-3)。

6.局部按摩:局部按摩使骨突处的组织血流量下降,组织活检显示该处组织水肿、变形、分离,应避免以按摩作为各期压疮的处理措施(见图35-4)。

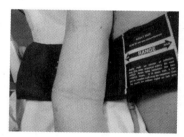

图 35-3　血压袖带压迫造成的皮肤破损

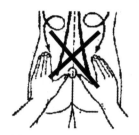

图 35-4　避免局部按摩

7.所有渗液都是无用的:渗液是一个指示灯,是敷料选择和评价敷料效果的一个指标。

8.使用烤灯:使皮肤干燥,导致组织细胞代谢及需氧量增加,进而造成细胞缺血甚至坏死。体温每升高 1℃,组织代谢的氧需要量增加 10%。

9.其他:更换敷料的时间及手法,频繁、过度清洁皮肤,独自搬动危重患者等。

第三十六章　压疮的治疗

治疗原则：预防为主，立足整体，重视局部。

第一节　压疮患者的全身性治疗

压疮患者的全身性治疗包含以下内容。

一、治疗影响伤口愈合的全身性因素

如血管机能不全、营养状况不佳、免疫力低下、类固醇的应用、神经系统障碍、精神状态不佳、血液凝固系统失调等很多因素都会影响伤口的愈合。

二、全身性的支持治疗

摄入充足的蛋白质、热量及水，防止负氮平衡和脱水。

三、心理护理

注意沟通交流，了解患者的心理特点，了解患者及家属的治疗需求和经济状况，及时告知患者治疗、护理、伤口进展情况，以取得患者的积极配合，使疾病及早康复。

第二节　压疮患者的局部治疗

压疮患者的局部治疗包含以下内容。

一、解除局部的压迫

减压是治疗压疮的关键。如不能解除受损区域的压迫，任何治疗的效果都不会很好。

二、评估压疮

定期对伤口进行系统的观察、测量、记录和分析，可以及时了解伤口的进展情况，为进一步的治疗提供依据。

伤口的局部评估内容包括伤口的类型及其所处的愈合阶段、伤口的大小、深度以及组织丢失量的估计、伤口局部临床表现、局部感染体征等。根据评估的英文字母(ASSESSMENTS)可将伤口评估内容归纳如下:

A＝anatomic location and age of wound　解剖位置和伤口时间

S＝size,shape and stage　大小、形状、阶段

S＝sinus tracts and undermining　窦道和潜行

E＝exudate ．渗出液

S＝sepsis(septic wound)　败血症

S＝surrounding skin　周围皮肤

M＝maceration　浸渍

E＝edges and epithelialization　边缘和上皮组织

N＝necrotic tissue　坏死组织

T＝tissue bed　伤口基底组织

S＝status　记录伤口情况

1.压疮的评估内容:①压疮的大小、潜行;②分期;③形状;④部位;⑤渗出液的量;⑥感染情况;⑦疼痛情况;⑧周围皮肤情况;⑨敷料情况。

2.按照伤口的颜色进行评估:按伤口的颜色分类是伤口分类的常用方法,既评估开放性伤口表面状况,也评估伤口愈合状况,伤口观察简单。

(1)红色(red)伤口:有健康血流的肉芽组织伤口,清洁或正在愈合中的伤口。

(2)黄色(yellow)伤口:外观有坏死残留物,基底多附有黄色分泌物和脱落坏死组织。

(3)黑色(black)伤口:缺乏血液供应的坏死组织,有软或硬的结痂,渗出液少或无。无愈合倾向。

(4)粉色(pink)伤口:上皮化组织,正在爬皮。

(5)混合伤口:伤口内混有健康的或不健康的黄色腐肉或坏死组织。

3.伤口的二维测量方法

(1)线条测量(见图 36-1):长度和宽度的测量,用头部或时钟 12 点作参考点,顺着身体纵轴的方向最长的为长度,相对最宽的为宽度。

(2)伤口的拍照:利用相机进行拍照。

4.伤口的三维测量方法

(1)线条测量(见图 36-2):长度、宽度和深度的测量,伤口的深度是垂直于皮肤表面的深度。

(2)其他:如伤口塑模、伤口注水。

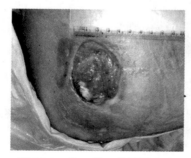

图 36-1　伤口的二维测量方法

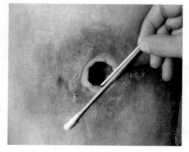

图 36-2　伤口的三维测量方法

5.伤口的潜行

沿伤口四周边缘逐一测量,用顺时针方向表示伤口所在位置,如6～7点间3cm。

6.伤口的记录

(1)记录方法:长(cm)×宽(cm)×深(cm)(见图36-3)。

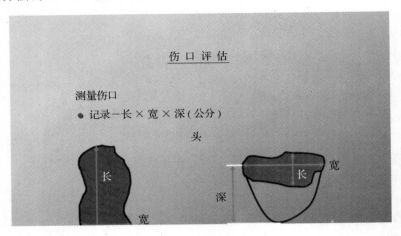

图36-3　伤口的记录方法

(2)按照伤口颜色描述:根据伤口外观,用"四分之几"或"八分之几"来说明某种伤口颜色大约占伤口表面积的百分之几。

(3)潜行或窦道的伤口:钟表式描述及记录(见图36-4)。6～7点间潜行3cm。

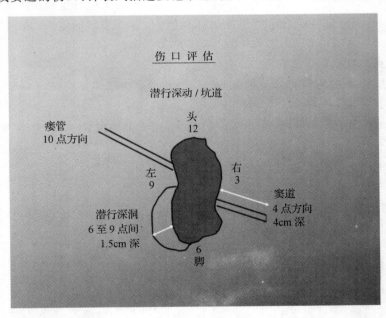

图36-4　钟表式描述及记录

7.压疮的记录:压疮的部位、大小、分期、组织形态、气味、渗出液量、潜行隧道、有无存在感染、周围皮肤情况、患者一般情况及基础疾病都需要作记录。

附件　与伤口有关的术语

1. 肉芽组织:指鲜红柔软发亮,呈玻璃样透明的颗粒状的新组织。

2. 坏死组织:指缺乏血供的组织,具体表现为腐肉、黑痂等。

3. 腐肉:指软的潮湿的缺乏血供的组织,表现为白色、黄色或绿色,组织可能松散或有很强的黏附性。

4. 黑痂:指黑色或棕色的坏死组织,组织可表现为松散、具有很强的黏附性、坚硬、柔软或潮湿。

5. 窦道:深部组织通向体表的病理性盲管,利用探针可探到腔隙部或盲端。

6. 潜行:伤口皮肤边缘与伤口床之间的袋状空穴。其描述方法用顺时针表示所在位置。

7. 瘘管:指两个空腔脏器间或从一个空腔脏器到皮肤之间的通道。瘘管可以发生在肠道、胃、胆道、膀胱等空腔脏器。

第三节　压疮伤口换药技术

一、目的

给伤口换药的目的如下:

1. 维持皮肤完整,避免压疮级别增加及伤口恶化。

2. 促进伤口愈合,并预防感染。

3. 评估伤口进展情况,针对进展选择措施,估计伤口预后。

二、原则

给伤口换药的原则如下:

1. 自费敷料需向患者或家属解释清楚,取得同意后方可使用。

2. 有换药医嘱或在敷料脱开的情况下执行。

三、物品准备

治疗车、换药碗1套(含镊子2把和1把剪刀)、口罩、伤口敷料、无菌生理盐水、20mL/30mL/50mL注射器、干棉签、纱布、干棉球、纸胶、手套2副、纸尺/测量尺、治疗巾、垃圾袋、床帘或屏风。必要时备PVP-I、一次性头皮针头。

四、操作步骤及要点说明

操作步骤及要点说明见表36-1。

表 36-1　伤口换药操作步骤

步　骤		要点与说明
1.确认换药医嘱,或在敷料脱开时更换		
2.核对,评估患者及伤口情况,对现有治疗的配合、接受情况		评估伤口部位、大小、渗出液等
3.准备用物	(1)洗手,工作衣帽穿戴整齐	去除手上污垢及致病菌,避免交叉感染
	(2)准备好用物,推治疗车到床边	
4.患者准备	(1)向患者解释,围屏风或床帘	取得患者合作,保护患者隐私
	(2)协助患者取舒适卧位,暴露伤口部位	注意保暖
	(3)将治疗巾垫在伤口部位下	避免污染衣服及床单
5.换药步骤	(1)戴清洁手套,慢慢地将胶布朝顺毛发方向撕下	避免伤口受牵扯,一手必须固定预撕除部位,绷紧皮肤周围,以减轻疼痛
	(2)移除敷料后反脱手套丢弃于塑料袋内	除敷料应注意手不接触伤口
	(3)若敷料粘在伤口上,可用 NS 沾湿敷料后,再移除敷料	以免伤及肉芽组织,破坏愈合进程,减轻局部组织的疼痛
	(4)以纸尺测量伤口的长×宽×深与潜行深度并记录	依据时钟方向测量潜行深度
	(5)观察伤口生长情况及愈合情形	若伤口有恶臭分泌物或其他异常(有黑色焦痂、黄色焦痂、肿胀、发红、热或血循不良)情形,应告知医师
	(6)洗手,戴上无菌手套或以棉签或镊子操作	
	(7)①以 20mL/30mL/50mL 注射器对伤口床进行涡流式冲洗,以移除伤口床的坏死组织、分泌物。②以无菌生理盐水棉球,从上到下,从内到外(对于感染性伤口,由外到内清洁),擦拭伤口周围,其范围大于伤口基部约 5cm	(1)皮肤上的致病原会造成伤口更进一步的感染,故要保持伤口四周皮肤的完整与清洁。(2)若伤口床干净、红色肉芽组织存在或伤口未感染,则以生理盐水清洁即可,因为抗生素或消毒液会抑制肉芽组织的生长,延迟伤口的愈合(3)棉签或棉棒不适用于伤口的清洁,以防棉絮掉落伤口,导致伤口炎症反应与影响伤口愈合
	(8)医嘱使用药物(如:软膏、药液、药粉)并覆盖合适的敷料	若伤口有渗液易粘连,可使用油性纱布(如凡士林纱布),以防下次换药时伤口粘连,损伤新生肉芽组织
	(9)以纸胶固定敷料	(1)纱布需盖住伤口周围,不能随意移动敷料,因移动会将皮肤的污染物带入伤口内。(2)固定时应与伤口的肌肉走向垂直才能固定牢靠
	(10)在敷料上记录换药时间	
	(11)整理患者的衣物及床单,妥善安置	
	(12)废物处理,洗手	
6.记录		敷料的更换情况和评估伤口

五、伤口换药流程图

伤口换药流程如下：

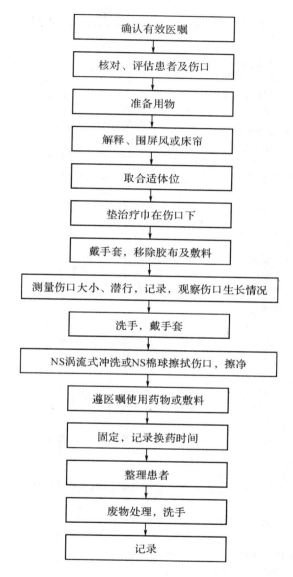

确认有效医嘱

核对、评估患者及伤口

准备用物

解释、围屏风或床帘

取合适体位

垫治疗巾在伤口下

戴手套，移除胶布及敷料

测量伤口大小、潜行，记录，观察伤口生长情况

洗手，戴手套

NS涡流式冲洗或NS棉球擦拭伤口，擦净

遵医嘱使用药物或敷料

固定，记录换药时间

整理患者

废物处理，洗手

记录

第四节　压疮的处理指引

一、压疮处理的原则

1. 确定引起压疮的原因。

2. 排除或减少引起压疮的危险因素。

3. 据整体病情或预后评估临床目标,确定治疗方案。

二、压疮的处理指引(见表 36-2)

表 36-2　压疮的处理指引

压疮分期	局部处理	综合处理
可疑的深部组织损伤	(1)谨慎处理,不能被表象所迷惑。 (2)取得患者及家属的同意。 (3)严禁强烈和快速的清创。 (4)早期可用水胶体敷料,使表皮软化	1. 经常评估患者,向患者及家属做健康教育及心理护理,使其主动参与护理。 2. 减压护理: (1)气垫床、水垫、海绵垫、软枕头、翻身垫等。 (2)定时翻身,间歇解除身体各部位的压力,是预防及治疗压疮最有效的措施。 (3)掌握翻身技巧,避免拖、拉、推等动作。 3. 加强营养,改善全身状况
Ⅰ 期	透明贴、水胶体或泡沫敷料保护。 换药间隔:7～10d 或敷料自然脱落	
Ⅱ 期	创面渗液少:水胶体敷料,如透明贴、溃疡贴、安普贴、薄形多爱肤等; 创面渗液多:藻酸盐－水胶体敷料/泡沫敷料外敷。 换药间隔:3～5d。 水疱的处理: (1)小水疱:注意保护,可用水胶体敷料。 (2)大水疱:无菌注射器抽出疱内液体,挤出疱液,早期保留疱皮,用透明贴或溃疡贴等水胶体敷料外敷	
Ⅲ 期、Ⅳ 期	黑色期:机械清创或外科清创或自溶清创后充分引流(藻酸盐、脂质水胶体)＋高吸收性敷料外敷。 换药间隔:1～2d。 黄色期:清创,水凝胶/水胶体糊剂、藻酸盐类敷料＋高吸收敷料或水胶体敷料或纱布外敷。 换药间隔:2～3d。 红色期:水胶体糊剂＋高吸收性敷料或水胶体敷料外敷。 换药间隔:3～5d。 窦道(潜行): (1)渗出液多者用藻酸盐填充条＋高吸收性敷料或纱布外敷。 (2)渗出液少者用水胶体糊剂＋吸收性敷料或纱布外敷	何时需更换治疗方案? (1)创面加深或变大。 (2)创面上渗出液变多。 (3)伤口在 2～4 周内没有明显改善迹象。 (4)伤口出现感染迹象。 (5)治疗方案执行有困难
不可分期	清创,控制感染是基本的处理原则。 足跟部稳定的干痂予保留	

局部处理注意事项:

　　1.严格遵守无菌操作原则。

　　2.可用生理盐涡流式冲洗创面(不主张创面过多使用消毒液),伤口边缘至周围 5cm 区域,干燥后用敷料封闭伤口。

　　3.如怀疑伤口有感染,不能用密闭性湿性愈合敷料

第三十七章 伤口敷料的选择与应用

一、敷料选择的原则

敷料选择的原则根据伤口情况决定,最简便的方法是根据创面颜色和渗出物的量来选用敷料。

二、理想敷料应具备的功能

1. 保持伤口周围皮肤干燥,伤口底部湿润。
2. 吸收过多的渗液,填充死腔。
3. 清除坏死组织和渗液。
4. 保护,避免细菌侵入。
5. 提供类似核心体温(37℃)的恒定温度。
6. 有固定、止痛、止血的效果。
7. 清创作用。
8. 传递某些药物进入伤口。

注:目前还没有一种敷料完全具备所有功能。

三、伤口敷料的选择

(一)水胶体敷料

1. 水胶体敷料的几种类型(见图37-1)。
(1)Coloplast(康乐保):溃疡贴、透明贴、溃疡粉、溃疡糊及减压贴等。
　　Convatec(康维德):多爱肤(标准、超薄)。
(2)Urgo(优格):安普贴;(脂质水胶)优拓。
(3)Hartmann(保赫曼):德湿可。

2. 水胶体敷料的主要成分:亲水性水胶体——羧甲基纤维素钠(CMC),加上弹性体、增塑剂等共同构成敷料主体,其外层是半透性的薄膜结构。与伤口接触后,能吸收渗出物,并形成凝胶,避免敷料与伤口黏着;表面的半透膜结构允许氧气和水蒸气进行气体交换,但又对外界颗粒性异物如灰尘和细菌具有阻隔性。

3. 水胶体敷料的优点:
(1)保持伤口湿润,创造低氧、微酸的环境,加速伤口愈合。

（2）具有自溶性清创作用。

（3）吸收少到中量的渗液。

（4）不需要外用敷料。

（5）防水、防菌、保温，可以在压力下使用。

（6）形成凝胶，保护暴露的神经末梢，减轻疼痛，不会造成再次机械性损伤。

4.水胶体敷料的缺点：

（1）不能用于渗液多的伤口。

（2）周围皮肤脆弱或感染的伤口不能使用。

（3）吸收渗液的胶容易和感染混淆。

（4）不主张用于感染伤口和骨、肌腱暴露的伤口。

（5）不主张用于深部潜行和渗液多的伤口。

5.水胶体敷料的适应证：表浅和部分皮层损伤的伤口、Ⅱ～Ⅲ期的压疮、少到中量渗液的伤口、黄色腐肉和坏死的伤口，可作为外用敷料使用。

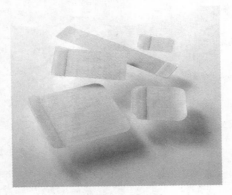

（a）溃疡贴、透明贴

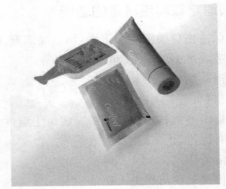

（b）溃疡粉、溃疡糊

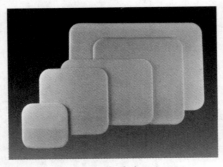

（c）多爱肤

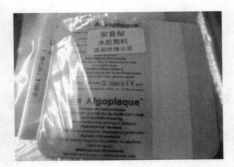

（d）安普贴

图 37-1 水胶体敷料

6. 不同水胶体敷料的特点比较(见表37-1)。

表 37-1　不同水胶体敷料的特点比较

敷料名称	作用	临床应用	特点	缺点
透明贴	1. 保持湿润的愈合环境。	1. 表浅或部分皮层损伤的伤口。	1. 透明度高,易观察。 2. 只能吸收少量渗液。 3. 柔顺性好	1. 不能用于大量渗液的感染性伤口。
溃疡贴	2. 自溶性清创。 3. 保护皮肤,保温,舒适。	2. 少到中等量渗液的伤口。 3. 黄色腐肉和坏死的伤口。	1. 半透明。 2. 中间厚边缘薄,裁剪后厚薄不均。 3. 更容易卷边	2. 容易撕伤周围脆弱皮肤。 3. 边缘容易卷边。
安普贴	4. 促进愈合,减轻疼痛	4. 压疮的预防,失禁的皮肤保护	1. 黏性强,撕下时比较困难。 2. 透明度低。 3. 更容易软化或变形	4. 不主张:用于感染性伤口,深部潜行和渗液多的伤口。
多爱肤			1. 标准型的不透明。 2. 揭开后,仍可以再次粘贴。 3. 完全密闭式:不透气、不透水	5. 吸收伤口渗液的胶容易和感染伤口相混淆

(二)泡沫敷料(见图 37-2)

1. 泡沫敷料的几种类型。

(1)Coloplast(康乐保):康惠尔泡沫敷料 。

(2)Hartmann(保赫曼):德湿肤。

(3)Smith&Nephew(施乐辉):痊愈妥。

(4)Molnlycke(墨尼克):美皮康(聚乙烯硅酮胶)。

2. 泡沫敷料的优点:

(1)表面半透膜的阻隔性能,可防止异物侵入,预防感染。

(2)使用方便,顺应性好。可整块取出,可裁剪。

(3)快速而强大的渗液吸收能力,可减少伤口浸渍。

(4)保持伤口湿润,促进愈合。自溶性清创。

(5)缓冲外界压力。

(6)预防肉芽过长。

3. 泡沫敷料的缺点:

(1)在干的伤口不能促进自溶性清创。

(2)无黏性的敷料需外敷料固定。

(3)不用于焦痂伤口。

(4)不透明,不宜使用于需严密观察的伤口或皮肤。

4. 泡沫敷料的适应证:中到大量渗液的伤口、肉芽形成或过长的伤口、上皮增生伤口、Ⅱ～Ⅲ期的压疮。

（三）藻酸盐敷料（见图37-3）

1.藻酸盐敷料的几种类型：

（1）Coloplast（康乐保）：康惠尔藻酸盐敷料。

（2）Convatec（康维德）：藻酸钙。

（3）Smith & Nephew（施乐辉）：液超妥。

（4）Urgo（优格）：优赛。

（5）Hartmann（保赫曼）：德湿康。

（6）Molnlycke（墨尼克）：美即爽，是从天然海藻植物里提炼出来的天然纤维敷料。

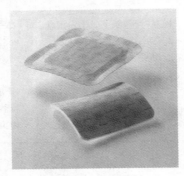 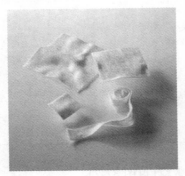

图37-2　泡沫敷料　　　　图37-3　藻酸盐敷料

2. 藻酸盐敷料的优点：

（1）促成血液凝固，止血作用。

（2）高吸收性，吸收自身重量的17～20倍。

（3）促进自溶性清创，促进湿性愈合环境。

（4）顺应伤口床的轮廓。

（5）纤维生物降解，无毒。

（6）无创性取出敷料。

3. 藻酸盐敷料的缺点：

（1）需要外敷料固定。

（2）不适合干的伤口和有焦痂的伤口。

（3）少量渗液的伤口用密封敷料保湿和固定，而对感染伤口不能加盖密封的敷料。

4. 藻酸盐敷料的使用方法：

（1）按伤口大小裁剪。

（2）对于渗出少的伤口，可先用生理盐水浸泡使用。

（3）使用薄的水胶体敷料作为二层敷料，保持伤口湿润，有少量渗液。

（4）直接用于大量渗液伤口。

5. 藻酸盐敷料的适应证：各类高渗出性伤口，Ⅱ～Ⅲ期压疮，下肢静脉性溃疡，糖尿病足溃疡，供皮区伤口、擦伤、填充条用于填充腔隙。

（四）银离子敷料（见图37-4）

1. 银离子敷料的几种类型。

（1）Coloplast（康乐保）：康惠尔藻酸盐银离子敷料。

（2）Convatec（康维德）：爱康肤银。

（3）Smith&Nephew（施乐辉）：爱银康 。

（4）Urgo（优格）：优拓 S.S.D 。

（5）Hartmann（保赫曼）：德湿银。

（6）Molnlycke（墨尼克）：美皮康银离子敷料。

2. 银离子敷料的银离子杀菌机理：银离子破坏 DNA-阻止伤口细菌菌形成。银离子破坏细胞膜——通透性增加，细菌死亡。银离破坏细菌物质传递——不能产生能量，细菌死亡。

3. 银离子敷料的优点：

（1）释放银离子杀菌，控制局部感染，加速愈合。

（2）广谱杀菌，无耐药性产生。

（3）大量吸收渗液，减少伤口浸渍。

4. 银离子敷料的缺点：

（1）不能用在良好生长的肉芽伤口上。

（2）会有轻微伤口着色现象，生理盐水可以清除。

（五）水凝胶（见图37-5）

1. 水凝胶的几种类型。

（1）Coloplast（康乐保）：清创胶（90％纯化水＋CMC＋藻酸钙盐）。

（2）Convatec（康维德）：水解胶。

（3）Smith & Nephew（施乐辉）：清得佳凝胶。

（4）Urgo（优格）：清创胶。

（5）Hartmann（保赫曼）：德湿舒。

（6）Molnlycke（墨尼克）：美清佳（20％氯化钠水凝胶）、美诺佳（0.9％氯化钠）。

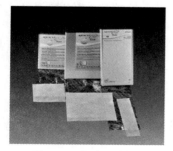
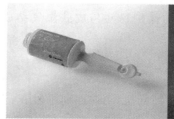
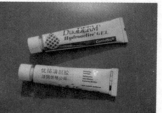

图37-4　银离子敷料　　　　　　　　图37-5　水凝胶

2. 水凝胶的特点：

（1）快速、彻底、无创地清除伤口坏死组织。

(2)主要含水和不溶于水的聚合物。

(3)水化无生命力的组织。

(4)促进吞噬作用及溶酶作用。

(5)使无生命力的物质从健康组织中分离。

3. 水凝胶的优点：

(1)可对伤口进行自溶性清创。

(2)保持伤口湿润,促进自体溶解。

(3)无黏性,容易清除。

(4)无形胶可填充腔隙。

(5)有柔和性,能减轻疼痛。

(6)有少量到中量的吸收能力。

4. 水凝胶的缺点：

(1)不能阻碍细菌入侵。

(2)可浸渍伤口周围皮肤。

(3)会很快变干。

(4)需要外敷料。

(5)不主张用于渗液多的伤口和感染伤口。

(六)皮肤保护膜

皮肤保护膜有 3M 的喷剂式、棒状式和康乐保的片状式皮肤保护膜。

保护膜为液态状,可依其使用方式(喷剂式、片状式、棒状式)直接喷洒或涂抹在皮肤上,30～60s 即形成一道干燥的透明膜。

大部分保护膜含有乙醇成分,会造成刺痛的感觉,长期使用易造成细胞伤害,阻碍受损皮肤愈合;因此使用时应考虑使用无痛、无毒性、不含乙醇成分的保护膜。

(七)造口护肤粉

1. 临床上会将护肤粉使用在红肿破损的情况下,可单独(洒完后需用纱布拍匀)或与无痛保护膜一起使用。若与保护膜一起使用,其方法为先洒少许的护肤粉,拍匀后再喷上保护膜,等干燥后再洒上少许保护粉拍均匀,并再次喷洒保护膜,可重复此动作 3 次,以造成类似"封漆"的效果,对皮肤保护的效果更好。

2. 注意不能洒太多,过多的保护粉易与皮肤湿气结成块状,反而容易成为细菌滋生的温床。

(八)敷料使用的小贴士

1. 贴敷料时应注意先贴中间部位,再向四周平展开,切忌过度牵拉而引起剪切力,造成敷料周边皮肤破损。

2. 为了防止剪切力,去除敷料时,应注意避免 90°撕拽,可采用对角线轻轻牵拉的方法,从周边向中间慢慢去除。

3. 水胶体敷料更换时机：自然脱落时、吸收渗液失效时、1 周后换药时。

(九)选择敷料的注意事项

1. 根据创面颜色——选择适合的敷料。
2. 根据渗出量——选择敷料的吸收能力。
3. 根据创面大小——选择敷料尺寸。
4. 根据创面深度——选择辅助敷料。
5. 根据局部创面——决定是否减压引流或加压包扎。
6. 根据创面位置——选择敷料的形状、厚薄。
7. 根据皮肤耐受性——选择敷料的黏性强度。
8. 尽可能选择最安全、最有效、最经济、最便利的敷料。
9. 依个案经济状况及医疗成本效益选择。

第三十八章 《压疮预防与治疗指南》选摘

《压疮预防与治疗指南》由美国压疮顾问小组（National Pressure Ulcer Advisory Panel，NPUAP）和欧洲压疮顾问小组（European Pressure Ulcer Advisory Panel，EPUAP）于2009年共同制定。

第一节 压疮预防建议

一、危险因素评估

（一）危险因素评估政策

1.在所有医疗保健机构制定危险评估的政策。（证据程度＝C）

每个医疗保健机构应该有合适的政策，其中包括明确的建议：与医疗保健相关的危险评估的结构性方法；以临床领域为目的，进行危险评估和重新评估的时限；危险评估文件记录；医疗团队之间的信息交流。

2.教育医疗专业人员如何实行准确和可信的危险因素评估。（证据程度＝B）

3.所有危险因素评估文件记录。（证据程度＝C）

危险因素评估文件记录需保证多学科小组之间的沟通与交流，并能提供证据表明照护计划是合适的，并作为监测个体进展的基准。

（二）危险因素评估实践

1.使用系统性方法进行危险因素评估，以确定发生压疮的高危人群。（证据强度＝C）

系统性方法可通过全面的皮肤评估和联合使用危险因素评估工具以及临床的判断而实现。有证据表明，通过建立皮肤护理的团队、联合教育和规范护理操作，这些项目的共同使用可以降低压疮的发生率。

2.使用系统性方法进行危险因素评估，其中包括活动能力和移动能力的评估。（证据强度＝C）

卧床不起和（或）坐轮椅的患者考虑处于发生压疮的危险中。

3.使用系统性方法进行压疮危险因素评估，其中包括对完整皮肤的任何改变进行全面的皮肤评估。（证据强度＝C）

皮肤完整性改变的患者考虑处于发生压疮的危险中。

皮肤状况的改变可能包括皮肤干燥、红斑及其他变化。不变白红斑的存在也会增加发生压疮的危险。

4. 系统性方法通过对主要危险因素的理解和临床判断,使得该危险因素的评估是准确的。(证据强度＝C)

5. 考虑以下因素对患者发生压疮的危险的影响。

(1)营养指标:包括贫血、血红蛋白和血清白蛋白水平,营养摄入量,体重;

(2)影响灌注和氧合因素:包括糖尿病,心血管系统不稳定/使用去甲肾上腺素,低血压,踝肱指数和用氧情况;

(3)皮肤的潮湿度:皮肤干燥和过度潮湿都是危险因素;

(4)高龄。

6. 考虑个体发生压疮危险的潜在因素。

(1)摩擦力和剪切力(Braden 量表);

(2)感知觉(Braden 量表);

(3)一般健康状况;

(4)体温。

7. 入院进行一次系统性危险因素评估,并根据患者的情况制定定期复评的频率,患者有任何病情改变,都需重新评估。(证据强度＝C)

8. 当确定患者有发生压疮的危险时,应制定和实施预防措施。(证据强度＝C)

二、皮肤评估与护理

(一)皮肤评估

1. 确保完整的皮肤评估是危险因素评估中的一部分,并与医疗保健机构的政策相一致。(证据强度＝C)

每个医疗保健机构应该有一个合适的政策,其中包括实施系统性的皮肤评估相关的建议,以临床领域为目的,进行皮肤评估和重新评估的时限。还需对皮肤评估文件记录及医疗团队之间的信息交流给出明确的建议。

2. 教育专业人员如何进行全面的皮肤评估,包括识别皮肤变白反应的技术、局部过热、水肿、硬结(硬度)。(证据强度＝B)

3. 定期检查皮肤有无发红的迹象,以识别压疮发生的危险。当患者的全身状况恶化时可能需要增加皮肤检查的频率。(证据强度＝B)

持续的皮肤评估对于检测压力损伤的早期迹象是必需的。

4. 询问患者是否有任何不适或疼痛的区域,那可能是由于压力损伤所致。(证据强度＝C)

一些研究发现,疼痛也是引起压疮的一个主要因素,几项研究也提供了一些证据表明,疼痛是组织损伤的征兆。

5. 观察由医疗设备导致的皮肤压力性损伤(如导管、吸氧管、呼吸机管道、颈托等)(证据强度＝C)。

6. 记录所有的皮肤评估,详细记录任何可能与压力损伤有关的疼痛的细节。(证据强

度＝C)

(二)皮肤护理

1. 只要有可能,不要将患者翻转到先前受压后仍发红的身体表面。(证据强度＝C)
发红表示机体没有从先前的受压中恢复,皮肤需要进一步休息。

2. 不要使用按摩的方法来预防压疮。(证据强度＝B)

急性炎症存在时禁忌按摩,因为有损伤血管或脆弱皮肤的可能性。按摩不能作为压疮预防的策略被推荐。

3. 不要对有压疮发生危险的皮肤进行反复的摩擦。(证据强度＝C)

4. 使用皮肤滋润剂让干燥的皮肤保湿,以减少皮肤损伤的风险。干燥的皮肤是发生压疮的一个重要的、独立的危险因素。

5. 使用有隔离功能的产品来保护皮肤,防止皮肤暴露在过度潮湿的环境中,以降低压疮发生的危险。(证据强度＝C)

三、营养与压疮预防

(一)一般建议

1. 每个医疗保健机构都应该为有压疮发生危险的个体进行营养状况的筛查和评估。

2. 把每个个体的营养风险和压疮风险情况提供给注册营养师,如果需要,可以提供多学科的营养团队。

3. 根据相关循证医学指南,为有营养不良或有营养问题的可能发生压疮危险的个体提供肠内营养和水分。

(二)特别建议

对于因为急性或慢性疾病或即将接受手术治疗而导致有营养风险或压疮风险的个体,在正常膳食之外,提供高蛋白质混合口服营养补充剂和(或)管饲营养。(证据强度＝A)

四、更换体位预防压疮

(一)更换体位

所有的高危人群都应采用更换体位的预防措施。

1. 更换体位可以降低压疮易发部位所承受压力的时间和强度。(证据强度＝A)
对骨隆突部位的短时间高压力和长时间低压力,都会造成皮肤的损害。

2. 更换体位的应用作为一项压疮的预防措施,必须考虑个体的情况和体表支持面。(证据强度＝C)

(二)更换体位的频率

更换体位的频率受到个体差异和使用的支撑面的影响。(证据强度＝A)

1. 更换体位的频率取决于个体的组织耐受程度、个体的活动度和移动能力以及个体的一般健康状况、整体治疗目标和个体的皮肤状况评估。（证据强度＝C）

2. 评估个体的皮肤状况和全身的舒适度。如果个体对变换体位的措施没有预期的效果，应重新考虑变换体位的频率和方法。（证据强度＝C）

3. 变换体位的频率受个体所使用的支持面影响。（证据强度＝A）

与有压力重新分布的弹性泡沫床垫相比，个体应在没有压力重新分布的床垫上更加频繁地变换体位。根据支撑面的压力重新分配的特性决定变换体位的频率。

（三）更换体位技术

更换体位需要考虑个体的舒适度、尊严和活动能力。（证据强度＝C）

1. 更换体位的目的是使压力减轻或使压力重新分配。（证据强度＝C）

2. 避免皮肤受到摩擦力和剪切力。（证据强度＝C）

3. 借助移动辅助转运工具以减轻摩擦力和剪切力。更换体位时，确保抬起患者身体，而不是拖拉患者。（证据强度＝C）

4. 避免将患者直接压在医疗设备上，如管道或引流系统。（证据强度＝C）

5. 避免骨隆突处有压之不变白的红斑区域受压。（证据强度＝C）

6. 更换体位应该是30°的卧位（交替进行：右侧、平卧、左侧循环交替），如果患者可以耐受或者在病情允许的情况下，可采用俯卧的姿势。避免使用增加压力的姿势，比如90°侧卧位或半卧位。（证据强度＝C）

7. 如果需要坐在床上，避免床头抬起过高而身体下垂的姿势，因为这样可以使压力和剪切力集中在骶尾部。（证据强度＝C）

（四）坐位患者的体位更换

让患者的体位有足够的活动空间。（证据强度＝C）

1. 选择一个患者易于接受的体位，同时该体位对暴露的皮肤和软组织产生最小的压力和剪切力。（证据强度＝C）

2. 当双足不能够到地面时，把患者的双足放在脚凳或搁脚板上。（证据强度＝C）

3. 限制患者坐在没有减压功能的椅子上的时间。（证据强度＝B）

（五）更换体位的记录

记录更换体位的措施，说明翻身的频率和所采取的体位，并包括一个进行体位变换后的效果评价。（证据强度＝C）

（六）更换体位的教育和培训

对参与照护压疮高危人群的所有人员进行更换体位在压疮预防中所起作用的教育。（证据强度＝C）

五、体表支持面

(一)概述

1. 高危人群的预防应贯穿于他们所处的整个高危阶段。(证据强度＝C)

2. 不应仅将所观察到的压疮风险及已经发生压疮的分期作为选择支持面的唯一依据。(证据强度＝C)

选择适当的支持面应考虑一下因素,如个人在床上移动的能力,他/她的舒适度、家庭的支持力、是否有不间断的电源以及发动机的散热能力。

3. 监测个体所能接触的支持面的适应性和功能性。(证据强度＝C)

(二)预防压疮中床垫和床的使用

1. 为所评估的所有压疮高危人群使用高规格的泡沫床垫,而不是普通的医院泡沫床垫。(证据强度＝A)

2. 没有证据表明各种高规格的泡沫床垫之间作用有明显的差异。(证据强度＝A)

3. 在频繁的人工更换体位不能应用的情况下,为有压疮风险的患者使用一个有效的支持面(覆盖物或床垫)。(证据强度＝B)

4. 压力交替支持的垫子和更换床垫在预防压疮的发生率上有类似的效果。(证据强度＝A)

5. 在可能的情况下,应对所有压疮高危人群持续翻身和变换体位。(证据强度＝C)

(三)使用防护垫预防足跟压疮

1. 确保足跟不接触床面。(证据强度＝C)

2. 足跟保护设备应把足跟完全悬空(架空足跟),将腿部重量分散在腓肠肌,而不是把压力集中在跟腱上。膝关节应轻微屈曲。(证据强度＝C)

3. 小腿下垫一枕头,使足跟悬空。(证据强度＝B)

4. 定期检查足跟部皮肤。(证据强度＝C)

(四)当坐位时使用防护垫以预防压疮

1. 当活动性下降并因此处于压疮进展风险中的患者坐在椅子上时,采用能够使压力重新颁的座垫。(证据强度＝B)

2. 限制患者坐在没有减压装置的椅子上的时间。(证据强度＝B)

3. 给予脊髓损伤患者特别关注。(证据强度＝C)

(五)应用其他的支持面预防压疮

1. 避免使用合成羊皮垫、挖孔装置、环状或甜甜圈型的设备,以及充水手套。(证据强度＝C)

2. 天然羊皮垫可能有助于预防压疮。(证据强度＝B)

六、特殊人群:手术患者的预防

1. 对即将接受手术的患者进行风险评估,检查其他可能导致压疮发生或增加风险的因素,包括手术时间的长短、手术中发生的低血压、手术过程中的低体温、术后一天的活动受限。

2. 在手术台上为所有压疮高危人群使用压力重新分布的床垫。(证据强度＝B)

3. 为患者摆放恰当的体位,以减少手术中压疮发生的风险。(证据强度＝C)

4. 完全悬空足跟,将腿部重量分散在腓肠肌,而不是把压力集中在跟腱上。膝关节应轻微屈曲。(证据强度＝C)

5. 注意手术前后压力的重新分布。(证据强度＝C)

第二节　压疮治疗建议

一、压疮的分期

1. 采用有效的压疮分期系统记录组织损害的程度。(证据强度＝C)

2. 压疮分期系统只适用于压疮,不能用来描述其他创伤造成的组织损害。(证据强度＝C)

3. 教会专业人员使用技巧对深肤色患者进行评估。(证据强度＝B)

(1) 皮肤完整:对于Ⅰ期压疮和可疑深部组织损伤的深肤色患者,单纯采用视诊难以检查。在皮肤完整的情况下,可通过评估皮温、颜色、组织硬度及疼痛情况,来区分正常皮肤与受损皮肤。(证据强度＝B)

(2) 开放性压疮:在深肤色患者身上难以检查到由蜂窝组织炎造成的炎性红肿和深部组织损伤。当压疮表现为开放性时(特别是Ⅱ、Ⅲ、Ⅳ期压疮和不可分期压疮),可通过评估皮肤的温度、柔软度、疼痛或者组织硬度的变化来确定炎症的程度和可能的蜂窝组织炎和(或)潜在的深部损伤。(证据强度＝C)

4. 教育专业人员区分压疮和其他类型的创伤(如静脉性溃疡、动脉性溃疡、神经性溃疡、与失禁相关的皮炎、皮肤撕裂伤和擦伤等)。(证据强度＝C)

5. 教育专业人员正确使用压疮分期系统和识别常见压疮部位不同组织类型的表现。(证据强度＝B)

二、压疮治疗的评估和监测

(一)压疮患者的评估

1. 对压疮患者完成一份初始评估,包括:
(1) 患者及家属对治疗的目标。
(2) 一份完整的体检报告和既往史。

（3）一份详细的体格检查，包括①必要时行实验室检查和 X 线检查；②营养状况评估；③与压疮有关的疼痛；④形成更多压疮的风险；⑤心理健康：行为和认知；⑥社会和经济支持系统；⑦身体功能，特别是关于体位、姿势、是否需要辅助性设备和人员方面；⑧减压设备的使用；⑨使用设备的依从性；⑩座位和床表面的完整性（是否有磨损和撕裂）；⑪患者和家属对压疮的形成和治疗相关的知识和认识。（证据强度＝C）

2. 在有良好的局部伤口护理、压力重新分配和营养支持的情况下，压疮并没有如预期有愈合的迹象，应重新评估患者。（证据强度＝C）

（1）预期大多数患者在 2 周内有一些愈合的迹象。（证据强度＝C）

（2）当出现多种阻碍压疮愈合的影响因素（尤其是无法改变的因素）时，如持续营养不良、组织灌注不良以及影响愈合的有关并发疾病，需调整对压疮治疗的期望值。（证据强度＝B）

（3）教育患者和家属了解压疮治疗的过程，并告知一些治疗进展（或无进展）的表现，一些应该引起专业人员注意的症状和体征。（证据强度＝C）

（二）压疮的评估

1. 对压疮进行初始评估，至少每周重新评估一次，并记录结果。（证据强度＝C）

2. 每次更换敷料时注意观察压疮情况（如伤口好转或恶化、分泌物增多或减少、感染征兆或其他并发症），确定是否需要改变治疗方法。（证据强度＝C）

3. 评估并准确记录压疮的特征，如位置、分期、大小、组织类型、伤口床、伤口周围情况、伤口边缘、窦道、潜行、瘘管、渗液情况、坏死组织情况、气味、有/无肉芽组织和上皮形成。（证据强度＝C）

（1）每次测量伤口时，将患者置于相同的位置。（证据强度＝C）

（2）长度和宽度：每次测量伤口长度、宽度，应采用统一、一致的方法。（证据强度＝C）

（3）伤口深度、窦道和潜行：选择统一、一致的方法测量。当探测伤口深度或潜行、窦道时，应注意避免引起损伤。（证据强度＝C）

4. 应用压疮评估结果来制订干预计划，从而能更好地促进压疮愈合。（证据强度＝C）

根据压疮进展情况来决定压疮治疗的需要。压疮治疗的策略应建立在连续反复评估压疮情况的基础上。

（三）监测愈合的方法

1. 通过以下一种或一种以上的方法评估愈合的进展。

（1）采用一个有效的工具如压疮愈合评分表（PUSH）或 Bates-Jensen 伤口评估工具（BWAT），以前称为压疮状况表（PASST）。（证据强度＝B）

（2）可考虑采用基线和连续拍照的方法（当有设备可用时）来监测一段时间内压疮的愈合情况。应使用标准的拍照技巧。（证据强度＝C）

（3）可考虑使用可靠有效的电子辅助设备数据收集。（证据强度＝C）

2. 如果压疮在 2 周内（或根据患者一般情况和愈合能力给出的预期时间）没有显示出愈合进展迹象，应重新评估压疮情况、护理计划和患者情况。（证据强度＝C）

（1）该建议适用于以愈合为目标的情况。（证据强度＝C）

（2）及时注意压疮恶化的征兆。（证据强度＝C）

三、营养在压疮治疗中的作用

1. 为每个压疮患者在入院和病情有变化时进行营养筛查和评估,和(或)在压疮没有向愈合方向发展的情况下进行营养评估。（证据强度＝C）

（1）对每个压疮患者作早期评估,并对其营养问题作出干预。（证据强度＝C）

（2）评估患者体重以明确体重变化情况是否有显著丢失。（30d 内体重变化≥2％或180d 内体重变化≥10％）（证据强度＝C）

（3）评估患者独立进食的能力。（证据强度＝C）

（4）评估患者营养摄入总量是否足够(食物、液体、口服补充物、肠内/肠外营养)。（证据强度＝C）

2. 提供足够的能量。（证据强度＝B）

（1）为压疮患者每日提供 30～35kcal/kg 的热量。根据体重丢失/增加或者肥胖程度调整营养素比例。（证据强度＝C）

（2）必要时每餐间增加食物或口服营养补充物。（证据强度＝B）

（3）当经口摄食不足时,考虑营养支持(肠内/肠外营养)。（证据强度＝C）

3. 给予压疮患者足量蛋白质,保持正氮平衡。（证据强度＝B）

每日提供蛋白质 1.25～1.5g/kg,情况变化时应重新评估。

4. 提供并鼓励患者每日摄入充足的液体以满足水分需要。（证据强度＝C）

（1）监测患者脱水的症状和体征。（证据强度＝C）

（2）当患者发生脱水、体温升高、呕吐、大量出汗、腹泻或伤口大量渗液时,需额外补充液体。（证据强度＝C）

5. 提供充足的维生素和矿物质。（证据强度＝B）

四、疼痛的评估与管理

(一)疼痛评估

1. 评估与压疮相关的疼痛及其治疗措施。（证据强度＝B）

2. 用评估量表来评估成人与压疮相关的疼痛。（证据强度＝B）

3. 用评估量表来评估婴儿或儿童的疼痛。（证据强度＝C）

（1）用 FLACC 评估量表来评估 2 个月到 7 岁的婴幼儿的疼痛(F 代表表情,L 代表下肢,A 代表活动,C 代表哭泣,C 代表可安慰性)。（证据强度＝C）

（2）刚出生到 6 个月大的婴幼儿用 CRIES 评估量表来测量[C 代表哭泣,R 代表需要吸氧来维持其氧饱和度＞95％,I 代表生命体征值上升(血压和心率),E 代表表情,S 代表失眠]。（证据强度＝C）

4. 疼痛评估应包括对身体语言的评估和对非语言暗示的评估。（证据强度＝C）

(二)预防疼痛

1. 运用升举器或转运床单位患者变换体位,从而使变换体位过程中的摩擦力和(或)剪

切力降到最小。同时尽量保持床单平整,没有皱褶。(证据强度=C)

2. 只要有可能,给患者安置的体位尽量不要触及压疮。(证据强度=C)

3. 避免将患者安置在使其压力增加的体位,例如,高半卧位就比 30°或 90°的侧卧式或半卧位的压力大。(证据强度=C)

4. 通过对伤口进行轻柔地处理、采用冲洗的方式来清洁伤口、减少不必要的摩擦、保护伤口周围皮肤等措施使压疮的疼痛降到最低。(证据强度=C)

(三)管理一般疼痛

1. 若有任何步骤引起了患者的疼痛,便要鼓励其表达出"暂停"的要求。(证据强度=C)

2. 通过使用防粘连的敷料,以及覆盖伤口和保持伤口的湿润来减轻压疮所造成的患者疼痛。(证据强度=B)

3. 使用不易引起疼痛的敷料和(或)不用经常被更换的敷料。(证据强度=C)

4. 根据 WHO 的用药量阶梯,对疼痛用药进行定期管理,使之在合适的用量下控制慢性疼痛。(证据强度=C)

5. 如果患者意愿,鼓励其把改变体位作为一种减轻疼痛的方式。(证据强度=C)

(四)减少清创引起的疼痛

1. 在进行各项伤口操作时,充分使用各种疼痛控制措施。如进行伤口清洗、更换敷料、清创,等等。(证据强度=C)

2. 可以考虑局部使用阿片类药物,达到减少或消除压疮疼痛的目的。(证据强度=B)

五、压疮的治疗与支持面

(一)一般建议

1. 支持面。

(1)根据患者的需要,提供一个与其情况相适应的支持面。该支持面能使压力重新分布,减少剪切力和控制微环境。(证据强度=C)

(2)如果出现下面的情况,则给患者更换目前正在使用的床垫,为患者提供更好的条件,使压力重新分布,减少剪切力,让微环境得到控制。(证据强度=C)

1)无法给患者安置一个使压疮部位不会受压的合适体位。

2)在两个或两个以上的转动面上有压疮,从而限制了翻身方式的选择。

3)给予了合适的护理方法,压疮仍然不能愈合或者情况恶化。

4)有发生其他压疮的高危险。

5)目前的支持面已经不起作用。

(3)如果压疮无法愈合:

1)重新评估患者情况和压疮情况。

2)改善预防措施。

3)根据患者的需要,考虑更换支持面,使压力的重新分布得到改善,剪切力减少,微环境得到控制。(证据强度=C)

（4）在更换目前使用的床垫之前：

1）评估之前和现在的预防和治疗计划的效果。

2）确立治疗目标，使之与患者的目标、价值观以及生活方式相一致。（证据强度＝C）

（5）根据患者的需要选择一个支持面，要考虑到以下因素：

1）压疮的数量，严重程度以及压疮所在的部位。

2）发生其他压疮的风险。

3）需要另外的治疗装置，例如控制湿度、温度以及摩擦力/剪切力。（证据强度＝C）

（6）选择一个与护理环境相协调的支持面。（证据强度＝C）

（7）每选择一次支持面，都要评估其适应性与功能性。（证据强度＝C）

（8）在为压疮患者应用支持面使用之前，要确认支持面是否能正常地运转使用。（证据强度＝C）

（9）及时发现并预防支持面使用后可能出现的并发症。（证据强度＝C）

（10）根据支持面来选择与之相适应的体位变换装置和失禁垫。减少床单和垫子的使用数量。（证据强度＝C）

2．变换体位。

（1）为患者变换体位时，压疮部位不能作为直接受力面。（证据强度＝C）

（2）尽管有支持面的应用，还是要让患者间断性地翻身以及为患者重新安放体位。根据支持面的特性和患者的反应来设定翻身频率。（证据强度＝C）

（3）患者每一次在床上翻身或者重新安放体位时，都要对皮肤进行检查，看是否有其他损伤。给患者翻身时，要注意不要翻到身体表面有损伤的那一面，也不要翻到有压红的那一面，尤其是当压红还没有褪去时。（证据强度＝C）

（4）对于卧床休息的患者，其床头抬高不能超过 30°，除非由于治疗的原因而存在禁忌证。如果没有禁忌证，鼓励患者采取 30°～40°的侧卧位或平卧位。（证据强度＝C）

（5）运用转运辅助物来减少摩擦力和剪切力。当患者被重新安置体位时，要抬起而不是拖拉。安置完成后，将转运和处理装置从患者身下撤出。（证据强度＝C）

（6）在患者耐受的范围内，尽可能快地增加活动量。（证据强度＝C）

（7）一旦患者使用完便盆，尽快将它从患者身下撤出。（证据强度＝C）

（8）避免使用圈形或者环形的装置。（证据强度＝C）

（9）避免对压疮部位直接使用加热装置（例如：热水壶、加热壶、内置入床的加热器）。（证据强度＝C）

热能会加快新陈代谢速率，引起出汗增多，且会减弱组织对压力的耐受能力，当机体热量不能消散时，会增加皮肤被浸渍的危险，也可能阻碍压疮愈合。

3．Ⅰ期和Ⅱ期压疮。

注意：支持面的选择是一个综合过程，不能只是根据压疮的分类或者分期。

（1）卧床：

1）对于Ⅰ期和Ⅱ期压疮的患者，考虑使用高规格的泡沫支持面或者无动力的且能使用压力重新分布的支持面。（证据强度＝C）

2）避免长时间抬高床头、身体前倾的姿势，这样会使压力和剪切力作用在骶尾部。（证据强度＝C）

（2）在座椅上：

1）对于Ⅰ期和Ⅱ期压疮的患者，要在座椅上摆放一个能使压力重新分布的座垫。（证据强度＝C）

2）如果座位面的压疮恶化，则尽快减少坐位的时间。（证据强度＝C）

3）当患者直立地坐在床旁椅或者轮椅上时，要保证他的双脚有适当的支撑，可以由踏凳支撑，也可以由踏脚板支撑，或者可以直接由地面支撑。（证据强度＝C）

4）如果压疮发生在骶尾部或者坐骨的患者，而患者必须坐在座椅上，那么限制他每天坐的次数应少于3次，每次少于60min。（证据强度＝C）

5）压疮发生在坐骨部位的患者要避免完全直立的坐位（在座椅上或床上）。（证据强度＝C）

6）如果患者的压疮恶化或者情况无法改善，那么要修改坐位时间表，并且重新评估坐位支持面和患者姿势。（证据强度＝C）

（3）足跟部的Ⅰ和Ⅱ期压疮。

注意：支持面的选择是一个综合过程，不能只是根据压疮的分类或者分期来选择。

通过将下肢放在枕头上使足跟不能接触床面，或者通过使用减少压力的装置将脚后跟悬挂起来，来减轻Ⅰ和Ⅱ期压疮患者足跟的压力。（证据强度＝C）

4. 可疑深部组织损伤。

注意：支持面的选择是一个复杂的过程，不能只根据压疮的分类或者分期来选择。

尽管皮肤完整无缺，但深度组织疑似有损伤的部位，在安置患者体位时，也要避免触及。

如果重新安放体位不能减轻这个区域的压力，需重新评估患者并且根据患者的需要提供一个合适的支持面，考虑到压力重新分布、减少剪切力以及微环境控制尽可能避免触及这个区域。（证据强度＝C）

5. Ⅲ期、Ⅳ期和不可分期压疮。

注意：支持面的选择是一个综合的过程，不能只是根据压疮的分类或者分期来选择。

在安置患者体位时，要避免触及Ⅲ期、Ⅳ期和不可分期压疮的区域。如果重新安放体位不能减轻这个区域的压力，或者如果多个转动面上有压疮，需要重新评估患者并且根据患者的需要提供一个合适的支持面。考虑到压力重新分布、减少剪切力以及微环境控制，尽可能地避免触及这个区域。（证据强度＝B）

6. 足跟部的Ⅲ期、Ⅳ期和不可分期压疮。

（1）将下肢摆放在某个装置上，抬高脚后跟，使其不接触床面，从而使压疮部位完全不受力的作用。（证据强度＝C）

（2）要保证装置松紧程度适当并且不会产生额外的压力损伤。对于患有下列疾病的患者，要增加其装置检查的频率，如神经系统疾病患者、外周动脉疾病患者、下肢水肿患者，以及有可能发展为水肿的患者。（证据强度＝C）

（3）定期放松这些装置并且评估患者皮肤的完整性。（证据强度＝C）

（二）特殊人群

大多数以前的压疮指南仅仅给出了针对一般性患者的建议，而没有顾及危重患者、脊髓损伤患者以及肥胖患者的特殊需要。以下建议是专门针对这些特殊人群的，涉及压力重新分布、减少剪切力和微环境控制等方面。

1. 危重患者。

（1）对于局部和全身氧合情况和灌注情况比较差的患者来说，要考虑有必要为他们更换支持面来改善压力重新分布，减少剪切力，以及控制微环境。必要时使用附加的装置（例如辅助翻身设备、震动设备）。（证据强度＝C）

（2）对于那些由于疾病的原因，如脊椎不稳定、血流动力学不稳定而不能翻身的患者来说，要考虑有必要为他们更换支持面。当情况稳定之后，要尽快为他们恢复例行的体位变换。（证据强度＝C）

（3）为了让血液动力学指标和氧合指标有充分的时间稳定下来，要为患者慢慢地翻身。（证据强度＝C）

会有一部分患者由于情况实在太不稳定而不能翻身。然而，只要可能，就用更为缓慢的速度翻转或者一点一点翻转，让生命体征的稳定有足够的时间。（证据强度＝C）

（4）对那些不能耐受较大范围、频繁变换体位的患者来说，要用更为频繁的小范围体位改变方法，让受压部位得到灌注。当需要进行小范围体位变换或者可以翻身（身体的大部分）时，小范围的体位变换并不能替代支持面的作用。（证据强度＝C）

（5）当使用翻身设备的时候，要预防剪切力损伤。要频繁地评估皮肤受剪切力损伤的情况。（证据强度＝C）

2. 脊髓损伤患者。

在理想情况下，为了让坐骨部位的压疮更好地愈合，要为它提供一个没有压力也没有其他机械压力的环境。完全的卧床休息可能会创造这样一个没有压力的愈合环境。然而，这种方式也会带来潜在并发症（例如肌肉萎缩、心血管功能失调、呼吸系统并发症）、心理上的损害、社会隔绝，以及对患者及其家庭经济形成挑战。轮椅的使用对脊椎损伤的患者来说是必要的。当坐位面出现压疮时，坐位时间必须受到限制。应该使用高吸收性能并且使压力负荷均匀分布的坐位垫。

3. 轮椅坐位患者。

（1）轮椅和座垫的选择。

1）选择一个能够有效重新分布压力，使压疮部位不受压的座垫。（证据强度＝C）

2）轮椅和坐位支持面的应用应该个体化，并且也应该考虑到患者体位以及压力重新分布有关的装置。（证据强度＝C）

3）根据身体大小和轮椅构造对座位系统作出最理想的选择。（证据强度＝C）

4）测定体位的作用以及压力重新分布之后的变形情况。（证据强度＝C）

5）在选择支持面时，要考虑到患者的移动情况和生活需要。（证据强度＝C）

6）根据个体化的人体测量学、人机工程学和功能学的原则，选择轮椅和座位系统，并定期地进行重新评估。（证据强度＝C）

（2）轮椅和座垫的特性和保养。

1）患有坐骨压疮的脊椎损伤患者，应该为他们选择一个合适的坐位支持面，使患者身体舒适、压力均匀分布，并具有高吸收性或者能免受压力的特点。（证据强度＝B）

2）让压疮患者使用合适的压力交替装置。根据座垫的结构和作用原理来权衡不受压的益处和潜在剪切力的不利因素。（证据强度＝C）

　　压力交替装置已经成功地运用于许多临床机构,然而,患者对高压力阶段的反应是多种多样的。压力交替装置会产生潜在的剪切力,因此要仔细观察患者的疗效。

　　3)为座垫选择一个有弹性的座垫套,能够宽松地盖在座垫上方,并且与身体轮廓相配合。(证据强度＝C)

　　4)对座垫和座垫套的散热情况进行评估。选择的座垫和座垫套应能使内部与外部有良好的气体交换,从而使臀部与座垫交界处的温度和湿度降到最小值。(证据强度＝C)

　　5)应定期、规律地检查和保养轮椅座位系统的各个方面,从而保证该座位系统正常运行,并针对患者的需要具有良好的功能。(证据强度＝C)

　　6)轮椅和座位装置分发给患者后,应该为其开展完全的、正确无误的使用培训并提供保养服务。(证据强度＝C)

　　4.坐位压疮患者的活动选择。

　　(1)考虑卧床休息对骶尾部压疮愈合的促进作用。(证据强度＝C)

　　(2)根据皮肤耐受情况和压疮反应,对患有坐骨压疮的脊椎损伤患者,应限制其坐位时间。(证据强度＝C)

　　(3)根据患者皮肤耐受情况和压疮反应,建立一个渐进式的坐位进度表。(证据强度＝C)

　　(4)保持合适的体位和姿势的控制。(证据强度＝C)

　　使轮椅座位有合适的倾斜度从而预防患者向前滑动,调节好脚踏板和扶手的位置,使患者保持合适的姿势,让压力得到重新分布。(证据强度＝C)

　　(5)无论是手动轮椅还是电动轮椅,为了使坐位面的压力得以重新分布,要采取多种多样的坐姿(例如:倾斜、斜倚、直立的坐姿)。(证据强度＝C)

　　(6)当患者只能完全依靠辅助方式移动身体时,要用吊环类的医用升降器将他们从床上搬移到轮椅或床旁椅上。搬移完之后,立即撤去吊索。(证据强度＝C)

　　5.超重(肥胖)患者。

　　(1)床的选择。

　　1)患者入院时就选择适合患者的床。(证据强度＝C)

　　①使用能够承受患者重量的床。(证据强度＝C)

　　②检查床垫的承重底线。(证据强度＝C)

　　③要保证对于患者来说,床面是足够宽的,能够让患者在床上翻身。(证据强度＝C)

　　④当患者翻身,从一边翻到另一边时,要确认肥胖患者身体的边缘不触及床的栏杆。(证据强度＝C)

　　2)如果患者的皮肤过度潮湿,要考虑使用能够让气流在皮肤表面流动的装置,这样有利于皮肤表面液体的蒸发。(证据强度＝C)

　　(2)设备的选择。

　　1)轮椅和座位的宽度应该能够容纳患者的腹围长。(证据强度＝C)

　　2)为肥胖的可以活动的患者提供创伤的头顶吊架以及其他设备,让患者能够自主地独立活动。(证据强度＝C)

　　(3)评估和体位。

　　1)充分完整地检查所有皮肤皱褶部位。(证据强度＝C)

　　①压疮可能发生在某些特殊的部位,例如皮肤皱褶下方,或者是皮肤皱褶之间,放置导

管和其他装置受压的部位。

②压疮会发生在骨隆突处。另外,压疮也可能发生在臀部和其他脂肪组织高度集中的部位。

2)要避免导管和其他医用装置施加给皮肤的压力。(证据强度＝C)

3)运用枕头及其他体位变换装置,使血管部位和其他较大的皮肤皱褶处不受压,预防皮肤对皮肤的压力。(证据强度＝C)

(4)压疮护理。

1)仔细评估压疮是否有感染和延迟愈合的征象。在肥胖患者中,这两种情况的发生会更加普遍。

2)开放性的伤口要用敷料填充,要减少将敷料遗忘在伤口中的风险。填充大的开放性伤口时,要记录下敷料的数量。要保证在换药时将所有上次填充的敷料移除。(证据强度＝C)

3)为了促进愈合,要提供给患者充足的营养。(证据强度＝C)

肥胖患者,不管他们的体型有多大,都可能缺少充足的营养,使压疮愈合延迟。因此,要延迟或改变减肥目标,保证压疮愈合有充足的营养。

六、清洗

1. 每次更换敷料时清洗压疮和周围的皮肤。

(1)用生理盐水或饮用水清洗愈合中的伤口、清洁的压疮。(证据强度＝C)

(2)考虑使用带有表面活性剂和(或)抗菌的液体来清洗具有坏死组织、已经感染、怀疑有感染或者是怀疑有严重细菌定植的压疮。(证据强度＝C)

(3)清洗伤口周围的皮肤。(证据强度＝C)

2. 用冲洗的途径来清洗压疮,并应用有效的压力来清洗伤口,避免伤害或者使细菌进入伤口。(证据强度＝C)

3. 妥善处置冲洗用过的物品,避免交叉感染。(证据强度＝C)

七、清创

1. 当个体的情况允许,并与总体护理目标一致时,需清除伤口床或伤口边缘的坏死组织。(证据强度＝C)

2. 选择的清创方法要与个体情况、护理目标、溃疡/周围溃疡状况、坏死组织形态、数量和位置、护理环境、专业能力相适合。(证据强度＝C)

3. 当不需要紧急进行引流或清除坏死组织时,可使用机械、自溶、酶、生物等方式来清创。(证据强度＝C)

4. 当出现蜂窝组织炎、捻发音、波动感和(或)败血症时(源于溃疡相关的感染),需实行外科手术清创。(证据强度＝C)

5. 锐器/外科手术清创应该由经过特殊训练、专业、有资格的、得到许可的专业人员来执行,并符合当地的监管法规。(证据强度＝C)

6. 用无菌的器械进行锐器/手术清创。(证据强度＝C)

7. 当出现以下情况时,小心运用锐器清创:免疫缺陷、肢体血液供应不足或者全身感染时抗菌能力低下。相关的禁忌证包括抗凝治疗和出血性疾病。(证据强度＝C)

8. 根据个体的情况和护理目标,对有潜行、瘘管、窦道(或)广泛坏死组织病灶不能被轻易移除的Ⅲ期或Ⅳ期压疮,手术清创是必需的。(证据强度＝C)

9. 处理与清创相关的疼痛。(证据强度＝C)

10. 在下肢压疮的清创前,需进行彻底的血管评估(例如排除动脉血供不足)。(证据强度＝C)

11. 不要对缺血肢体上的稳定、牢固干痂进行清创。

(1) 每日评估伤口,包括红斑、压痛、水肿、化脓和(或)恶臭(如感染迹象)等迹象。(证据强度＝C)

(2) 当出现以上症状时,紧急咨询血管外科医生。(证据强度＝C)

(3) 当出现以上症状时,如果患者有意愿或与长期护理目标相符合,须进行紧急清创。(证据强度＝C)

12. 对于一个慢性压疮,应该进行持续性的清创,直到伤口床被肉芽组织覆盖,并且没有坏死组织。(证据强度＝C)

八、敷料

伤口敷料是压疮护理中的主要部分。敷料的选择必须基于伤口床的组织情况、压疮周围皮肤情况以及压疮患者的预期目标而进行。通常来说,当伤口床是清洁的肉芽组织,维持湿润的伤口床可以促进压疮的愈合或闭合,各种保湿敷料是可以使用的。然而,随着压疮的愈合或恶化,敷料的种类可能会随时间变化而变化。

(1) 每次更换敷料时评估压疮并且确保目前的敷料使用是合适的。(证据强度＝C)

(2) 计划应该指导平时的敷料使用时间,并根据(家庭、个体和整体需要)及敷料污染及松动等情况调整更换敷料的时间。(证据强度＝C)

(3) 敷料使伤口床保持湿润。(证据强度＝C)

(4) 敷料能与伤口床接触,或使用皮肤保护产品来保持伤口周围干燥和防止浸渍。(证据强度＝C)

(一)水胶体敷料

1. 对于清洁的Ⅱ期压疮患者,在敷料不易卷边或脱落的身体部位,可使用水胶体敷料。(证据强度＝B)

2. 对于未感染、表浅Ⅲ期压疮患者,考虑使用水胶体敷料。(证据强度＝B)

3. 如果粪便污染,则更换水胶体敷料。(证据强度＝C)

4. 对于深度溃疡,考虑将敷料置于水胶体敷料下面来填充伤口的死腔。(证据强度＝B)

5. 考虑使用水胶体敷料来保护某些有摩擦伤或者胶布擦伤危险的身体部位。(证据强度＝C)

6. 对脆弱部位的皮肤,应小心移除水胶体敷料以减少皮肤损伤。(证据强度＝B)

(二)透明膜敷料

1. 考虑使用膜敷料来保护某些有摩擦伤或者胶布擦伤危险的身体部位。(证据强度＝C)
2. 当个体没有免疫力低下时,进行自溶清创时,考虑使用透明膜敷料。(证据强度＝C)
3. 当使用一些藻酸盐敷料或其他伤口敷料来填充伤口的患者,这些敷料会放在伤口上较长一段时间(如 3～5d),可考虑把透明膜敷料作为第二层(或外层)敷料。(证据强度＝C)
4. 皮肤脆弱处,小心移除透明膜敷料以减少皮肤损伤。(证据强度＝C)
5. 对于中等到大量渗液的溃疡,不要使用透明膜敷料。(证据强度＝C)
6. 不要把透明膜敷料作为覆盖敷料覆盖在清创酶剂、凝胶或药膏上。(证据强度＝C)

(三)水凝胶敷料

1. 对于表浅、少量渗液的压疮,考虑使用水凝胶敷料。(证据强度＝B)
2. 对于干燥的伤口床,考虑使用水凝胶敷料,凝胶可以湿润伤口床。(证据强度＝C)
3. 对于较为疼痛的压疮患者,考虑使用水凝胶敷料。(证据强度＝C)
4. 对于表浅和没有空洞和(或)敷料容易脱落的身体部位的压疮,考虑使用片状水凝胶敷料。(证据强度＝C)
5. 对于有深度和腔洞和(或)敷料容易脱落的身体部位的压疮,考虑使用无定形水凝胶。(证据强度＝C)
6. 对于没有感染和有肉芽组织生长的压疮,考虑使用无定形水凝胶。(证据强度＝B)

(四)藻酸盐敷料

1. 对于中等、大量渗出的溃疡,考虑使用藻酸盐敷料。(证据强度＝B)
2. 对于有感染的压疮,在进行合适的抗感染治疗的同时,考虑使用藻酸盐敷料。(证据强度＝C)
3. 轻轻移除藻酸盐敷料,如有必要,事先冲洗使敷料更容易更换。(证据强度＝C)
4. 如果藻酸盐敷料在规定更换时间内更换,敷料仍然干燥,考虑延长更换敷料间隔时间或者改变敷料使用的形式。(证据强度＝C)

(五)泡沫敷料

1. 对于有渗液的Ⅱ期压疮或表浅Ⅲ期压疮,考虑使用泡沫敷料。(证据强度＝B)
2. 对有腔洞的溃疡,避免使用单独的小片泡沫。(证据强度＝C)
3. 对于较为疼痛的压疮患者,考虑使用泡沫敷料。(证据强度＝C)
4. 考虑将泡沫敷料置于有剪切力损伤危险的压疮上。(证据强度＝B)

(六)含银敷料

1. 对于有感染和严重细菌定植的压疮,考虑使用含银敷料。(证据强度＝C)
2. 对于具有高度感染危险性的溃疡,考虑使用含银敷料。(证据强度＝C)
3. 避免长期使用含银敷料,当感染被控制住时即停止使用。(证据强度＝C)
4. 严重污染或者感染的压疮,充分清创后考虑使用磺胺嘧啶银。(证据强度＝C)

(七)含蜂蜜敷料

考虑使用医用蜂蜜制作的敷料治疗Ⅱ期和Ⅲ期压疮。(证据强度＝C)

(八)碘敷料

1. 对于中等到大量渗液的压疮,考虑使用碘敷料。(证据强度＝C)
2. 对碘过敏者和有甲状腺疾病者,避免使用碘敷料。(证据强度＝C)
3. 对需要频繁更换敷料(每天更换敷料)的大腔洞的溃疡,避免使用碘敷料。(证据强度＝C)

(九)纱布敷料

1. 对于清洁、开放的压疮,避免使用纱布敷料。因为使用时工作量较大,干燥时移除引起疼痛,并引起组织脱水干燥。(证据强度＝C)
2. 当其他保湿敷料的使用不可行时,湿润的纱布优于干燥的纱布。(证据强度＝C)
3. 当组织的表面湿润时,外层敷料能减少水分的蒸发,可以使用纱布敷料。(证据强度＝C)
4. 大量渗液的溃疡应使用编织疏松的纱布敷料,少量渗液的溃疡使用编织紧致的纱布敷料。(证据强度＝C)
5. 当其他保湿敷料的使用不可行时,有大片组织缺损和死腔的溃疡应该使用生理盐水湿润的纱布敷料宽松地填充,而不是紧紧地包裹,以避免对伤口深处造成压力。(证据强度＝C)
6. 频繁更换纱布敷料,可以促进渗出物的吸收。(证据强度＝C)
7. 用一个单独的纱布敷料带/卷填满深度溃疡,不要使用多片、单个纱布敷料,因为残留在溃疡深处的纱布可能形成感染。(证据强度＝C)
8. 考虑使用湿润的纱布敷料来预防水分蒸发,保持纱布敷料潮湿。(证据强度＝C)

(十)硅酮敷料

1. 考虑使用硅酮敷料作为与伤口的接触层,以实现无创伤性的敷料更换。(证据强度＝B)
2. 当溃疡或者是伤口周围较为脆弱时,考虑使用硅酮敷料来预防组织受损伤。(证据强度＝B)

(十一)胶原蛋白敷料

对于未愈合的Ⅲ期或Ⅳ期压疮患者,考虑使用胶原蛋白敷料。(证据强度＝C)

九、感染的评估与治疗

细菌存在于人体所有皮肤表面。当我们失去了由完整的皮肤提供的初级防御系统时,细菌会在伤口表面滋生。当细菌(数量或毒力)发生改变就会对机体产生危害,发生感染,受到侵害的细菌宿主(机体)抵抗细菌的能力就会下降。根据细菌繁殖的数目以及它们对宿主的影响可分为污染、定植、大量定植、感染。感染在Ⅰ、Ⅱ期压疮中并不多见，所以对感染的评估应该着重于Ⅲ、Ⅳ期压疮。感染在压疮部位容易扩散，并由此导致严重的系统感染，如蜂窝组织炎、筋膜炎、骨髓炎、全身炎症反应综合征（SIRS）、败血症。

（一）对高危人群及其压疮的评估

1. 出现以下症状需对压疮感染持高度的怀疑态度：伤口有坏死组织和异物存在，伤口持续的时间长，伤口变大变深；很有可能发生重复污染（例如在肛周）。（证据强度＝B）

2. 患有糖尿病、蛋白质－热能营养不良、低氧血症或者组织灌流量不足、自身免疫疾病或者免疫抑制的患者，怀疑伤口有感染的高度可能性。（证据强度＝B）

3. 当伤口持续2周无愈合的迹象和（或）出现脆弱肉芽组织、有臭味、疼痛增加、伤口周围局部温度增高、伤口渗出液的量增加、伤口渗出液的性质发生了改变（例如出现血性渗液和脓性渗出液）、伤口床坏死组织增加时，我们应高度怀疑感染。（证据强度＝C）

（二）诊断

1. 当压疮有急性感染的体征时，例如在溃疡边缘有扩散的红斑、硬结、近期出现的或者渐进性的疼痛、发热或者流脓等，要考虑急性感染扩散的诊断。急性感染的溃疡可能会逐渐增大病变范围，或者触及时产生捻发音、周围皮肤隆起或肤色变浅。患者还会有系统感染的体征，如发热不适和淋巴结肿大。年长的患者可能发展为精神紊乱、谵妄和食欲不振。（证据强度＝C）

2. 通过组织活检或定量拭子技术确定导致压疮的病原菌。（证据强度＝B）

诊断细菌感染的金标准是对未坏死的伤口组织进行定量培养。取自表层的拭子只能显示出寄生细菌，而不能反映出深层的组织感染。Leveine定量咽拭子技术是为大家所认可的定量组织培养方法：

（1）用生理盐水清洗伤口，然后用无菌纱布擦干；

（2）在伤口部位培养看上去最健康的组织；

（3）不要培养有渗出物、脓肿、结痂或严重纤维化的组织；

（4）在1cm×1cm的区域上，拉着无菌的拭子尾端旋转5s；

（5）充分挤压拭子以使组织渗出液得以完全挤出；

（6）采用无菌技术将拭子尖部刮下放入为定量培养专门设计的收集装置中。

如果组织培养结果显示细菌数量 10^5 CFU/g 和（或）存在 β 溶血性链球菌时，考虑诊断为压疮感染。（证据强度＝B）

（三）管理

1. 关注患者的反应。（证据强度＝C）

2. 避免压疮区域受污染。（证据强度＝C）

3. 减少压疮区域的细菌数量。（证据强度＝C）

坏死组织和腐肉会促进细菌生长，清洗可以除去疏松脱落的碎屑以及细菌。清创术是用于清除附着在伤口床的腐肉、结痂以及细菌膜。这些东西一旦被清除，细菌生物膜还可重新生长，抗生素可减慢生物膜重新生长的速度。

4. 考虑使用适当稀释且适用于压疮的局部消毒剂。消毒剂应在短期内使用,以控制细菌数量、清洁伤口,以及减少周边炎症的发生。专业人员应充分了解消毒剂的知识,以及消毒剂毒性和不良反应。(证据强度＝C)

5. 压疮未在预期内愈合或有严重细菌定植,应考虑使用消毒剂。(证据强度＝C)

6. 对于受多重生物感染的压疮考虑使用局部抗菌银敷料或是医用蜂蜜的敷料,因为这些敷料有广谱抗菌作用。然而,在使用蜂蜜敷料以前,要确保患者对蜂蜜、蜂蜜制品不过敏。(证据强度＝C)

7. 除特殊情况外,应限制在已感染的压疮上局部使用抗生素。(证据强度＝C)

8. 对于有全身感染症状的患者,例如血培养阳性、蜂窝组织炎、筋膜炎、骨髓炎、SIRS 或者败血症,在不违背患者治疗目标的前提下,可使用作用于全身的抗生素。(证据强度＝C)

9. 引流局部脓肿的脓液。(证据强度＝C)

10. 如果出现骨骼暴露、骨组织变得粗糙或变软,或是在先前治疗下溃疡未能愈合,则应评估患者是否患有骨髓炎。

十、物理疗法在压疮管理中的作用

物理疗法包括以下几类:

1. 电磁波。对于反复不愈的Ⅱ期、Ⅲ期和Ⅳ期的压疮,可考虑使用脉冲电磁场疗法。(证据强度＝C)

2. 光疗(激光、红外线、紫外线)。

3. 红外线治疗和激光。对于压疮和其他慢性伤口的研究,还没有足够的研究证据来推荐使用红外线治疗压疮及其他类型慢性伤口。

4. 紫外线治疗。

(1) 在传统的治疗方法无效时,可以考虑短期运用紫外线照射。

(2) 对于清洁,但细菌严重定植的Ⅲ期和Ⅳ期的压疮,可考虑以一个疗程的紫外线治疗作为减少细菌定植的辅助疗法。

5. 声能(超声波)。可考虑使用非接触性低频(40kHz)超声水喷雾,清洗治疗Ⅲ期和Ⅳ期的顽固性压疮。

(1)可考虑将低频超声波用于坏死软组织(非结痂)的清创术。(证据强度＝C)

(2)考虑使用高频超声波作为感染性压疮的辅助治疗。(证据强度＝C)

6. 负压伤口疗法(NPWT)。

(1) 可以考虑将 NPWT 作为较深的Ⅲ期和Ⅳ期的压疮的辅助治疗。(证据强度＝B)

(2) 在运用负压伤口疗法之前,应先清除压疮坏死组织。(证据强度＝C)

(3) 应遵循安全的原则以及厂商提供的说明书,运用和移除 NPWT 系统。(证据强度＝C)

(4) 每次更换敷料时都应评估压疮情况。(证据强度＝C)

(5) 如果预见到或者患者已经出现疼痛的症状,则应考虑在伤口床上覆盖一片非黏性敷料,降低负压压力和(或)改变负压类型(持续性的或是间歇性的)。(证据强度＝C)

(6)指导患者或其家属在家里使用 NPWT 的方法。(证据强度＝C)

7. 水疗。使用涡流和脉冲法冲洗伤口。

8.涡流冲洗。可以考虑使用涡流冲洗的方法作为伤口清洗的辅助疗法,从而促进伤口的愈合。考虑应用涡流冲洗方法来减少伤口细菌的定植和感染。

9. 脉冲冲洗。考虑将脉冲冲洗作为伤口清洗和清创中的一部分。

十一、压疮的手术治疗

(一)术前建议

1. 评估手术治疗的指征,对那些经保守治疗仍旧不愈合的Ⅲ期或Ⅳ期压疮,或那些强烈希望更快速地闭合溃疡面的患者,可考虑手术治疗。(证据强度=C)

2. 对终末期的个体要确认是否有强烈的手术意愿。(证据强度=C)

3. 如果压疮存在进展性的蜂窝组织炎或怀疑为败血症来源,有紧急引流及清创的外科指征。(证据强度=C)

4. 手术前,尽可能减少物理因素的影响,因为可能影响手术伤口愈合。(证据强度=C)

5. 手术前,尽可能减少心理因素的影响,可能会影响手术伤口愈合。(证据强度=B)

6. 评估有无骨髓炎,如果存在的话,手术前或手术中须切除感染的骨组织。(证据强度=B)

(二)术中建议

1. 注意患者在手术台上的体位,尤其要小心保护受压点和气道。(证据强度=C)

2. 尽可能在手术闭合前切除整个溃疡,包括异常的皮肤、肉芽及坏死组织、窦道、脓腔以及相关的骨头。(证据强度=C)

3. 设计富含组织的皮瓣,提高皮瓣的存活率。如果可能的话,选择一个不会侵犯邻近皮瓣边界的皮瓣,从而保留将来皮瓣覆盖的整个区域。(证据强度=C)

(三)术后建议

1. 使患者处于一个能使压力重新分布的系统,包括能降低手术部位剪切力和压力,减少切口张力和控制的微环境。未经医生允许不要抬高床头或将患者在病床上移动。(证据强度=C)

2. 从压力和拉力上保护皮瓣的血供。(证据强度=C)

3. 发现皮瓣坏死的征兆立即报告外科医生。(证据强度=C)

4. 监测伤口引流管,防止引流管扭曲或堵塞。(证据强度=C)

5. 鼓励患者活动,防止制动带来的危害。(证据强度=C)

6. 按翻身表定期给患者翻身,防止新的压疮形成。(证据强度=C)

7. 根据医嘱启动让患者逐渐坐起的方案。(证据强度=C)

8. 患者坐在椅子上时,必须坐在有压力重新分配系统的椅垫上。(证据强度=C)

附表一 压疮风险管理制度

压疮风险管理制度

文件编号	制定单位	名 称	页数/总页数	1/3
COP-2008-13	护理部	压疮风险管理制度	版本	2011-07-B

1. 目的:通过制定压疮/高危压疮患者的分析报告路径,实施压疮护理流程,客观、量化地评估压疮发生的危险因素,监控压疮防治措施的落实,达到科学管理,有效监控,提高压疮的护理质量,降低院内压疮的发生。

2. 范围:全院住院患者。

3. 权责。
   (1)责任护士:评估压疮危险因素,发现压疮/高危压疮患者,汇报护士长或病区伤口(压疮)专科护士,落实措施,做好健康宣教。
   (2)病区伤口(压疮)专科护士:进行科内伤口(压疮)专科知识的培训,对科内的压疮/高危压疮患者进行监控,落实护理措施,并申报院内压疮质控小组,根据院内压疮质控小组反馈的建议改进护理措施。
   (3)护士长:对科内压疮/高危压疮患者进行监控,申报院内压疮质控小组,监督措施落实情况。
   (4)院内压疮质控小组:监控审核全院压疮/高危压疮患者,检查护理措施落实情况,提出建议,并对资料进行分析归档。
   (5)护理部:监控伤口(压疮)质控管理小组,制定相关规章制度。

4. 定义。
   (1)压疮:指皮肤或皮下组织由于压力,或复合有剪切力作用而发生在骨隆突处的局限性损伤。
   (2)高危压疮风险患者:Braden评分≤12分或Waterlow评分≥20分的患者。

5. 作业内容。
   (1)护理部建立伤口(压疮)质控管理小组,由护理专家、核心成员、伤口(压疮)专职专科护士和病区伤口(压疮)专科护士组成。
   (2)患者压疮风险评估:
   　　1)评估方法:全院采用Braden评分表。
   　　2)入科(包括新入院和转科)时,责任护士对每个患者进行压疮危险因素评估。
   　　3)责任护士每天对所有住院患者评估一次。
   　　4)患者病情变化时,责任护士随时评估。
   　　5)压疮危险因素评估记录参照护理部《各种记录书写要求》执行。
   (3)高危压疮风险患者的管理:
   　　1)责任护士评估后发现高危压疮风险患者,汇报护士长或病区伤口(压疮)专科护士,护士长或病区伤口(压疮)专科护士24小时内填写《压疮/高危压疮患者申报表》,进行网络申报。
   　　2)责任护士每班评估高危压疮风险及措施的落实情况。
   　　3)责任护士对存在高危压疮风险的患者及家属做好健康教育。
   　　4)在48小时之内(节假日顺延),院内压疮质控小组进行首次审核,检查护理措施落实情况,提出建议,病区根据反馈的建议改进护理措施。
   (4)压疮患者的管理。
   　　1)带入压疮患者。
   　　　①责任护士评估后发现有带入压疮,汇报护士长或病区伤口(压疮)专科护士,护士长或病区伤口(压疮)专科护士24小时内填写《压疮/高危压疮患者申报表》,进行网络申报。
   　　　②在24小时之内(节假日顺延),院内压疮质控小组进行首次审核,检查护理措施落实情况,提出建议,病区应根据反馈的建议改进护理措施。
   　　2)住院期间新发生压疮的患者。

文件编号	制定单位	名　　称	页数/总页数	2/3
COP-2008-13	护理部	压疮风险管理制度	版本	2011-07-B

①病区护士长或伤口(压疮)专科护士在 24 小时内填写《压疮/高危压疮患者申报表》进行网络申报。

②在 24 小时之内(节假日顺延),2 名院内压疮质控小组成员对院内新发生的压疮共同进行审核,查看措施落实情况。

③压疮质控小组成员审核后,病区护士长填写《院内压疮发生报告表》申报。

④院内压疮的结果评定参照《护理缺陷和事故管理制度》执行。

3)院内压疮质控小组对压疮患者(带入压疮和住院期间新发生压疮患者)进行跟踪随访,查看护理措施落实及压疮进展情况,发现问题及时提出建议和指导,直至压疮愈合或患者离院。

4)责任护士每班评估压疮风险因素、措施的落实及压疮进展情况。

5)责任护士做好压疮患者及家属的健康教育。

(5)患者离院后由病区伤口(压疮)专科护士对高危压疮患者或压疮患者的转归情况进行终结,由院内压疮质控小组以 A4 纸打印,统一由院内压疮质控小组收集存放。院内压疮质控小组按照白色、蓝色和红色分别对终结的高危压疮风险、带入压疮和住院期间新发生的压疮患者的报表进行统一存档。

(6)压疮质控小组每月将质量控制报表上交给护理部备案。

6. 注意事项:无。

7. 相关文件。

(1)《护理缺陷和事故管理制度》。

(2)《各种记录书写要求》。

8. 使用表单。

(1)《Braden 评分表》。

(2)《Waterlow 评分表》。

(3)《压疮/高危压疮患者申报表》。

(4)《院内压疮发生报告表》。

9. 使用单位:全院护理单元

附表二 压疮护理质量评价标准

压疮护理质量评价标准

主题:压疮护理质量评价标准

评估人:＿＿＿＿＿＿＿ 　　评估时间:＿＿＿年＿＿＿月＿＿＿日 　　得分:＿＿＿＿＿＿

指标	内容	分　值					存在问题具体描述
		5	4	3	2	1	（扣分理由）
压疮预防护理（100分）	患者床单位平整、清洁						
	患者体位舒适,肢体处于功能位						
	各种管道摆放妥当,骨突部位皮肤没有受压						
	患者或家属知晓压疮的发生原因及基本防护方法						
	病区护士知晓所在科室的压疮或高危压疮患者						
	能准确运用压疮危险因素评分表对患者进行评估,评估结果与事实相符						
	对存有压疮危险因素的患者及家属,做好预防及护理的健康教育						
	对有压疮危险因素的患者,有针对性地采取防护措施						
	对有压疮危险因素的患者,预防措施做到位						
	针对科室的特点,能说出潜在的引起压疮发生的危险因素						
	更换体位时做好解释,注意保护患者的隐私,做好保暖						
	更换体位时手法正确,避免拖、拉、推动作						
	对压疮或高危压疮患者的申报制度明确						
	对院内压疮发生的申报制度明确						
	对压疮患者的治疗或高危压疮患者的防护敷料选择正确						
	敷料固定妥当,没有污染,无卷边						
	掌握敷料在压疮防护应用中的目的及注意事项						
	护理记录格式符合要求,评估、记录体现连续性						
	压疮记录有部位、大小、分期及敷料应用的描述						
	更换敷料时有对皮肤或压疮现况的评估描述						

备注:评价方法全部符合要求得5分,1处不符扣1分,依次类推,最低得1分。以打"√"的形式表示。

附表三　伤口护理技术评分标准

伤口护理技术评分标准

科室_____　姓名_____　得分_____　主考老师：_____　考试时间：___年___月___日

项目 （总分）		操作步骤	要点与说明	标准分	扣分
素质要求 （5分）		工作衣帽穿戴整洁，仪表大方，举止端庄		2	
		语言柔和恰当，态度和蔼可亲		3	
操作前准备 （10分）		确认换药医嘱，或在敷料脱开时更换		1	
		核对、评估患者及伤口情况、对治疗的合作性	评估伤口部位、渗出液，选择合适的敷料	3	
		洗手，戴口罩	指甲已修剪	2	
		准备好用物，放置合理		2	
		检查一次性物品质量		2	
操作过程 60分	患者准备 10分	推治疗车到床边，核对病案号、姓名，向患者和家属解释	解释换药的目的、过程及配合方法，取得患者的合作	2	
		关门窗，围屏风或拉床帘	保护隐私	2	
		协助患者取舒适卧位		2	
		暴露伤口部位	注意保暖	2	
		将治疗巾垫在伤口部位下	避免污染衣服及床单	2	
	操作步骤 50分	撕好胶带		2	
		戴清洁手套，慢慢地将胶布顺毛发方向向下撕	避免伤口受牵拉，一手固定预撕除部位，绷紧周围皮肤，以减轻疼痛	5	
		移除敷料后反脱手套，丢弃于医疗垃圾袋内	除敷料注意手不接触伤口。若敷料粘在伤口上，可用 NS 湿润敷料后，用镊子揭除	5	
		以纸尺测量伤口的长×宽×深与潜行并记录	依据时钟方向测量潜行	6	
		观察伤口生长情况与愈合情形	若伤口有恶臭分泌物或其他异常情形，应告知医生	4	
		洗手，戴无菌手套或以镊子操作	手不接触伤口；右手镊子接触伤口，左手镊子传递无菌物品，两镊子不可交叉使用	8	
		以 20mL/30mL/50mL 注射器对伤口床进行涡流式冲洗，以移除伤口床的坏死组织、分泌物； 或者以无菌生理盐水棉球擦洗	注意冲洗或擦洗顺序从上到下，从内到外（感染伤口从外到内），范围大于伤口基底部约 5cm	10	
		干纱布吸干伤口上多余的水分，依医嘱使用药物（如软膏、药液、药粉）并覆盖合适的敷料	若伤口易粘连，可使用油性敷料，以防下次换药时撕扯新生肉芽组织	5	
		以胶布固定敷料（从敷料中间开始向两边固定）	固定时应与伤口的肌肉走向垂直固定	3	
		在敷料上记录换药时间		2	

续表

项　目 （总分）	操作步骤	要点与说明	标准分	扣分
健康教育 （10分）	伤口换药时间，伤口护理有关注意事项	根据伤口及渗液情况换药，保持敷料清洁干燥	10	
操作后处理 （10分）	整理患者衣裤、床单位，协助取舒适卧位		3	
	用物处理，脱去手套，洗手		2	
	记录	伤口局部情况及处理，患者的反应	5	
熟练程度 （5分）	动作轻巧，熟练		2	
	注意无菌操作		3	
总分（100分）				

（本篇由伤口/压疮/造口专科护士许彩云、孙红玲整理）

第四篇

造口专科护理
临床实践指南

第三十九章　造口的基本知识

第一节　肠造口概述

一、造口的定义

肠造口是指因治疗需要,把一段肠管拉出腹腔,并将开口缝合于腹壁切口上以排泄粪便或尿液。常见的有结肠、回肠及尿路造口。肠造口术已成为外科手术中最常施行的术式之一,是腹部外科急症临时性或疾病根治永久性的治疗措施,既是挽救患者生命的措施,也是改善患者生活质量的手段。全球每年由于结肠癌、直肠癌、外伤、炎症、先天性畸形等而需行肠造口的人数多达数十万,而我国每年约有 10 万人因患有大肠疾病或外伤而接受肠造口术,我国目前有永久性肠造口患者 100 万。

二、需行肠造口手术的常见疾病

需行肠造口手术的常见疾病有低位直肠癌、肠外伤、肠坏死、肠梗阻、溃疡性结肠炎、克罗恩病、家族性腺瘤性息肉病、膀胱肿瘤、吻合口瘘,以及先天性肛门闭锁、巨结肠和其他先天畸形等。

三、肠造口的种类

肠造口按不同分类方式可以分为不同种类(见图 39-1)。

1.肠造口术根据目的划分:排泄粪便的肠造口术(即人工肛门)和排泄尿液的肠造口术(即尿路造口)。

2.根据造口控制性划分:节制性肠造口术和非节制性肠造口术。

3.根据造口位置划分:经腹腔内肠造口术和经腹腔外肠造口术。

4.根据用途划分:永久性肠造口术和暂时性肠造口术。

5.根据造口形式划分:单腔造口术、双腔(袢式)造口术和分离造口术。

6.根据造口肠段划分:回肠造口术和结肠(盲肠、升结肠、横结肠、降结肠和乙状结肠)造口术。

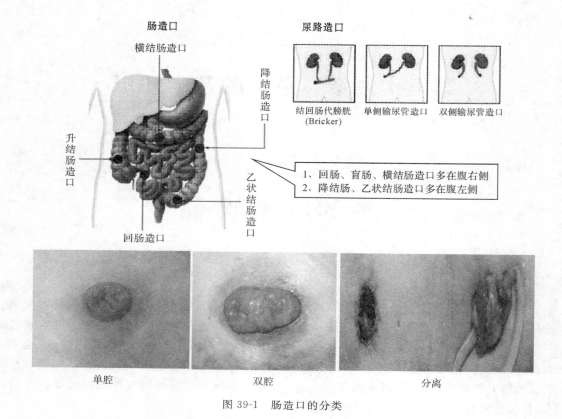

图 39-1　肠造口的分类

第二节　结肠造口及其护理

在我国结肠造口最常见的原因是大肠肿瘤,其次是大肠受伤、大肠及肛门先天性异常、憩室病、肠缺血及大便长期失禁等。

一、各种结肠造口的特点及护理

结肠可分为 5 部分,即升结肠、横结肠、降结肠、乙状结肠及直肠。当食物的渣滓由回肠进入升结肠时,粪便呈液体状,水分会慢慢被吸收;至横结肠时,粪便呈糊状或半固体状;至降结肠、乙状结肠及直肠时,粪便会呈固体状。因此,不同部位所开的结肠造口所用的造口袋有少许区别(见表 39-1)。

表 39-1　各种结肠造口的特点及用品的选择

结肠造口类型	粪便性质	造口袋选择
升结肠和横结肠造口	液体、糊状或半固体状	一件式或两件式开口袋,最宜选择一件式开口袋
降结肠和乙状结肠造口	固体状	一件式开口/闭口袋,两件式开口/闭口袋,可以选用含碳片造口袋;如果结肠灌洗,可以选用迷你袋

1. 造口没有神经支配,因此造口没有疼痛。

2. 手术后早期,结肠袢式造口比较大,同时有支架管,因此护理难度也会增加。

3. 结肠造口术后肠道功能的恢复时间一般 3～5d,肠道功能恢复后结肠造口会排出气体,继而是水样便,之后是稀便;当正常饮食后,会排出正常成形粪便。

4. 结肠袢式造口者,肛门仍然存在,稀便时部分粪水会进入远端肠管,故袢式造口者偶尔会从肛门排出粪便。同时远端的肠管有排泄黏液的功能,有黏液从肛门排出也是正常的。

二、结肠造口护理须知

1. 升结肠及横结肠造口,粪便会呈水状或糊状,故可用开口袋,以便将排泄物倒出及清洗造口袋。降结肠及乙状结肠所排出的粪便为固体状,可选用闭口袋。

2. 腹泻:腹泻的原因很多,可能由于食物刺激,或吃下不洁的食物所引致,故应请医生诊治。

3. 便秘:降结肠及乙状结肠造口的病者也会有便秘的情况发生,应多饮水及果汁,多吃新鲜蔬菜、水果及粗纤维食物,预防便秘。

4. 气体:造口也像肛门一样,会排出气体。当气体排出后,造口袋便会胀起。若有此情形发生,可采用含碳片的造口袋。

5. 臭味:结肠造口排出的粪便会有强烈气味。通常密封的造口袋不会有臭味漏出,只有在更换袋时才有气味。病者只需在换袋时开窗便可。某些食物会加重排泄物的气味,如洋葱、蒜蓉、芦笋、卷心菜、鸡蛋、咖喱等。

6. 饮食:若无其他内科病,平常饮食是没有限制的。但粗纤维食物及水分对排便会很有帮助,应鼓励病者多吃。

第三节　回肠造口及其护理

一、需要行回肠造口的原因

需要行回肠造口的原因有:家族性腺瘤性息肉病(familial adenomatous polyposis,FAP)、溃疡性结肠炎(ulcerative colitis)、克罗恩病(Crohn's disease)等。

二、回肠造口的特点

回肠造口所排的粪便为水状或糊状,故宜选择无碳片的一件式或两件式造口袋。当液体粪便约有 1/3～1/2 时,应将液体粪便及时排放,清洗。理想的造口袋是能维持 3～7d 无渗漏,具备较好的安全性、隐蔽性,能除臭、保护皮肤,容易使用和更换。

三、回肠造口护理须知

1. 宜用开口袋。回肠造口因粪便不经结肠,故排出的粪便呈水状或糊状,应采用开放式造口袋,以方便将稀粪倒出。

2. 选择回肠造口排泄物较少时间更换造口袋。一般于饭前或饭后 2～4h 更换，造口底盘约 5d 更换 1 次。

3. 食物的选择。尝试新的食物，应少量，观察是否出现不适。减少进食粗纤维或易造成阻塞的食物，如蘑菇、玉米等；同时必须将食物咀嚼烂，以免引起肠梗阻。

4. 预防体液不足。每天至少喝 2000mL 水，液体营养增加钠和钾离子的摄取。指导患者若出现造口排出大量水样便，尿量减少及呈深黄色，出现身体虚脱、心跳加快、口干等症状，应及时就诊。

5. 腹泻。回肠造口所排出的是水状或糊状粪便，故难以察觉是否腹泻，但若发觉有腹痛，所排出的粪便没有渣滓，只有水分且每天多于 1000mL，便要请医生诊治。

6. 气体及臭味。回肠造口也会排出气体。当气体排出后，造口袋便会胀起，可选择含碳片的造口袋。

7. 药物方面。某些坚硬或有胶囊包裹的药物，如避孕药，可能会不被吸收而由回肠造口排出；一般的抗生素可能会导致稀粪或腹泻；而有些抗胃酸药物也会引至腹泻或便秘，故不可随意服用。

8. 皮肤损伤。因对造口用品过敏，粪便经常接触皮肤，患上皮肤毛囊炎，用强碱性的清洁液或消毒物清洁造口周围皮肤等而致。护理上要指导患者掌握正确护理造口及造口周围皮肤的方法，选择合适的造口用品。

第四节　泌尿造口及其护理

在手术的过程中，将两条输尿管的末端缝合在游离的一小段回肠上，这段回肠的一端被缝合，另一端则缝于腹部的一个开口上，便成为尿路造口。手术后尿液经输尿管及此小段回肠而流出体外，而不再由膀胱储存。

行泌尿造口最常见的是膀胱肿瘤或先天性膀胱失去功能。尿路造口一般位于右下腹，是永久性的造口。

一、手术后的特别护理

1. 手术后初期的 2～3d，尿液会呈微红色，之后会转为正常浅黄色。

2. 观察尿液是否由输尿管支架管顺畅地流出，若有血块阻塞，及时报告。

3. 手术后初期应用两件式造口袋，方便每天清洁造口所排出的黏液。黏液在手术后会较多及黏稠，待输尿管支架管拔除后，便会减少。

4. 输尿管支架管是支持输尿管及回肠的位置，通常保留约 7～10d，故处理时要小心，防止脱落。

二、泌尿造口袋的选择

泌尿造口袋选择的原则是泌尿造口袋能储存尿液，保护造口周围皮肤，无皮肤过敏，无渗漏，牢固不易脱落，患者可以自己更换，适合患者的生活模式。泌尿造口袋的特色是造口袋的设计一定要有防逆流的瓣膜,以确保尿液不会逆流至造口而引发感染、渗漏及导致皮肤问题等。

三、泌尿造口护理须知

1. 更换造口袋时做好防护。泌尿造口的尿液会不受控制地不断流出,故清洗后,要用一块干净小毛巾放在造口上吸取尿液,以防弄湿周围皮肤。

2. 更换造口袋的护理须知。更换造口袋的最佳时间是早上起床后,最佳地点是在浴室进行,最佳清洁液是温水,最佳方法是淋浴,最佳用品是抹手纸/小毛巾。

3. 手术后黏液多,应用两件式造口袋,方便每天清洁造口。黏液减少后,可转换一件式造口袋。黏液的分泌是正常的,以后均会有,并不是泌尿道感染,要向患者解释清楚。

4. 造口袋约有 1/3～1/2 尿液时,便应到厕所倒出尿液。

5. 所有泌尿造口袋均应有防止倒流瓣的设计,防止尿液倒流至造口,减少泌尿道感染。

6. 泌尿造口病者不需要戒口,只要均衡饮食即可。

7. 预防尿路感染。指导患者了解感染的征象,如尿液浑浊、有恶臭味、两边腰背痛、发热、食欲不振、恶心、呕吐等,如出现上述现象,应到医院接受诊治。日常生活中要做好预防。①平常要多吃富含维生素 C 的新鲜蔬菜及水果,因维生素 C 对预防泌尿道感染很有帮助。②每天多喝水及果汁,饮水量应有 1500～2000mL。③使用防逆流装置的造口袋。④晚上临睡前,可将造口袋与床边尿袋连接。若不用床边尿袋,则应指导他们晚上要起床 1～2 次放出造口袋的尿液。床边尿袋每天要用清水冲洗干净后再使用,一般 7d 更换一次。

8. 泌尿道结石。泌尿道结石多由于慢性泌尿道感染、尿液浓缩及尿液酸碱度改变而形成。要指导病者多饮水,以减少结石的形成。

第四十章　造口用品及其辅助用品

第一节　造口用品的种类和特性

对患者来说,关注的不仅仅只是手术本身成功与否,关注得更多的是手术后生活质量的改善。肠造口手术的目的在于提高患者的生活质量,如术后患者的生活质量得不到改善,手术就没有任何意义。造口没有控制能力,手术后患者最关心的是能否得到合适的造口用品,如没有造口用品,他们便毫无生活质量可言,因此造口用品便有了需求,而在 20 世纪早期,没有专门厂家生产造口用品,多是由患者自行设计制作造口用品。

一、患者对造口袋的要求

患者对造口袋主要有如下要求:

1. 安全,一定时间内不脱落、不渗漏。
2. 对皮肤友好,长期粘贴不会引发皮肤问题。
3. 隐蔽、无异味、无声音。
4. 舒适、柔软、清洁、方便。

二、造口袋的种类

(一)粘贴型造口袋

粘贴型造口袋按其结构、功能、材料、是否含碳片等可以分为以下种类(见表 40-1)。

1. 从结构上划分:一件式和两件式。
2. 从功能上划分:开口袋、闭口袋、防逆流泌尿袋。
3. 从颜色上划分:透明和不透明的造口袋。
4. 从底盘造型划分:平面、微凸和凸面造口袋。

表 40-1　粘贴型造口袋的分类及特点

产品分类		特　点
按结构分	一件式	一次性使用,底盘薄、柔软,与皮肤相容性和顺应性好。有些型号还有双重粘胶、自带封条、还分无碳片和有碳片
	二件式	包括造口袋和底盘两部分。底盘粘贴于腹壁皮肤,造口袋可换下清洗,重复使用。可随意变换造口袋的方向及排气。两件式有自粘式和环扣式,前者柔顺且舒适、使用方便,但较一件式造口袋隐蔽性、顺应性差,价格较一件式造口袋高
按功能分	开口袋	便于排空,更换次数相对减少,可清洗,适用于粪便较多、较稀的情形,与便袋夹同时使用
	闭口袋	一次性抛弃,方便、免洗,可用除臭过滤片,适用于成形大便,排便规律,每天排便1～2次的患者
按颜色分	透明袋	便于观察造口和排泄物,尤其适用于造口手术早期和年纪大的患者
	非透明袋	避免患者直接看到粪便,减少对患者视觉的刺激
按底盘造型分	平面造口袋	适合于造口周围皮肤平坦的造口者
	微凸造口袋	要求佩戴更安全,造口轻微回缩,平齐造口,皮肤皱褶,皮肤瘢痕,凹陷等
	凸面造口袋	适合特殊情况的造口者使用,如造口凹陷、回缩或位置不当

（二）非粘贴型造口袋

非粘贴型造口袋的特点为:经济、可重复使用、必须借助腰带、密封性差、易泄漏,造口周围皮肤容易出现反复溃疡。腹泻、粪便稀烂或回肠造口者不易使用。

（三）特殊型号的造口袋

特殊型号的造口袋的分类及特点如下:

1. 单独包装灭菌造口袋,其特点为独立包装灭菌产品,可直接在手术室使用。

2. 两件式无环底盘,其特点为没有卡环连接,底盘柔顺且舒适;自粘、安全、容易使用;卫生、易于清洁。

3. 预留孔径的造口袋;其特点为无须裁剪、个性化,尤其适合于手的灵敏性差的患者。

4. 小儿造口袋,其特点为造口袋小巧,既适合小儿造口患者,也适合伤口引流管渗漏的患者。

5. 迷你型造口袋,其特点为柔软隐蔽性好,附过滤片,适用于社交、结肠灌洗后的患者。

三、造口袋储存的注意事项

储存造口袋需注意以下事项:

1. 需储存于室温下干爽的地方。

2. 不能将造口护理用品放在高温(40℃以上)或潮湿的环境。

3. 不能放置于阳光直射的地方。

4. 不能放在冰箱等低温设备内保存。

5. 不宜大批量购买并长期存放。

第二节　造口袋的选择原则

根据造口、皮肤的状态和生活习惯及经济能力等选择最适合患者的造口护理用品。

一、造口护理用品的选择依据

1. 造口类型。

2. 手术后的时间。

3. 造口本身的情况。

4. 造口周围皮肤的情况。

5. 造口者的要求、对生活质量的要求、对经济的要求。

二、根据临床应用选择

1. 根据使用者的喜好、自身的实际情况，以及当时市面上造口袋的货源而选择。

2. 凸面底盘用于特殊情况的造口，如凹陷或位置不当等。

三、根据手术后的时间选择

1. 术后早期胃肠功能恢复前。根据造口袋类型、大小、位置等选择一件式或两件式无碳片的透明开口造口袋，以便观察造口的血运、肠蠕动功能的恢复和排泄物的清除。

2. 术后后期胃肠功能恢复后。为了避免患者对排泄物的感官刺激，可选择半透明或不透明的一件式或两件式造口袋，带碳片、有排气、除臭功能的造口袋。

(1)根据造口的类型选择。

1)乙状结肠造口：术后早期造口有不同程度的水肿，粪便较稀，易选用一件式透明造口袋。优点：易排放，避免压力。

2)横结肠造口：位于上腹部，与肋缘相近，且一般为袢式造口，造口较大，同时有支架管，宜选用一件式底盘较大的造口袋。

3)回肠造口早期：由于排泄物量多且为水样，可选择有防逆流透明的泌尿造口袋，以避免粪水逆流影响底盘的使用时间，量多时可接床边尿袋，减少排放次数。

4)泌尿造口：早期宜选择两件式透明的泌尿造口袋，便于清洗从造口排出的黏液，后期回肠代膀胱肠黏液分泌减少，也可选用一件式泌尿造口袋。

(2)根据造口并发症的情况选用。

1)造口脱垂：选用一件式造口袋。

2)造口狭窄：选用两件式造口袋较为方便。

3)造口皮肤黏膜分离：选用两件式造口袋。

4)造口旁疝和造口周围静脉曲张：选用底盘柔软的一件式造口袋或两件式造口袋。

5)造口回缩和周围凹陷:选用凸面造口袋(一件式或两件式),并佩戴造口专用腹带或造口旁疝腹带。

6)过敏性皮炎:需要更换另一系列造口用品。

7)造口肿瘤种植:选用较软底盘的造口袋,尽量减少换袋次数。

8)其他:根据患者经济情况、患者的手指灵活性选择。

第三节　造口辅助用品的种类及特点

一、造口护肤粉

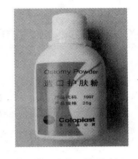

图 40-1　造口护肤粉

造口护肤粉(见图 40-1)的特点及用法如下。

1. 特点:消除造口患者的造口周围皮肤发红、痒等症状。

2. 用法:清洁造口周围皮肤,用纱布或纸巾抹干皮肤,喷洒少量造口护肤粉到患处,吸收 5min 左右,把多余的保护粉抹去,最好再喷无痛保护膜,待干后再粘贴造口袋。

二、皮肤保护膜

皮肤保护膜(见图 40-2)的特点及用法如下。

1. 特点:分含酒精和不含酒精两种类型。保护皮肤,隔离粘胶,防止便液刺激。

2. 用法:如有需要,结合皮肤保护粉使用,如大便失禁、伤口渗液过多,可清洁并抹干皮肤后,直接涂在或喷洒皮肤处,避免浸渍;不可直接用于破损的皮肤。

三、防漏膏

防漏膏(见图 40-3)的特点及用法如下。

1. 特点:防止排泄物泄漏,造口周围皮肤凹凸不平和皱褶部位的填充物。

2. 用法:把适量防漏膏填在造口周围皮肤凹凸不平和皱褶部位,也可放在造口袋底盘的相应位置。但使用后要随即拧好盖,预防防漏膏干涸。

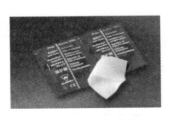

图 40-2　皮肤保护膜

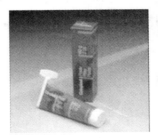

图 40-3　防漏膏

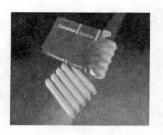

四、防漏条

防漏条（见图40-4）主要有以下特点：易塑形性、柔韧有韧性；用于填平造口周围皮肤（如凹陷、褶皱、缝隙）使其平整，防止渗漏；不含酒精。

图 40-4　防漏条

五、造口清香剂

造口清香剂（见图40-5）主要有以下特点：有效预防和控制异味产生，去除造口袋残留异味。

六、过滤片

过滤片（见图40-6）主要有以下特点：排放气体，避免胀袋，去除异味。

七、腰带

腰带（见图40-7）主要有以下特点：固定底盘、减少外力对底盘影响，延长造口袋的使用寿命。

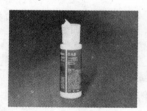
　　图 40-5　造口清香剂

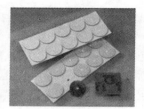
　　图 40-6　过滤片

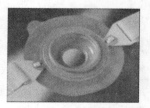
　　图 40-7　腰带

八、便袋夹

便袋夹主要有以下特点：夹闭造口袋开口，防止泄漏。

在临床工作中，医护人员应根据患者的经济状况、造口及造口周围情况来指导患者选择合适的造口用品，原则上尽量使用带有保护胶的造口袋。当护理不当或由其他原因引发造口周围并发症时，应巧用造口辅助用品，才能更好地提高造口者的生活质量。

第四十一章　造口患者的术前护理

造口的目的是提高生活质量。

——Turnbull

第一节　造口术前评估及护理

一、造口术前评估

为了更好地促进造口患者的术后康复,提升生活质量,做好术前评估是关键。通过评估可以获得每一位将行造口手术患者相关的信息,以便制订个体化的护理计划。评估的主要内容包括以下几个方面。

1. 心理、精神及情感状况。

了解患者的担忧:癌症、失业、经济、手术的恐惧、自身形象的改变,等等。护士不可能消除产生焦虑的来源,但可通过评估去指导、帮助并支持他们。

2. 视觉可影响造口护理目标的制订、造口护理用品的选择及造口护理计划的实施。

(1) 视力受限→视觉援助:佩戴眼镜、照看镜子。

(2) 视力明显降低→通过触摸来指导使用造口器材。

(3) 视力消失→让患者家属协助完成。

3. 手的灵活性:造口护理需要手的灵活配合。

(1) 了解患者是否患有影响手的灵活性疾病(如是否有中风后肢体活动障碍、意向性震颤、限制性关节炎等),能否进行一些协调性的操作。

(2) 明确患者能否打开夹闭的锁扣、引流的阀门、裁剪造口底板的尺寸或把造口袋粘贴在腹部上。

(3) 对于灵活性较差的患者给予更多的时间和耐心去指导和帮助,选择裁剪好的造口袋。

4. 听力:尽管丧失听力并不是造口护理的一个障碍,但在术前教育阶段却是一个交流缺口。

(1) 听力逐渐下降、年龄较大者:让患者重复他或她所了解的,或接受听力训练后,让患者实施一下是检验交流的有效方法。

(2) 听力障碍者:通过写、看的形式进行(录像带、幻灯、图片、造口护理的小册子等)。

5. 皮肤情况:造口袋粘贴的稳固性与造口周围皮肤状况有很大关系。

(1) 术前检查评估腹部将行造口的区域的皮肤是否完整,是否有局部或全身皮肤疾病

（如银屑病、特发性皮炎，等等）。

（2）了解过敏史，如过敏体质的患者应考虑进行皮肤接触试验（裁剪1小块造口底板粘贴在腹壁上，观察是否过敏）。

（3）全身性皮肤病，术前要咨询皮肤科医生，以制订一个综合的治疗计划。

6. 衣着：了解患者裤子的皮带线放置位置，因为造口一般在腰围下和皮带线以下。习惯穿着紧身牛仔裤及紧身内衣的患者可能术后会使造口受压，所以术后将建议患者改穿宽松、舒适的衣服。

7. 文化、社会和宗教信仰。

在术前应充分考虑到不同文化背景的患者的生活习惯情况。在许多宗教中，身体的清洁和灵魂的净化相关联。如印度人左手通常在个人卫生中与自己身体不干净的部分接触，而右手则用于包括吃饭在内的其他所有活动。所以对于这类患者，在造口的位置选择时最好定在左边，便于操作；而伊斯兰教徒则认为腰围以上是清洁的，而腰围以下则是脏的，故对于伊斯兰教徒行造口定位时将造口位置定在上腹部为宜。

8. 现病史：有利于评估手术的可能性和造口的类型。

9. 既往史：如曾做过肠道手术，造口的位置可能会有所改变；如曾患有脑卒中，有可能导致双手的灵活性欠佳，将会影响造口术后的自我护理。

10. 教育状况：在进行健康教育或造口护理指导时，应根据患者的个体情况采取不同的措施。如对于文盲患者，特别是老年人，最好使用通俗易懂的语言与之交流，并且用最简便的方法来指导其掌握造口护理方法。

11. 职业特点：患者的职业特点将不同程度地影响造口位置的选择。例如：电工需戴工具带、警察腰间佩带枪带、体育教练常弯腰下蹲等。这些患者往往在进行造口位置选择时，不能按常规进行造口定位，而应结合其职业特点定出适合的造口位置。

12. 患者及家属对造口手术的了解程度及对造口手术的接纳程度：让患者及家属对造口手术有所了解，希望患者，特别是家属能接纳造口，在术后早期，家属协助护理，多给予关心和照顾，帮助患者度过困难时期。

二、术前心理护理

帮助患者做好心理准备是为了消除和减弱患者的抵触、恐惧、绝望、疑虑、悲观、厌世的情绪，从而面对现实、重拾生活信心、回归正常生活、自我护理、乐观享受每一天的状态。

造口作为一个心理应激源可引起患者不同程度的心理反应。适度的心理应激反应有助于调动机体免疫系统的功能，但若心理反应过于强烈，或担忧、焦虑、恐惧、悲观等负性心理明显时，则会抑制机体的免疫功能。

心理准备的主要措施是做好有效沟通。

大部分患者自住院至手术前的一段时间内因对手术恐惧而产生焦虑，随着手术日期的临近，患者的忧虑和恐惧感可达峰值。面对恶性肿瘤，患者和家属都愿意尽早手术治疗，而面对排便改道的手术，部分患者会拒绝手术。此时护士应及时了解患者对疾病的知情程度，并准备一本造口护理手册，内有肠道解剖的插图，说明疾病治疗的需要，肠造口是唯一最有效的方案，明确造口手术的重要性。在与患者交谈时要有恰当的目光交流，仔细观察，及时捕捉患者的心理变化。同时适当使用肢体语言，适时表达关心及理解。可同时准备造口模型进行示范讲解,使患者保持最佳的身心状态接受手术治疗,术中能够安全地耐受手术并确保手术成功,尽早康复。

术前还可安排已完成造口手术的患者进行访问,通过讲述手术的亲身经历,提供患者间的相互帮助、情感支持和心理交流,帮助新近造口的患者在生理、心理、社会等各方面恢复健康。造口访问者的出现可以使造口患者重建自信,努力克服造口康复中的一些困难。

三、肠造口手术的健康教育

肠造口手术的健康教育包括:

1. 向患者和家属讲述肠造口手术的原因、重要性。

2. 向患者和家属讲述造口的类型和相关的造口护理知识。

3. 向患者和家属讲述造口袋的作用。

4. 有针对性地进行心理辅导:每个患者对肠造口手术的认识程度和接收程度会因年龄、文化修养、职业特点、宗教信仰的不同而存在差异,可有针对性地给予患者心理疏导,帮助他们减轻心理压力,树立信心。

5. 安排造口者探访:对即将行造口手术的患者进行心理护理,仅仅依靠医务人员的帮助是远远不够的。安排造口人进行术前探访,通过造口人的现身说法,在缓解患者的心理压力上可起到重要作用。同时让患者亲身感受到造口人可以重返社会健康地生活和工作,以便解除顾虑,增强治疗的信心。

6. 鼓励家属给予支持:家庭成员的心理状况如何,能否给患者以精神上的支持和鼓励对患者的心理将产生直接影响。

四、术前肠道准备

肠道准备可减少或避免术中污染、术后感染,提高手术的成功率。

1. **肠道清洁程度分级标准。**

(1)Ⅰ级(肠道准备满意):肠腔无粪便残渣,无粪水潴留,肠液清亮,操作顺利,观察良好。

(2)Ⅱ级(肠道准备比较满意):肠腔无粪便残渣,肠腔有污浊粪水,操作比较顺利,观察基本清晰。

(3)Ⅲ级(肠道准备不满意):肠腔有粪便残渣或粪块,操作不顺利,观察不清,因肠道准备不足被迫终止检查。

其中Ⅰ级＋Ⅱ级为肠道准备有效,Ⅲ级为无效。

2. **肠道准备的方法(具体遵医嘱)。**

(1)饮食的控制:术前3d低渣半流饮食,术前1d流质饮食,术前晚开始禁食。

(2)抗生素的应用:口服肠道抗生素,以抑制肠道细菌。

(3)清洁肠道。

第二节 造口术前定位

患者一旦接受造口手术,造口将会伴随他们一段时间,甚至余生。一个位置选择得当、结构完美的肠造口可以使患者以后的生活过得更有信心。造口袋粘贴牢固、造口周围皮肤健康和良好的自理能力都是加速患者康复并返回社会的重要因素。如果造口位置不当,导致术后护理困难,或是引起一些并发症如脱垂、造口旁疝、皮肤问题等,无疑会加重患者的痛苦,因此术前选择造口位置对造口者是非常重要的。术前应根据患者可能需要进行造口手术的类别,依据患者腹部的形状,与患者一同选择一个合适的造口位置。

一、理想造口位置的特点

理想的造口位置(见图 41-1)应具备以下特点:

1. 位于脐部下方脂肪最高处,患者自己能看见并且手能触及,便于患者自己护理。

2. 有足够平坦的位置粘贴造口袋。

3. 不会有渗漏情况。

4. 不影响生活习惯及正常活动。

5. 造口位于腹直肌内,因腹直肌有肌鞘固定,造口开口于此可减少造口旁疝、脱垂等并发症的发生。

6. 应避开陈旧的瘢痕、皮肤皱褶、皮肤凹陷、脐部、腰部、髂骨、耻骨、手术切口、肋骨、腹直肌外、现有疝气的部位、慢性皮肤病(如牛皮癣)的部位,患者坐、立、躺、弯腰、左右倾斜均感舒适,周围皮肤无皱褶。

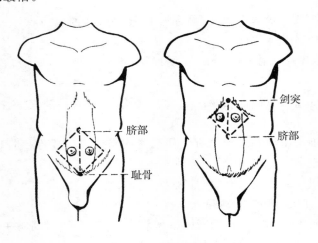

图 41-1 造口位置

二、定位前评估的内容

1. 手术类型:在定位之前,必须了解患者将要进行的术式及术后造口的类型。通常回肠造口、回肠导管术（泌尿造口）位于右下腹部，横结肠造口位于左或右上腹部，降结肠造口位于左上腹部，乙状结肠造口位于左下腹部。

2. 患者的文化程度、职业特点、宗教背景及身体状况。

3. 患者的合作性：定位需要患者的配合。在不同的位置情况下（如坐下、站立及躺卧）来检查腹部是否有皱褶。

4. 是否有腹部手术的经历。

三、定位步骤

1. 核对医嘱。

2. 评估手术类型。

3. 准备。

（1）环境准备：拉床帘，注意隐私保护，保暖。

（2）物品准备：手术定位笔/甲紫、3％碘酊、75％酒精、棉签或油性笔、透明敷料（6cm×7cm）1 张、棉签。

4. 向患者作自我介绍，解释说明，讲解造口术前定位的目的和重要性、操作步骤及其必要的配合。

5. 评估患者生理、心理和社会情况。

6. 嘱患者平卧、松腰带，身体放松，观察胸部和腹部轮廓，注意陈旧瘢痕、肚脐、腰围线和骨骼边缘位置，以便找到最恰当的位置。

7. 寻找腹直肌边缘：协助患者去枕平卧，操作者一手托着患者的头部，嘱患者抬头，眼看脚尖，以便使腹直肌收缩，另一手触诊寻找腹直肌边缘；用手术定位笔/油性笔以虚线标出腹直肌的边缘。

8. 初步拟定并用手术定位笔/甲紫或油性笔作"X"或"O"标记标出恰当的造口位置。操作者应根据造口的类型来选择相应的站立位置以便操作，如定回肠造口时站在患者的右侧，定乙状结肠造口时站在患者的左侧。

（1）乙状结肠造口：① 方法一：在左下腹部脐与髂前上棘连线的内上 1/3 腹直肌内选择平坦合适的造口位置；② 方法二：脐部向左作一水平线，长约 5cm，与脐部向下作垂直线长约5cm 围成腹直肌内的正方形区域，选择平坦合适的造口位置。

（2）回肠造口和泌尿造口：① 方法一：在右下腹部脐与髂前上棘连线的内上 1/3 腹直肌内选择平坦合适的造口位置；② 方法二：脐部向右作一水平线，长约 5cm，与脐部向下作垂直线长约 5cm 围成在腹直肌内的正方形区域，选择平坦合适的造口位置。

（3）横结肠造口：在左或右上腹以脐部和肋缘分别作一水平线，两线之间在腹直肌内的区域选择造口位置。

9. 最后确认并标出最佳的造口位置：评估初步拟定的造口位置是否合适、满意，协助患者坐位和站位，分别评估患者能否看清楚造口定位标记，并注意观察拟定的造口位置是否在皮肤皱褶的部位，必要时作出相应的调整，直至满意为止，最后在腹部标出最佳的造口位置。

10. 记录并报告。

四、结果标准

1. 患者能清楚看到造口的标志。
2. 患者对拟定的造口位置满意。
3. 拟定的造口位置标志清楚。

五、特殊情况考虑

行造口术时,遇到特殊情况,应予以下考虑:

1. 术前难找到理想位置时,最好请手术医生一起探讨。
2. 肠梗阻腹胀的患者,腹直肌难以辨别,其造口位置交由手术医生确定。
3. 身体肥胖、腹部凸出显著的患者,造口位置一般定在上腹部,以免突出的腹部挡住患者的视线及影响日后自我护理造口。
4. 坐轮椅的患者,必须让患者坐在轮椅上来评估造口位置。
5. 安装有义肢的患者,须让患者穿戴义肢后才能评估造口位置。
6. 腹壁同时有两个造口(泌尿造口和乙状结肠造口)时,一般是泌尿造口定在右下腹,偏高;乙状结肠造口定在左下腹,偏低。
7. 乳房下垂的妇女,造口位置应定在腹部左(右)的略下方,以免下垂的乳房遮住视线,影响日后的自我护理。
8. 脊柱侧弯的患者,造口位置应选择腹部较平坦,皱褶较少的位置。
9. 新生儿腹平面小,且手术切口往往又多,故难以定位。
10. 小儿因很难预见他们日后的身体生长情况,所以造口位置暂定,终身造口的小儿待其长大后可能需要重新更换。

六、造口位置选择个案分析

【个案 1】 患者男性,65 岁;结肠内镜检查示肿瘤离肛门 3cm,病理诊断为直肠腺癌。

分析:患者肿瘤离肛门比较低位,估计手术难以保留肛门,需要行腹会阴联合切除术,患者会有一永久性单腔的乙状结肠造口。故会在患者的左下腹选择造口位置。

【个案 2】 患者女,46 岁,1 年前诊断患了家族性腺瘤性息肉病,近 1 个多月来排血便,结肠内镜检查活检病理诊断为癌变。

分析:患者为中年患者,家族性腺瘤性息肉病癌变,估计手术将行全大肠切除,不能保留肛门。患者会有一永久性单腔的回肠造口。故会在患者的右下腹选择造口位置。

【个案 3】 男性,55 岁,结肠内镜检查示肿瘤离肛门 3cm,病理诊断为直肠腺癌。肿瘤浸润至膀胱。

分析:患者患了极低位直肠癌,且肿瘤浸润至膀胱。估计手术将行盆腔清扫术,患者手术后将会有双造口,即永久性泌尿造口(回肠导管术)和永久性乙状结肠造口。故会在患者的右下腹和左下腹部选择造口位置。

第四十二章　造口患者的术后护理

第一节　造口术后评估

肠造口患者手术后早期,护理人员除了需要密切观察患者的生命体征、引流管、伤口等情况外,还需要观察和评估造口的功能及周围皮肤的情况,严密观察造口黏膜的颜色、形状、高度、水肿等情况。

一般正常的肠造口外观呈红色或粉红色,肠黏膜表面平滑呈潮湿透明状,高度为皮肤水平面1~2.5cm,周围皮肤平整无皱褶、无瘢痕及偏离骨隆突处。

一、造口的观察和评估

1.造口的活力。

肠造口的活力是根据造口的颜色来判断的。

（1）正常造口的颜色(见图42-1):就像嘴唇的颜色一样,呈牛肉红或粉红色,表面平滑且湿润。

（2）造口异常的颜色(见图42-2):颜色苍白,可能患者的血色素低;造口暗红色或淡紫色可能是术后早期缺血的表现;若外观局部或完全变黑,表示肠管缺血坏死。检查时从造口插入玻璃试管,从玻璃试管外用手电照射,透过光线检查肠腔是否有坏死。水肿是术后正常现象,造口常变得肿胀、发亮或呈半透明状态。水肿的造口一般在术后6~8周内逐渐回缩至正常。

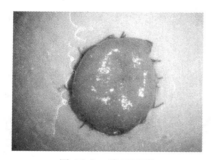

图 42-1　造口正常

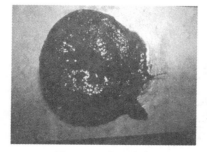

图 42-2　造口异常

2. 造口的高度。

可为平坦、回缩、突出或脱垂等,理想的高度为1~2cm。

3．造口的形状及大小。

可为圆形、椭圆形或不规则形。测量造口的长度和宽度，并测量造口突出的高度。

4．造口的位置。

可在右上腹、右下腹、左上腹、左下腹、伤口正中或脐部等部位。

5．造口的类型。

常见的造口类型是回肠造口、结肠造口、泌尿造口、输尿管造口等。

6．造口的形式。

如单腔的、祥式的、双口式的、分离的造口。单腔造口是把肠道切断，近端拉出腹腔，在腹壁上缝合形成一个末端功能性单造口，其远端肠道可能切除（Miles 术）或闭合留在腹腔（Hartmann 术）。祥式造口（双腔造口）是在腹部做一切口，整段肠祥被拉出腹腔，用支架管作支撑预防肠管回缩，并沿肠管行横切，使近端形成一个具有排泄功能的开口，远端则没有排泄功能，造口外观仍为一个肠造口。同时由于肠道并没有完全切断，肛门直肠并没有切除，因此会有部分液状粪便会由近端开口处渗入远端开口处，慢慢蠕动至肛门口，使病者会感到肛门口有瘙痒、灼热感，肛门偶有粪便排出。双口式造口是肠道完全切断后，肠道的近端末端及远端起始端均被拉出，"肩并肩"地被固定于皮肤表面。这两个造口一同置入一个造口袋中。分离造口是两个造口完全分开，近端造口是功能性造口，会排出粪便，故须选择适当的造口用具收集排泄物；远端造口仅分泌黏液，只需覆盖纱布吸收黏液即可；由于肛门直肠并未切除，故病者仍会有便意感，偶尔会有肠黏液由肛门排出。

7．造口的支架管。

通常用于祥式的回肠及结肠造口，一般于术后 7d 拔除。要观察支架管是否有松脱或太紧压伤黏膜及皮肤。泌尿造口通常有两条输尿管支架管，用以将尿液引出体外，输尿管支架管一般 10～14d 拔除。

二、皮肤黏膜缝线的评估

检查造口周围黏膜皮肤连接的缝线和评估是否有皮肤黏膜分离、感染或皮肤对缝线材料敏感。正常造口黏膜在表皮下层，没有张力。

三、造口周围皮肤的评估

正常的造口，周围皮肤是健康和完整的，与相邻的皮肤表面没有区别。若造口周围皮肤损伤，则表现有红斑、损伤、皮疹或水疱。

四、造口功能恢复的评估

1．泌尿造口。

泌尿造口术后会有尿液流出，在最初的 2～3d，尿液呈淡红色，之后会恢复正常黄色。造口同时会伴有黏液排出。

2．空肠造口。

空肠造口通常在手术后 48h 会开始排泄，最初流出物呈透明或深绿色水样状，24h 出量约 2400mL，需注意观察患者的水电解质情况。因手术会造成患者对水、电解质和营养成分的吸收不同程度下降,吸收量的改变将根据近端肠道的长度和功能而定。

3. 回肠造口。

回肠造口一般在术后 48~72h 内开始排泄。最初流出物稠、绿色和有光泽。但这种情况不能证实肠蠕动的恢复,因为最初排出的可能是远端小肠储存的排泄液体。一旦肠蠕动恢复,造口可能进入高出量阶段。这时每天出量超过 1000mL 并保持每天在 1500~1800mL 之间。所以要特别注意监测患者的水电解质情况。之后,随着近端小肠对液体吸收增加和肠"适应",造口的出量逐渐减少并且大便呈轻到中度褐色。排出量从当初的每 24 小时 500~1500mL 降到 500~800mL。

4. 结肠造口。

结肠造口起初的排出量依结肠造口所在的位置而定,结肠的吸收率在 10% 左右。远端结肠的造口比近端结肠的造口的排出量黏稠且量少。

(1)横结肠造口:在手术后 3~4d 开始排泄。进食后排出物从糊状到柔软。横结肠造口位于上腹部,一般是祥式造口多见。支架管通常停留 5~7d。

(2)降结肠和乙状结肠造口:一般术后 5d 后才恢复功能。如果术后 5d 仍然没有排气和排便,要评估影响的因素,如使用麻醉剂。刺激肠蠕动的方法可用 20 号导尿管轻轻插入造口,并注入石蜡油或开塞露 10~20mL。一旦正常功能恢复,降结肠和乙状结肠造口通常排出柔软成形大便。大便性质与手术前相同。

第二节　造口术后早期并发症的观察与护理

一、术后肠道的并发症

1. 肠麻痹。

长时间的手术、使用大量麻醉剂及行造口时触摸及行造口时刺激肠管等会引起肠蠕动缓慢,甚至停顿。

肠麻痹表现为嗳气、恶心呕吐及腹胀,肠鸣音减弱或消失及无排气或排便。一般需行胃肠减压。

2. 肠梗阻。

肠梗阻的主要原因是肠粘连、肠吻合口狭窄或大便堵塞。

3. 吻合口漏。

主要表现为腹痛、腹胀、发热、心率加快、局部性或弥漫性腹膜炎的症状和体征,有时表现为突然发生的弥漫性腹膜炎和休克。

二、术后造口的并发症

1. 造口水肿。

水肿主要是手术时造口黏膜受创伤令造口容易水肿,或由于造口底盘开口太小,压迫造口所致。手术后应使用透明造口袋,方便观察异常情况。一般术后约 6~8 周水肿会逐渐消退。

2. 造口缺血。

轻微及短暂性缺血只需观察,清洁造口时注意清除坏死造口肠黏膜,重现鲜红色造口。严重造口缺血可能是因外科手术所致,通常在手术后 1～2d 观察到造口呈淤黑色,需要立即通知医生处理。

3. 造口出血。

造口黏膜出血,只需轻轻在出血处加压即可。如情况持续,可撒上造口粉或使用藻酸盐再加压止血。如从造口流出血液,则需要立即通知医生处理。

4. 造口回缩。

手术后腹部肿胀,都会使造口严重下陷,甚至缝线部分会全部脱落。需要密切观察及护理,先评估回缩的程度,如果是部分缝线脱落及轻微回缩,在造口周围填补防漏膏后再贴上造口袋。如果全部缝线脱落及造口严重回缩,则需立即通知医生处理。

5. 皮肤黏膜分离。

常见原因为造口局部缺血坏死和肠造口黏膜缝线脱落。根据分离部分的深度选择伤口敷料填塞。分离部分表浅,渗液少宜使用造口粉＋防漏膏＋造口袋。如分离部分较深,渗液多宜选用藻酸盐敷料或银离子敷料填塞＋防漏膏＋造口袋。一般 2～3d 更换分离处敷料一次(一般根据粘贴好的造口袋的稳固性而定),直至分离处完全愈合。

第三节　造口患者的健康教育指导

一、术后造口患者的健康教育

(一)术后第 0～2 天

1. 清洗造口及粘贴造口袋。
2. 指导患者家属观看换袋过程。
3. 鼓励患者观看和触摸造口。

(二)术后第 3～4 天

1. 指导患者/家属观看换袋过程。
2. 指导家属清洗造口袋。
3. 讲解正常造口的形状、大小、活力等。

(三)术后第 5～8 天

1. 指导患者参与换袋过程,指导如何清洗和测量造口大小。
2. 详细介绍拆除造口袋、裁剪和粘贴造口袋的技巧和注意事项。
3. 向患者及家属讲解造口袋种类、特性、价格。
4. 指导患者使用合适的造口袋。

（四）术后第 9～10 天

1. 评估患者/家属的换袋技能,并及时给予纠正。
2. 拆除造口缝线和支架管。
3. 指导患者选择造口用品。
4. 指导患者如何储存造口用品和清洗造口袋。

二、造口患者的出院健康指导

1. 评估患者生理、心理、社会支持系统及自我护理能力。
2. 给予心理支持,鼓励参加社交活动。
3. 指导衣着、沐浴、工作、活动、社交活动、旅行、性生活及饮食等知识。
4. 生活指导。
(1) 衣着:避免穿紧身衣裤(裙),以免摩擦或压迫造口,影响造口的血运。
(2) 沐浴:①当手术切口已经愈合,无论是粘贴着造口袋还是脱下造口袋均能像正常人一样可以轻轻松松地沐浴。②沐浴前最好先将造口袋排空。③佩戴造口袋淋浴,不要在浴缸中浸泡。
(3) 工作:①术后 3 个月内避免重体力活动,避免举重或提重物。②避免增加腹压工作。
(4) 锻炼和活动:①避免剧烈运动及有身体接触的体育项目。②可选择一些力所能及的运动,如打太极拳、散步、做体操、游泳、慢跑等。避免可能有碰撞的运动,如摔跤。
(5) 性生活:①大部分造口者基本上是可以恢复性生活的。②性生活前检查造口袋的密封性,排空或更换造口袋。③放松心情,消除顾虑和恐惧心理。
(6) 社交活动:鼓励造口者参加造口人社交活动及造口人联谊会。
(7) 旅行:①无论坐船、飞机、火车,对肠造口者均不会有影响。②注意:准备充足的造口用品,宜使用开口袋或配有碳片过滤的用品。
5. 饮食指导:随需要而进食,无忌口。应定量进食,防止暴饮暴食。忌辛辣、刺激食物。
(1) 少进食易产气的食物,如豆类、卷心菜、黄瓜、青椒、韭菜、豌豆、萝卜、洋葱、番薯、苹果、西瓜、碳酸饮料、啤酒等。
(2) 少进食易产生异味的食物,如洋葱、大蒜、蒜头、芦笋、卷心菜、玉米、香辛类调味品。
(3) 避免进食容易引起腹泻的食物:①如咖喱、卷心菜、菠菜、绿豆、赤豆、丝瓜、含高浓度香料的食物(花椒、八角、蒜头等)。②注意食物要新鲜、干净、卫生。③少吃油腻的食物。
(4) 进食粗纤维食物应适量:含粗纤维较多的食物有玉米、芹菜、南瓜、红薯、卷心菜、莴笋、绿豆芽、叶类蔬菜、贝壳类海鲜等。
(5) 避免进食容易引起便秘的食物:①食物如番石榴、巧克力、隔夜茶等;②药物有氢氧化铝、碳酸钙以及吗啡类药物等。③便秘出现时,最佳方法是多喝水、多进食蔬菜和水果,进行适当的运动。
6. 回肠造口者的饮食注意事项:
(1) 避免进食难消化的食物。
(2) 多吃富含维生素 C 的水果(如橙子、柚子、柠檬、山楂等)和新鲜蔬菜。

（3）注意补充水和无机盐，每天的饮水量至少有 1500～2000mL。

7．泌尿造口者的饮食注意事项：

（1）多喝水、吃流质饮食、饮果汁，以防止感染和肾结石的发生。

（2）多吃新鲜蔬菜和水果。

（3）保证足够的饮水量，每天应有 2000mL 以上。

8．指导造口及造口周围常见并发症的预防及处理。

9．指导出院后造口护理用品的获取方式。

10．提供患者咨询的对象和社会资源，出现问题寻求帮助的途径。

11．定期复诊，门诊随访。如一切正常也要于出院后一月内定期复诊，2 年之内 3 个月复诊一次，2～5 年内半年复诊一次。

第四节　造口护理技术

一、目的

1．评估造口，清洁造口周围皮肤，保持造口周围皮肤清洁，避免排泄物刺激造口周围皮肤。

2．帮助患者掌握正确护理造口的方法。

二、护理操作重点

1．评估造口大小、颜色，肠黏膜是否红润，排泄物的性状、量及颜色。

2．与患者及家属做好有效沟通。

3．指导患者及家属选择合适的造口袋，正确裁剪、粘贴、装脱造口袋的方法等。

4．教会患者自我观察和护理。

三、物品准备

治疗车、治疗盘、治疗巾、纱布或柔软的纸巾、换药碗、干棉球、纱布、干棉签、生理盐水或温水、镊子、一件式造口袋 1 只或两件式造口袋 1 套（底盘和造口袋）、一次性中单、垃圾袋、造口测量尺、剪刀、笔，必要时备防漏膏、皮肤保护膜、造口护肤粉、碳片。

四、操作流程

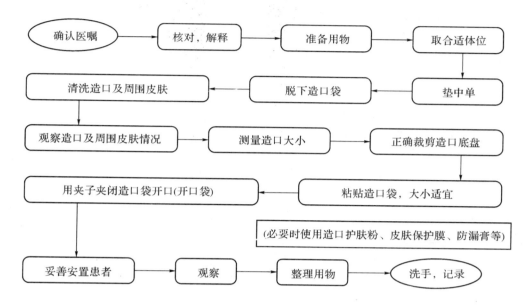

五、操作程序

1. 确认有效医嘱。

2. 向患者解释保护造口的重要性，更换造口袋的目的、过程及配合方法。

3. 洗手，准备好用物，推至床边。

4. 将物品放在容易取到的位置，协助患者取舒适卧位，必要时使用屏风遮挡。

5. 将垃圾袋挂在床边，一次性中单垫于同侧腰臀部，揭开腹部的衣物，露出造口，并用弯盘接造口排泄物。

6. 更换步骤：脱、洗、干、穿。

（1）脱：① 一件式。一手轻轻固定皮肤，一手由上往下脱下造口袋底盘，对折造口袋底板弃置垃圾袋中。② 两件式。一手固定底盘，一手解开锁扣，向上向外提起造口袋同时将其拉离底盘，取下造口袋，对折造口袋后弃置垃圾袋中。用纸巾擦除造口周围的排泄物；一手轻轻固定皮肤，另一只手由上往下揭下底盘。

（2）洗：用柔软的纸巾初步清洁后，再用生理盐水或温水棉球/纱布轻柔地清洗造口及造口周围皮肤，清洗顺序应从外到内。忌用消毒剂或强碱性肥皂清洗，以免损伤皮肤。

（3）干：用纱布或柔软纸巾抹干造口周围皮肤。观察造口及其周围皮肤情况，处理异常情况。若造口周围皮肤破损，可用造口护肤粉和皮肤保护膜进行处理。若造口偏小，可戴手套，手指涂石蜡油进行扩张。

（4）穿：① 用造口测量尺测量造口大小、形状，并在造口袋底盘上绘线，作记号。② 裁剪：用剪刀沿记号裁剪（一般比测量的造口尺寸大 2～3mm），裁剪大小适宜。③ 粘贴：撕开底盘的保护纸，依照造口位置由下往上粘贴造口袋（一件式）或底盘（两件式），轻压内侧周围，再由内向外侧加压，使造口袋紧贴在皮肤上。若皮肤表面凹凸不平，可以使用防漏膏。

对于两件式造口袋,使锁扣处于打开状态,从底部开始,手指沿着袋接环外部由下向上将袋子和底盘按紧,再关闭锁扣,佩戴造口腰带固定。④ 若为开口袋,夹上便袋夹。

7.整理:去除垃圾袋,妥善安置患者,处理污物,保持病房环境整洁,洗手。

8.记录:排泄物的形状、颜色、量、气味,造口及周围皮肤的情况,患者的反应及接受能力。

9.如果肠造口不畅,可给予肠灌洗,具体步骤如下:

(1)围屏风,患者取平卧位或坐位,在造口一侧铺一次性中单和灌洗袖。

(2)将约40℃的灌洗液挂于离造口约30～60cm。

(3)排尽管内气体后再关闭夹紧。

(4)安装面板,扣好腰带,扣好灌洗袖。

(5)手指探查肠道方向,将灌洗头润滑后插入造口,打开液体缓慢流入,每分钟约100mL。灌洗时用手轻压灌洗头于造口,观察患者的反应和主诉,若有肠绞痛、肠痉挛,则立即停止灌洗。

(6)灌到300～500mL,则关闭夹管,抽出灌洗头,观察排出液。

(7)移去灌洗头,清洁,擦净皮肤,由下往上粘贴造口袋,必要时使用皮肤保护膜或造口护肤粉。环形按压造口袋底盘使之与皮肤紧贴,夹上便袋夹。

六、操作注意事项

1.注意保护患者的隐私。

2.更换造口袋时注意观察肠黏膜的色泽、排泄情况,观察造口的大小及形状,观察造口周围皮肤情况。

3.更换造口袋时应防止肠内容物排出污染造口周围皮肤。

4.脱下造口袋时动作要轻柔,注意保护皮肤,防止损伤,粘贴前要保证周围皮肤清洁干燥。

5.造口袋底盘与造口黏膜之间要保持适当空隙,避免过大或过小。

6.护理过程中应向患者及家属详细介绍操作步骤、操作要点及注意事项。

7.若使用造口辅助用品应在使用前认真阅读产品说明书。

附表　造口护理技术及评分标准

造口护理技术及评分标准

科室_____　姓名_____　得分_____　主考老师：_____　考试时间：____年____月____日

项　目 （总分）	要　求	要点说明	标准分	扣分
素质要求 （5分）	工作衣帽穿戴整洁,仪表大方,举止端庄		2	
	语言柔和恰当,态度和蔼可亲		3	
操作前准备 （10分）	确认有效医嘱		1	
	核对,评估造口情况、造口袋型号、造口袋有无渗漏;评估病情、患者及家属的合作性	选择合适的造口用品	3	
	洗手,戴口罩	指甲已修剪	2	
	备齐用物,放置合理		2	
	检查一次性物品质量		2	
操作过程 60分　患者准备10分	推治疗车到床边,核对病案号、姓名,向患者和家属做好解释	造口护理的重要性,更换造口袋的目的、过程及配合方法	2	
	关门窗,围屏风或拉床帘	注意保护隐私	2	
	协助患者取舒适卧位		2	
	暴露造口	注意保暖	2	
	垫治疗巾于腰臀下,弯盘接造口排泄物		2	
操作实施50分	由上往下脱下造口袋,对折造口袋底盘弃置垃圾袋中	由上往下脱造口袋,一手轻轻固定皮肤,一手脱下造口袋	5	
	观察造口内容物		5	
	用生理盐水或温水棉球由外到内清洗造口及造口周围皮肤	禁用消毒剂或强碱性肥皂清洗,以免损伤皮肤	5	
	用纱布或柔软纸巾抹干造口周围皮肤	由外到内	5	
	观察周围皮肤及造口的情况,处理异常情况	注意有无并发症发生	5	
	用造口测量尺测量造口大小、形状,并在造口袋底盘上绘线,做记号		8	
	沿记号修剪造口袋底盘,裁剪大小适宜	一般比测量的造口尺寸大 2～3mm,边缘光滑	10	
	撕去底盘的保护纸,依照造口位置由下往上粘贴造口袋,轻压内侧周围,再由内向外侧加压,夹好便袋夹	由下往上粘贴造口袋,根据患者情况必要时使用造口护肤粉、皮肤保护膜和防漏膏等防护用品	7	
健康教育 （10分）	解释造口重要性,强调自我操作的重要性		5	
	介绍造口有关护理知识	更换造口袋后压造口底盘 10～15min;排泄物超过 1/3～1/2 时及时排放;造口及周围皮肤的清洗液选择、并发症的观察;冲洗造口袋时注意水温,避免烫伤;告知造口袋更换时间及时机	5	

续表

项 目 (总分)	要 求	要点说明	标准分	扣分
操作后处理 (10分)	妥善安置患者		3	
	处理污物,脱手套,洗手		2	
	记录	排泄物的性状、造口及造口周围皮肤的情况、造口的处理情况、患者的反应及接受能力	5	
熟练程度 (5分)	动作轻巧,熟练		2	
	无皮肤损伤发生,无伤口污染		3	
总分(100)				

第四十三章　造口及造口周围并发症的护理

第一节　造口并发症的护理

一、造口缺血坏死

造口缺血坏死(见图43-1)是一种严重的早期并发症,往往发生在术后24～48h。

1. 原因。

主要是因血液供应不足所致。与术中损伤结肠边缘动脉,提出肠管时牵拉张力过大,扭曲及压迫肠系膜血管导致供血不足,或者因肠造口腹壁开口太小或缝合过紧,或因阻塞过久引起肠肿胀导致肠壁长期缺氧。坏死性肠造口外观局部或完全变紫,若及时给予适当处理,变紫的肠造口黏膜可能会恢复正常;若无改善则会变黑,最后导致造口坏死。

2. 护理措施。

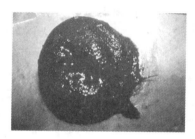

图 43-1　造口缺血坏死

(1) 术后24～48h密切观察造口黏膜血运情况,选择透明造口袋,便于观察。

(2) 若外观造口黏膜局部或完全呈现暗红色时,可能会逐渐恢复正常,如无改善则会变黑紫色,最后导致组织坏死。当肠造口外观变紫时,应立即报告医生并密切观察肠造口黏膜变化;检查时以小手电筒斜侧照肠造口黏膜,观察黏膜有无呈红色、有无透光。用手指按压肠造口黏膜,放开时观察有无回复红色现象,必要时以软式直肠镜观察肠造口内黏膜的颜色。如在短时间变为黑色时,则需及时施行肠造口重整术;若只是部分肠黏膜变紫色时,有可能是肠造口边缘缝线太紧,此时则将变紫区域缝线拆1～2针后,拆线裂缝处撒造口护肤粉＋防漏膏＋造口袋。

3. 注意事项。

肠造口缺血坏死勿粘贴两件式造口袋,因两件式造口袋的扣环会压迫到肠造口周围皮肤的表面微血管而影响血液循环。

二、造口出血

造口出血(见图43-2)常发生在术后72h内,多数是肠造口黏膜与皮肤连接处的毛细血管及小静脉出血,用纱布稍加压迫即可止血;若出血量较多,可以用1%肾上腺素溶液浸湿的纱布压迫或用云南白药粉外敷后用纱布压迫止血;更多的出血则可能是肠系膜小动脉未结扎或结扎线脱落,此时应拆开1~2针黏膜皮肤缝线,找寻出血点加以钳扎,彻底止血。如果黏膜摩擦出血,可以涂上造口保护粉后用柔软的草纸或纱布按压止血。在护理上要注意观察出血的量、颜色等,并做好记录和交班。

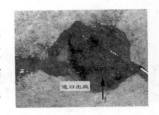

图 43-2　造口出血

三、皮肤黏膜分离

皮肤黏膜分离(见图43-3)是指肠造口处肠黏膜与腹壁皮肤的缝合处脱离,常发生于造口手术后早期。

1. 常见原因。

造口局部缺血坏死、肠造口黏膜缝线脱落、腹压过高、伤口感染、营养不良、长期使用类固醇类药物或患糖尿病患者,造成肠造口黏膜缝线处的组织愈合不良,使皮肤与肠造口黏膜分离留下一个开放性的伤口。

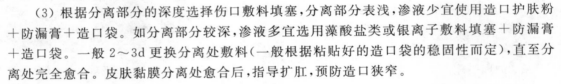

图 43-3　皮肤黏膜分离

2. 护理措施。

(1) 评估肠造口黏膜缝合处与皮肤分离深浅状况。用棉签轻轻探查分离的深度。

(2) 清除局部的黄色腐肉或坏死组织。

(3) 根据分离部分的深度选择伤口敷料填塞,分离部分表浅,渗液少宜使用造口护肤粉＋防漏膏＋造口袋。如分离部分较深,渗液多宜选用藻酸盐类或银离子敷料填塞＋防漏膏＋造口袋。一般2~3d更换分离处敷料(一般根据粘贴好的造口袋的稳固性而定),直至分离处完全愈合。皮肤黏膜分离处愈合后,指导扩肛,预防造口狭窄。

四、造口水肿

造口水肿(见图43-4)通常发生于手术后早期,造口显示隆起、肿胀和绷紧。

1. 常见原因。

常由于腹壁及皮肤开口过小引致。

2. 护理措施。

轻微者不用处理,严重者用高渗盐水(如3% NaCl)湿敷;为预防造口水肿,应注意造口袋的裁剪技巧。手术后安置的造口底盘口径比造口要稍大,避免紧箍肿胀的造口而阻碍血液循环。出现水肿的造口应严密观察造口的颜色,避免导致缺血坏死。

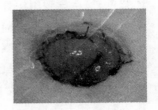

图 43-4　造口水肿

五、造口狭窄

造口狭窄(见图43-5)是造口缩窄或紧缩。表现为造口皮肤开口细小,难以看见黏膜,或造口皮肤开口正常但指诊时肠管周围组织紧缩,手指难于进入,俗称"箍指"。检查时不能仅限于观察造口外观的大小(有的造口外观正常,但指检不能完全进入),而且要注意造口腔的范围、肠壁的弹性以及周围组织的弹性。单腔造口较袢式造口多见。造口发生狭窄后,肠内容物排空不畅,如是乙状结肠造口狭窄,可出现粪便变细及低位不完全性肠梗阻等症状。

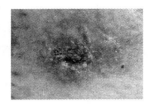

图 43-5　造口狭窄

1. 原因。

(1) 手术时皮肤或腹壁内肌肉层开口太小。

(2) 造口局部缺血坏死或黏膜皮肤分离愈合后形成瘢痕。

(3) 肠造口位置设置不当。

(4) 克罗恩病复发。

(5) 肠造口下端的结肠扭结、组织坏死引起的纤维化、肿瘤细胞增生压迫肠管、皮肤或肌膜瘢痕化。

(6) 不是一期愈合(如二期愈合,形成瘢痕)而形成瘢痕组织收缩。

2. 护理措施。

(1) 程度较轻者可容小指或食指尖通过时,则可用手指或扩张器扩宽造口,但要小心不可再损伤造口。扩宽造口的方法:戴手套用小拇指(开始时先用小拇指,慢慢好转后改用食指)润滑剂轻轻进入造口,停留 3～5min,每天 1 次,需要长期进行。此法只是姑息疗法,最好还是采取手术治疗。

(2) 泌尿造口发生狭窄,可能需要放入导尿管引流保持尿液的排空。如因造口狭窄引起尿潴留、感染、尿液逆流的,应行 X 线或 B 超检查肾脏是否肿大。

(3) 降结肠或乙状结肠造口狭窄者要观察是否便秘,因便秘时粪便容易阻塞造口,可遵医嘱服用泻药。

(4) 做好饮食指导,保持大便通畅,避免进食难消化的食物,如蘑菇、玉米等,以免堵塞造口。

(5) 因造口狭窄引起肠梗阻者,应及时入院进行治疗。

(6) 若情况严重,需要行外科手术治疗。

六、造口回缩

造口回缩(见图 43-6)是造口内陷低于皮肤表层,可能发生在术后或随访期,容易引起排泄物渗漏,导致造口周围皮肤损伤,增加护理的难度。

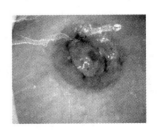

图 43-6　造口回缩

1. 原因。

(1) 肠管游离不充分,产生牵拉力。

(2) 肠系膜过短。

(3) 造口周边缝线固定不足或缝线过早脱落。

(4) 造口周边愈合不良,如造口缺血坏死后,肠段回缩至筋膜上或腹腔内。

(5) 袢式造口的支架过早拔除。

(6) 肠造口周围胀肿、腹腔内炎症、肥胖。

2. 护理措施。

(1) 情况不严重的病例可使用凸面造口底盘,严重病例可能需要采取手术治疗。

（2）皮肤有损伤者,可用造口护肤粉或无痛保护膜。

（3）乙状结肠造口皮肤有持续损伤者,可考虑采用结肠灌洗法。

（4）过度肥胖者宜减轻体重。

七、造口脱垂

造口脱垂(见图 43-7)是指造口肠袢自腹部皮肤的过度突出,长度可由数厘米至 10～20cm,单腔造口和袢式造口均可发生,但后者较前者多见,可能会引起水肿、出血、溃疡、肠扭结、阻塞或缺血坏死。

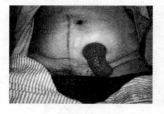

图 43-7　造口脱垂

1. 原因。

（1）肠管固定于腹壁不牢固。

（2）腹壁肌层开口过大。

（3）腹部长期用力(如咳嗽、便秘、用力排尿、排尿困难),造成腹压增高。

（4）腹部肌肉薄弱。

2. 护理措施。

（1）预防:平常用普通腹带或束裤加以支持固定。

（2）选择正确尺寸的造口袋,可容纳脱垂的肠管。最好选用一件式造口袋(必要时用一件式大袋,尽量避免使用两件式造口袋,因其底环容易损伤脱垂的肠管,另外在套袋时也可能会损伤肠管)。

（3）指导患者准确量度造口大小及掌握正确的粘贴方法,尺寸要恰当(应与肠管直径最大为标准,不能单纯量度底部,以免套袋时会损伤脱垂肠管)。

（4）选用质地较软的护肤胶。

（5）指导患者了解肠梗阻和肠坏死的症状和体征。

（6）将脱垂的肠管从造口回纳腹腔内。造口回纳腹腔后仍有可能脱出,如袢式造口的远期脱垂,回纳后可用奶嘴塞住肠口,再将奶嘴固定在造口底盘的底环上,近端仍可排出大便。但单腔造口则不能采用此法,一定要采取手术治疗。

（7）反复回纳无效的严重病例需要采取手术治疗。

（8）心理上给予支持。

附件　肠造口并发症的预防

患者可采取以下措施预防肠造口并发症。

1. 足够的营养:肠造口患者宜采用均衡饮食,注意营养摄取,避免刺激性食物。

2. 避免伤口感染:渗液量多的伤口,用无菌生理盐水清洗后,用保护性敷料将肠造口及伤口完整保护好,避免排泄物污染伤口。

3. 加强皮肤的保护措施:应注意保持肠造口周围皮肤的完整性,避免排泄物渗漏而浸渍造口周围皮肤,造成皮肤溃烂。

4. 加强患者自我护理与选择适当的肠造口用具的指导。

第二节　造口周围并发症的护理

一、肠造口周围皮肤受损的相关因素

皮肤表层 pH 在 4.5～6.8 时可避免细菌、病毒感染；皮脂能保持皮肤滋润，防止体内水分及电解质的损失，预防化学性、物理性及辐射线的刺激。但当皮肤暴露在潮湿物质中，如尿液、粪便、汗液或伤口分泌物时，皆会造成皮肤损伤或皮炎问题。

1. 皮肤湿度。

汗液、尿液及液态粪便的刺激、皮肤通透性差、清洗皮肤后未待皮肤干爽即粘贴造口底盘或使用不透气材质的胶布等，均易造成皮肤潮湿，而造口底盘渗漏浸润将会使皮肤变得薄、脆。

2. 皮肤酸碱度(pH)。

当酸碱度值接近 7.1 时会对局部皮肤造成伤害。大量尿素和氨促使皮肤酸碱度值增加至 8 以上。皮肤酸碱值越偏碱性，造成皮肤受损问题也会增加。

3. 清洁。

清洁皮肤时若选用碱性肥皂或药液性清洁液，易刺激皮肤。避免选用粗糙质料之纱布或用力擦洗。水温过高，会造成皮肤过度干燥。

4. 排泄物刺激。

肠造口周围皮肤若长时间处于潮湿环境中，合并渗漏问题，易使皮肤酸碱值上升，造成皮炎。

5. 个人皮肤状况。

随着年龄增长，皮下脂肪减少、真皮层变薄、弹性纤维减少，会造成皮肤的弹性与饱满度下降，免疫力降低。患者本身的疾病，如系统性红斑狼疮(SLE)等免疫力缺损、糖尿病患者也易增加感染概率，影响整体的皮肤状况，不可忽视。

6. 微生物生长。

皮肤长时间受尿液、粪便及汗液刺激，使用不当的隔离产品，选用不当的造口底盘、不透气胶布，均可增加菌落生长和感染的机会。

7. 造口产品选用不当。

选用不当的造口产品会使造口底盘与皮肤密合度差，排泄物容易渗漏刺激皮肤，造成皮肤耐受力下降，需频繁更换造口底盘。因此，建议底盘更换时间为回肠造口为 3～5d，结肠造口为 5～7d，但时间上仍要视患者排泄情况调整。常见影响造口袋粘贴时间长短的因素有底盘密合度、天气闷湿、皮肤易出汗、造口位置不当、周围皮肤有瘢痕、腹部脂肪皱褶、饮食、活动度等。

二、肠造口周围皮肤并发症的预防及处理

(一)造口旁疝

造口旁疝(见图43-8)是最常见的肠造口周围并发症。造口旁疝是由于一部分肠管经由筋膜缺口穿孔至皮下组织而形成。

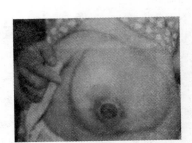

图43-8　造口旁疝

1. 原因。

(1) 造口位于腹直肌外。

(2) 筋膜切口过大。

(3) 腹部肌肉薄弱,特别是老年人。

(5) 腹部造口周围经过多次手术,腹壁薄弱。

(5) 持续性腹压增加,例如慢性咳嗽、用力排便排尿等。

2. 护理措施。

(1) 术后6~8周应避免做增加腹压的工作(如提举重物)。

(2) 重新选择适合造口袋,如用较软底板。

(3) 重新指导,患者掌握换袋技巧。

(4) 指导患者了解肠梗阻的症状和体征。

(5) 如采用结肠造口灌洗者要停止灌洗。

(6) 减轻腹压,如慢性便秘要药物治疗,咳嗽时用手按压造口部位。

(7) 减轻体重。

(8) 解释原因,予以心理辅导。

(9) 情况较轻,可佩戴腹带扶托,严重者需行手术修补。

(二)造口周围皮肤浸润破损(见图43-9)——化学性刺激

1. 原因。

造口位置不当或腹部皮肤不平整,造口用具与皮肤之间粘贴的密合度差,排泄物由造口底盘处漏出而刺激周围皮肤,引起皮肤瘙痒、溃烂、红肿、疼痛。

2. 护理措施。

(1) 术前造口定位,以减少因造口位置选择不佳而发生术后自我护理的困扰。

(2) 术后在教导患者或家属造口袋粘贴技巧时,需特别注意患者的坐、平躺、侧卧、弯腰等姿势,指导他们如何

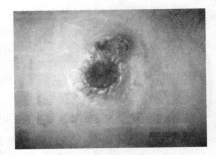

图43-9　造口周围皮肤浸润破损

评估腹部不平整的地方,针对腹部凹陷不平之处,利用防漏膏填补凹陷处皮肤,防止患者姿势改变时发生渗漏。

(3) 根据造口类型选用合适的造口用品,是有效预防皮肤问题产生的第一道防线。

(4) 正确裁剪造口底盘,大小适宜,宜大于肠造口直径2mm。

（三）接触性皮炎

1. 原因。

接触性皮炎（见图 43-10）多由于造口用品选择不当，或是在清洗皮肤过程中未将清洗剂擦拭干净引起，或造口底盘粘贴过久。常见脱皮、发红。

2. 护理措施。

（1）评估造口用品是否适当。

（2）了解患者及家属造口周围皮肤的清洁方式，是否使用优碘、双氧水、酒精等消毒液。

（3）指导患者需定期更换造口底盘。

（4）使用造口护肤粉、皮肤保护膜等保护皮肤。

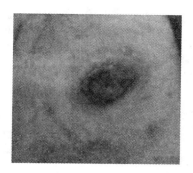

图 43-10　接触性皮炎

（四）粪水性皮炎

1. 原因。

导致粪水性皮炎（见图 43-11）的原因主要有：

（1）造口位置差。

（2）造口乳头平坦或凹陷。

（3）造口护理技术不恰当。

（4）皮肤皱褶造成的渗漏。

2. 护理措施。

（1）检查刺激源并去除原因。

（2）治疗皮肤问题。

（3）重新指导患者选择造口用品。

（4）指导患者正确地更换造口袋技术。

（5）不要频繁更换造口袋。

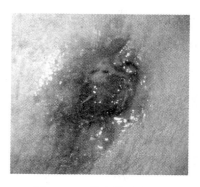

图 43-11　粪水性皮炎

（五）过敏性皮炎

过敏性皮炎（见图 43-12）常常表现为皮肤红斑及水疱，皮疹的部位仅限于过敏源接触部位。患者自觉症状包括受累皮肤瘙痒及烧灼感。

1. 原因。

对造口袋粘贴部位过敏或对整个造口袋过敏。

2. 护理措施。

（1）询问过敏史。

（2）若过敏严重及原因不明，可能需做 Patch 试验。

（3）更换另一系列造口用品。

（4）贴袋前可外涂类固醇药物，每次清洗和抹干造口及周围皮肤后，涂药 10min，再用清水洗干净周围皮肤，抹干后贴袋。

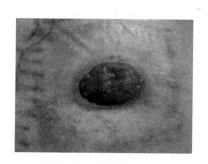

图 43-12　过敏性皮炎

（5）若情况没有改善，请皮肤科医生诊治。

（六）放射性皮炎

皮肤放射治疗可引起小血管损伤、皮肤相对缺血、皮肤弹性纤维破坏。这些改变会增加皮肤对创伤的敏感性，并抑制皮肤的正常愈合过程。

治疗及护理措施：

（1）撕离造口袋及清洗造口周围皮肤时动作要轻柔。

（2）尽量减少使用对皮肤有刺激的物品，如油脂类、有机溶剂。

（3）放射治疗时，尽量采用侧野照射，避开造口及其周围的皮肤。

（4）尽可能减少更换造口袋的次数。

（5）造口周围皮肤有破损时，需用水胶体敷料或藻酸盐敷料，再粘贴造口袋。

（七）毛囊炎

毛囊炎（见图43-13）与患者本身有体毛有关。

1. 临床表现。

造口周围皮肤毛囊处出现红疹。

2. 治疗与护理措施。

（1）教会患者周围皮肤有毛发时，用剪刀将其剪平，不可用剃毛刀剃毛，以免伤到皮肤的毛囊。

（2）重新评估及指导家属正确撕除造口袋的方法：一手按压皮肤，一手缓慢撕除造口底盘。

（3）避免使用过多及黏性过强的防漏膏。

（4）若毛囊炎出现脓疱时，应怀疑是否有真菌或金黄色葡萄球菌感染，并针对其菌种，遵医嘱使用抗炎的粉剂药物。

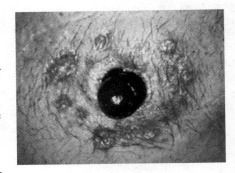

图 43-13 毛囊炎

（八）机械性损伤

1. 原因。

因撕离造口袋时过急或过分用力，导致皮肤表层被撕开，可引致皮肤红、损伤及疼痛。

2. 护理措施。

（1）重新评估患者换袋技巧。

（2）撕离造口袋或清洗造口周围皮肤时，动作要轻。

（3）使用黏性较轻的底盘。

（九）尿酸结晶

尿酸结晶（见图43-14）表现为白色粉末结晶体黏附在造口或造口周围皮肤。

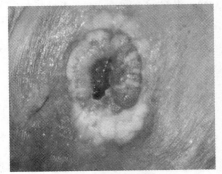

图 43-14 尿酸结晶

1. 原因。

细菌将尿素转化为晶体黏附造口及造口周围。

2. 护理措施。

(1) 建议泌尿造口患者平时多食酸性食物,如肉类、燕麦、面包、蛋及面类等。

(2) 补充足够的水分:每天饮水 2000～3000mL。

(3) 用白醋(醋与水按容积比为 1∶3)稀释液湿敷后,清水清洗,每天一次。

(4) 正确使用造口袋:使用有防逆流装置的泌尿造口袋,晚间要接床边袋。

(十)增生

由于表皮细胞长期接触渗出物引致皮层增厚。增厚部分表现为不规则或可能突出于皮肤几毫米以上,色素沉着,呈深棕色、灰黑色或灰白色,有时会很痛。

1. 原因。

可能由于底板开口尺寸过大,引致皮肤外露,经常接触排泄物所致。

2. 护理措施。

(1) 重新量度尺寸,评估技巧。

(2) 用凸面底盘压平。

(3) 损伤部位可用保护粉。

(十一)肝门静脉高压征象

肝门静脉高压征象是门静脉压力过高,造成腹部静脉曲张,临床上造口周围皮肤呈现薄、透,清晰可见辐射状的蜘蛛丝,因患者并不会有任何疼痛感,所以当发现时,常是因小血管爆裂造成出血而紧急就医。

护理措施:

(1) 肠造口患者若合并有肝硬化或腹腔积液,采用柔软的造口袋或一件式造口袋,勿让造口黏膜直接接触造口袋以减少对造口产生摩擦。

(2) 小量出血,冰敷,按压止血点;大量出血,需用医用止血棉;进一步分析出血量、时间、近期出血的频率。

(十二)皮肤癌细胞蔓延

常见皮下组织摸到硬块,按压患者肠造口周围皮肤会主诉有疼痛感,有些患者若是肿瘤细胞侵犯到肠道,便会造成肠道出血的可能。要确诊是否为癌细胞蔓延,则需对病灶的皮肤进行病理切片检查。

护理措施:

(1) 使用较柔软底盘、撕除时黏性不太强的造口用品,防止损伤。

(2) 造口底盘口径裁剪时需比肠造口周围皮肤癌细胞组织大,不可压贴到癌细胞的组织,以防造口出血。若造口出血,则需按压或使用止血敷料。

(3) 造口袋最好能防止气味外泄,宜选用带碳片的开口袋,以便减轻肿瘤坏死的臭气。

(4) 减少换袋次数,避免损伤流血。

三、肠造口皮肤的评估技巧

1. 利用自然光或手电筒照亮观察肠造口周围皮肤,检查是否有红疹、破皮、溃烂或感染等,并详细记录位置、范围。

2. 协助患者明白造口周围皮肤并发症的原因。

3. 观察造口排泄物的颜色、性状、次数、量和气味而判断皮肤受损是否因排泄物所致。

4. 观察造口底盘渗漏溶解的部位。

5. 观察造口周围皮肤是否有皱褶或不平整。

第三节 造口底盘发生渗漏的护理

一、造口底盘发生渗漏的临床表现

患者主诉有粪便或尿液从底盘的某一点位置渗漏出来,造口底盘粘贴不牢固,有些患者每天需要更换造口底盘(两件式)或造口袋(一件式)4～6 次,甚至更多次。

二、造口底盘发生渗漏的原因及护理

(一)造口护理技能差

1. 原因。

患者受生理性因素的影响,如手的灵活性差、视力差等原因,或造口自我护理不熟练等因素的影响,而未能将造口周围的皮肤清洗干净,或造口周围皮肤不干爽等导致造口底盘粘贴不牢固或造口底盘与皮肤之间粘贴不平稳出现缝隙等而发生渗漏。

2. 护理对策。

(1)手的灵活性和视力差的患者:① 给予耐心的指导;② 给予更多的实践进行造口护理的训练;③ 尽量选择操作简单的造口袋;④ 选择已剪好的造口袋;⑤ 视力差的患者建议佩戴眼镜或学习触觉技术;⑥ 鼓励家属提供支持和帮助;⑦ 使用开口袋的,尽量避免使用便袋夹来固定,可以考虑使用橡皮筋或粘贴条来固定开口。

(2)造口自我护理不熟练者:① 指导患者或家属反复多次地练习自行操作,每次操作时给予鼓励、赞扬的话语,以增强患者自我护理的信心;② 给患者提供操作流程;③ 难以看到造口的患者,指导其换袋时使用镜子帮助。

(二)造口袋过度胀满

1. 原因。

(1)造口袋过满而未能及时排放。

(2)造口排气过多。

2．护理对策。

（1）造口袋及时倾倒，1/3～1/2满时。

（2）排气过多的患者，建议使用带有碳片的造口袋，指导减少进食易产气的食物。

（三）造口袋过久不更换，造口袋价格较贵

针对该情况，主要采取以下护理对策：

（1）告知患者，造口底盘吸收功能是有限的，不宜粘贴过长。

（2）建议患者一般每3～5d更换一次，尽量不超过7d，尤其回肠造口和泌尿造口，出现渗漏及时更换。

（四）体型改变

1．原因。

术后在家休养，营养补充加强，缺乏锻炼，容易使体重增加，引起腹部膨隆，难以看见造口或造口出现回缩；或患者因肿瘤的发展，而导致体重逐渐下降，造口周围的皮肤出现皱褶而影响造口粘贴的稳定性。

2．护理对策。

（1）难以看见造口者，建议更换造口袋时使用镜子。

（2）造口回缩者建议使用凸面底盘＋腰带或造口腹带。

（3）造口周围有皱褶者，在粘贴造口底盘时先用手将皱褶部位的皮肤拉紧再粘贴底盘，必要时皱褶处皮肤予防漏条或补片。

（4）体重过重者，建议减肥；过度消瘦者，鼓励多进食高蛋白、高脂肪的食物。

（五）体位和活动改变

护理措施：

（1）建议患者定期随访，特别是手术后1个月内最好能回院复查1次。

（2）认真评估患者造口及周围皮肤情况，指导选择合适的造口底盘或一件式造口袋。

（3）重新指导患者造口护理技能。

（六）造口袋选用不当

1．原因。

造口周围皮肤出现凹陷的患者选用两件式平面底盘或一件式非凸面造口袋，致使底盘的粘贴面容易翘起，无法与皮肤完全接触，排泄物容易从底盘下渗漏。

2．护理对策。

造口周围有凹陷，建议使用凸面造口袋＋腰带，必要时使用防漏膏或防漏条、垫片等垫高后再粘贴造口袋。

（七）造口位置差

1．原因。

由于没有进行术前定位，造口在患者看不见的位置或在髂嵴旁，粘贴造口底盘的难度大,影响了造口底盘的稳固性。

2. 护理对策。

(1) 做好预防是关键,术前实施造口定位。

(2) 认真做好评估,根据造口及造口周围情况选择合适的造口袋。

(3) 耐心指导患者或家属掌握造口护理技能。

(八)造口或造口周围并发症

造口回缩、造口脱垂、造口旁疝或造口周围皮肤破损等并发症的存在,增加粘贴造口袋的难度和影响造口底盘粘贴的稳固性。

护理对策:

(1) 建议患者定期随访。

(2) 针对相应的并发症,给予预防和护理指导。

(3) 根据造口及造口周围并发症情况,指导选择合适的造口护理用品。

附件一　造口皮肤评估工具(DET 评分)

DET 评分:D—discolouration 变色

E—erosion 侵蚀

T—tissue overgrowth 组织增生

如何计算 DET 评分?(见表 1、表 2)

第一步:检查造口周围的皮肤(不是黏膜)及根据 DET 三个症状的描述,评估该部位皮肤的情况。每个症状的最高分值:受影响的面积的大小最高分是 3 分,严重程度的最高分是 2 分。

第二步:根据评估标准计算三个症状中每一个症状受影响的面积的大小和分数。

第三步:计算 DET 总分。将每个症状所得的单项总分加起来,计算出总分(最高分 15 分)。

每次做评估时都要应用评估系统中每个评估的描述。DET 总分提供总体的严重程度信息,同时每个症状的单项总分帮助界定皮肤问题。

注意:在大面积轻度损伤的范围内有一小部分属于严重损伤时,不管损伤的部分有多小,都应该按照最高的严重程度

表 1　受影响面积的大小和分数

受影响的面积*	分　数
未受影响	0
少于 25%	1
25% 至 50%	2
大于 50%	3

* 被造口底盘所覆盖的造口周围皮肤。

表 2　造口皮肤评估工具(DET 评分)

症状		评分				得分
		0	1	2	3	
症状 1 D-变色	皮肤变色的面积(包括受侵蚀及组织增生部分)	造口周围皮肤正常(凭肉眼观察,没有发现任何表皮上的改变或损伤)	底盘覆盖下的造口周围皮肤变色的面积小于 25%	底盘覆盖下的造口周围皮肤变色的面积在 25%～50% 之间	底盘覆盖下的造口周围皮肤变色的面积大于 50%	
	皮肤变色的严重程度		造口周围皮肤有颜色改变	造口周围皮肤有颜色改变并有并发症(疼痛、发光、硬结感、发热、发痒或烧灼感等)		

续表

症状		评分				得分
		0	1	2	3	
症状 2 E-侵蚀	侵蚀／溃疡的面积	没有侵蚀	底盘覆盖下的造口周围皮肤被侵蚀的面积小于 25%	底盘覆盖下的造口周围皮肤被侵蚀的面积在 25%～50% 之间	底盘覆盖下的造口周围皮肤被侵蚀的面积大于 50%	
	侵蚀／溃疡的严重程度		损伤累及表皮	损伤累及真皮层并伴有并发症(潮湿、渗血或溃疡)		
症状 3 T-组织增生	组织增生的面积	没有组织增生	底盘覆盖下的造口周围皮肤组织增生的面积小于 25%	底盘覆盖下的造口周围皮肤组织增生的面积在 25%～50%之间	底盘覆盖下的造口周围皮肤组织增生的面积大于 50%	
	组织增生的严重程度		皮肤表面有高出的组织	皮肤表面有高出的组织并伴有并发症(出血、疼痛、潮湿)		

附:组织增生的定义是皮肤表面有高出的组织包括肉芽增生、增生颗粒或角化。

附件二　DET 皮肤评估工具处理指引

一、刺激性接触性皮炎

1. 可视症状：①皮肤发红或变色；②表皮脱落；③皮肤表面湿润；④皮肤表面出血；⑤增生(疣样丘疹，结节，灰白色或红褐色角化)；⑥累及全皮层的溃疡／伤口；⑦浸泡(潮湿，白色软化的皮肤)。

2. 评估原因：　　　　　3. 护理指导：

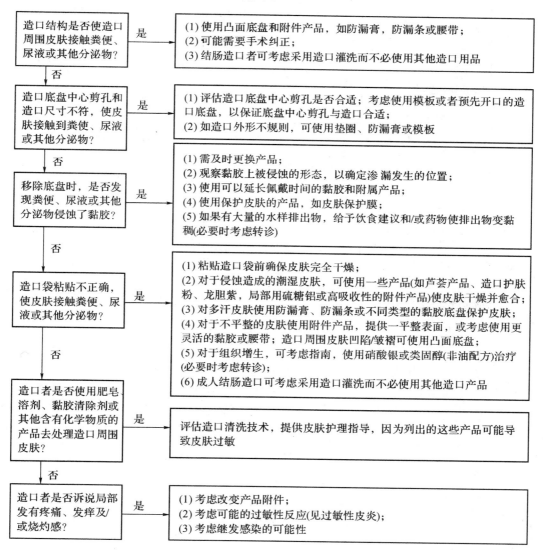

造口结构是否使造口周围皮肤接触粪便、尿液或其他分泌物？　是→
(1) 使用凸面底盘和附件产品，如防漏膏，防漏条或腰带；
(2) 可能需要手术纠正；
(3) 结肠造口者可考虑采用造口灌洗而不必使用其他造口用品

否↓

造口底盘中心剪孔和造口尺寸不符，使皮肤接触到粪便、尿液或其他分泌物？　是→
(1) 评估造口底盘中心剪孔是否合适；考虑使用模板或者预先开口的造口底盘，以保证底盘中心剪孔与造口合适；
(2) 如造口外形不规则，可使用垫圈、防漏膏或模板

否↓

移除底盘时，是否发现粪便、尿液或其他分泌物侵蚀了黏胶？　是→
(1) 需及时更换产品；
(2) 观察黏胶上被侵蚀的形态，以确定渗漏发生的位置；
(3) 使用可以延长佩戴时间的黏胶和附属产品；
(4) 使用保护皮肤的产品，如皮肤保护膜；
(5) 如果有大量的水样排出物，给予饮食建议和/或药物使排出物变黏稠(必要时考虑转诊)

否↓

造口袋粘贴不正确，使皮肤接触粪便、尿液或其他分泌物？　是→
(1) 粘贴造口袋前确保皮肤完全干燥；
(2) 对于侵蚀造成的潮湿皮肤，可使用一些产品(如芦荟产品、造口护肤粉、龙胆紫，局部用硫糖铝或高吸收性的附件产品)使皮肤干燥并愈合；
(3) 对多汗皮肤使用防漏膏、防漏条或不同类型的黏胶底盘保护皮肤；
(4) 对于不平整的皮肤使用附件产品，提供一平整表面，或考虑使用更灵活的黏胶或腰带；造口周围皮肤凹陷/皱褶可使用凸面底盘；
(5) 对于组织增生，可考虑指南，使用硝酸银或类固醇(非油配方)治疗(必要时考虑转诊)；
(6) 成人结肠造口可考虑采用造口灌洗而不必使用其他造口产品

否↓

造口者是否使用肥皂、溶剂、黏胶清除剂或其他含有化学物质的产品去处理造口周围皮肤？　是→
评估造口清洗技术，提供皮肤护理指导，因为列出的这些产品可能导致皮肤过敏

否↓

造口者是否诉说局部发有疼痛、发痒及/或烧灼感？　是→
(1) 考虑改变产品附件；
(2) 考虑可能的过敏性反应(见过敏性皮炎)；
(3) 考虑继发感染的可能性

二、过敏性皮炎

1. 可视症状:红色,受刺激皮肤是否与黏胶接触的皮肤形状一致。

2. 评估原因:　　　　　　　3. 护理指导:

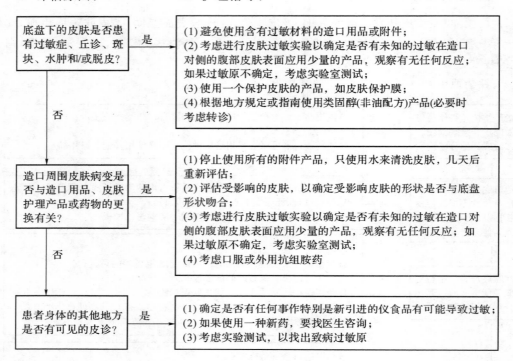

底盘下的皮肤是否患有过敏症、丘诊、斑块、水肿和/或脱皮?
　是→
(1) 避免使用含有过敏材料的造口用品或附件;
(2) 考虑进行皮肤过敏实验以确定是否有未知的过敏在造口对侧的腹部皮肤表面应用少量的产品,观察有无任何反应;如果过敏原不确定,考虑实验室测试;
(3) 使用一个保护皮肤的产品,如皮肤保护膜;
(4) 根据地方规定或指南使用类固醇(非油配方)产品(必要时考虑转诊)

造口周围皮肤病变是否与造口用品、皮肤护理产品或药物的更换有关?
　是→
(1) 停止使用所有的附件产品,只使用水来清洗皮肤,几天后重新评估;
(2) 评估受影响的皮肤,以确定受影响皮肤的形状是否与底盘形状吻合;
(3) 考虑进行皮肤过敏实验以确定是否有未知的过敏在造口对侧的腹部皮肤表面应用少量的产品,观察有无任何反应;如果过敏原不确定,考虑实验室测试;
(4) 考虑口服或外用抗组胺药

患者身体的其他地方是否有可见的皮诊?
　是→
(1) 确定是否有任何事作特别是新引进的仪食品有可能导致过敏;
(2) 如果使用一种新药,要找医生咨询;
(3) 考虑实验测试,以找出致病过敏原

三、机械性损伤

1. 可视症状:

(1)变色;

(2)失去表皮,可看到全层皮肤组织损失;

(3)皮肤表面潮湿。

2. 评估原因：　　　　　　3. 护理指导：

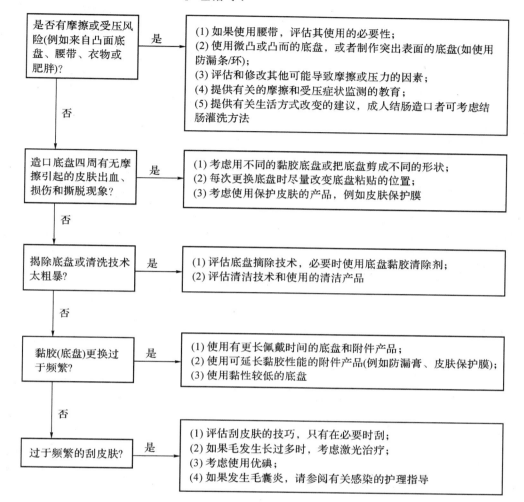

（本篇由伤口/压疮/造口专科护士许彩云、孙红玲整理）

参考文献

高玉芳,鲍霞,译.如何预防院内感染.国外医学·护理学分册,2001,20(9):413.

胡爱玲,郑美春,李伟娟.现代伤口与肠造口临床护理实践.北京:中国协和医科大学,2010.

蒋琪霞,刘云.成人压疮预测与预防实践指南.南京:东南大学出版社,2009.

廖二元.内分泌学.北京:人民卫生出版社,2007

美国静脉输液护理学会.输液治疗护理实践标准.2006.

潘长玉主译.Joslin糖尿病学.第14版.北京:人民卫生出版社,2007.

钱培芬,翁素贞主编.静脉输液置管与维护指南.北京:世界图书出版公司,2009.

石兰萍,黄琴,温敏等.褥疮相关因素的分析与预防.中国基层医药,2004,11(9):1039－1040.

世界卫生组织.医疗活动中手卫生指南.2007.

万德森,朱建华,周志伟等.造口康复治疗理论与实践.北京:中国医药科技出版社,2006.

王彩凤,巫向前.压疮形成机制研究进展.护理学杂志,2007,22(1):74－76.

谢少青,牛娟,童风玲.Braden压疮危险因素评分表预测压疮的研究进展.中华现代护理杂志,2009,15(30):3209－3211.

中华护理学会静脉治疗护理专业委员会.输液治疗护理实践指南与实施细则.2009.

中华人民共和国卫生部.医务人员手卫生规范.2009.

中华医学会糖尿病学分会.中国2型糖尿病防治指南.2010版.北京:北京大学医学出版社,2010.

中华医学会糖尿病学分会糖尿病教育与管理学组.中国糖尿病护理及教育指南.2009

中华医学会糖尿病学分会.中国血糖监测临床应用指南.2011.

中华医学会糖尿病学分会.中国糖尿病药物注射技术指南.2011.

中华医学会糖尿病学分会.中国糖尿病患者胰岛素使用教育管理规范.2011.

中华医学会糖尿病学分会.中国动态血糖监测临床应用指南.2009.

中华医师协会内分泌代谢科医师分会,中华医学会内分泌分会.中国胰岛素泵治疗指南.2009.

Bennett L,Lee BY. Pressure versus shear in pressure sore causation. In：Lee BY, Chronic Ulcers of the Skin. New York：Mc Graw Hill,1985：39-56.

Bouten CV,Knight MM,Leed A,*et al*. Compressive deformation and damage of muscle cell subpopulations in a model system. Am Biomed Eng,2001,29(2):153-163.

Breuls RG, Sengers BG, Oomens CW, *et al*. Predicting local cell deformations in engineered tissue constracts: a multilevel finite element approach. J Biomech Eng, 2002, 124(2): 198-207.

Daniel RK, Priest DL, Wheatley DC. Etiologic factors in pressure sores: an experimental model. Arch Phys Med Rehabil, 1981, 62(10): 492-498.

Gossens RH. Nursing care of the decubital. Cinphysiol, 1994, 14(1): 111.

Mawson AR, Biundo JJ Jr, Nevile P, *et al*. Risk factors for early occurring pressure ulcers following spinal cord injury. Am J Phys Med, 1998, 67(3): 123-127.

Michle CC. Microvascular permeability, venous stasis and oedema. Int Angiol, 1989, 8(4 suppl): 9-13.

Olshansky K. Pressure ulcer risk assessment scales the missing link. Adv Wound Care, 1998, 11(2): 90.

Sunpin BM, Hussein MA, Glasofer S, *et al*. The role of allopurinol and deferoxamine in preventing pressure ulcers in pigs. Plast Reconstr Surg, 2000, 105(4): 1408-1421.